Illustrated Handbook of Common
Medicinal Plants in Huizhou

惠州常见药用植物图鉴

廖文莉　李镇魁　刘德浩　许辉　主编

SPM
南方传媒
广东科技出版社
全国优秀出版社
·广州·

图书在版编目（CIP）数据

惠州常见药用植物图鉴/廖文莉等主编．—广州：广东科技出版社，2023.7
ISBN 978-7-5359-8041-0

Ⅰ．①惠…　Ⅱ．①廖…　Ⅲ．①药用植物—惠州—图集　Ⅳ．①R282.71-64

中国国家版本馆CIP数据核字（2023）第001239号

惠州常见药用植物图鉴
Huizhou Changjian Yaoyong Zhiwu Tujian

出 版 人：严奉强
策划编辑：区燕宜
责任编辑：尉义明
封面设计：柳国雄
责任校对：李云柯
责任印制：彭海波
出版发行：广东科技出版社
　　　　　（广州市环市东路水荫路 11 号　邮政编码：510075）
销售热线：020-37607413
https://www.gdstp.com.cn
E-mail：gdkjbw@nfcb.com.cn
经　　销：广东新华发行集团股份有限公司
印　　刷：广州市彩源印刷有限公司
　　　　　（广州市黄埔区百合三路 8 号　邮政编码：510700）
规　　格：889 mm×1 194 mm　1/16　印张 16.75　字数 350 千
版　　次：2023 年 7 月第 1 版
　　　　　2023 年 7 月第 1 次印刷
定　　价：200.00元

如发现因印装质量问题影响阅读，请与广东科技出版社印制室联系调换（电话：020-37607272）。

《惠州常见药用植物图鉴》
编委会

主　编：廖文莉　李镇魁　刘德浩　许　辉

副主编：钟小华　王高锋　陈智涛　舒夏竺　巫添辉　李丹玲

参　编：阳艳萍　黄竞中　邓仿东　张桂明　郑洲翔　王少东

　　　　何平会　钟文超　梁琛妍　陈振羽　周建芬　曾建辉

　　　　田萍萍　张展鹏　卢永辉　张　鑫　冯炜珩　李家栋

　　　　陈　敏　吴宝宏　刘　健　江惠兰　童　敏　周　捷

　　　　李诗琪　牛晓楠　李运龙　吴　颖　周小峰　邓　斌

摄　影：李镇魁　廖文莉　冯炜珩

常
见
药
用
植
物
图
鉴

序

  中国对药用植物的发现、使用和栽培，有着悠久的历史，是药用植物资源最丰富的国家之一。据第三次全国中药资源普查，我国的中药资源种类达 12 807 种，其中植物来源 11 146 种，动物来源 1 581 种，矿物来源 80 种。药用植物（植物来源）占明显优势，约占我国植物种数的 1/3。

  惠州市地理位置优越，地形复杂，水热丰富，动植物种类繁多。据《惠州市生物多样性保护规划（2021—2030）》，惠州市共记录到维管植物 242 科 1 154 属 3 003 种（含栽培植物 66 科 151 属 211 种），其野生维管植物超过广东省总数的 1/3。编著者先将其中的药用植物（145 科 350 属 490 种）筛选出来，将其编辑成书。

  全书中文名规范、拉丁学名正确、物种描述准确、图片指示无误，信息丰富，并按系统分类法排序。可以预期，《惠州常见药用植物图鉴》的出版，将成为大众了解、认识、采收、生产、保护、利用当地药用植物的一本有益工具书，也将为人类的健康生活、中医药及相关产业的发展作出贡献。

植物分类权威专家

《中国植物志》编委

《中国树木志》编委

2022 年 9 月 9 日

前　　言

　　惠州位于广东省东南部，地处北纬22°24′~23°57′、东经113°51′~115°28′，属珠江三角洲东北、东江中下游地区。全市土地面积11 347千米²，海域面积4 520千米²，大部分属中低山、丘陵地貌。主要山脉分属天堂山脉、罗浮山脉、白云嶂山脉、莲花山脉和南部海岸山脉。其中惠东县域的莲花山主峰海拔1 336.2米，为全市第一高峰。

　　惠州位于北回归线以南，属南亚热带海洋性季风气候。具有夏长冬短、冬无严寒、夏无酷暑等特点。年平均气温21.7℃，极端最高气温38.9℃（1953年），极端最低气温-1.5℃（1963年）；年平均降水量1 897毫米，最大降水量为2 428毫米，最小降水量为696毫米，集中于4—9月。

　　惠州自然资源禀赋优异，中医文化底蕴深厚，具备发展健康产业的良好基础。惠州作为粤港澳大湾区的重要节点城市，在全力打造大湾区生态文明新高地的绿色发展目标前提下，结合大健康产业，对中医药的使用需求带来较大推动作用。药用植物的持续保护与合理利用，是人类社会健康长期稳定发展的保证。然而，药用植物资源的保护和开发利用离不开当地的药用植物本底资源。鉴于此，为调查清楚惠州市的药用植物资源，惠州市林业科学研究所（惠州植物园管理服务中心）、华南农业大学等近年来对惠州市各级自然保护区、森林公园等进行调查，希望进一步认识、保护、宣传和利用惠州市的药用植物。

　　全书共收录惠州市常见药用植物145科350属490种。书中的每一种药用植物均有通用的规范中文名、拉丁学名、别名、科名、形态特征、分布及生境、药用部分、功用等信息，并配有彩色图片。全书图文并茂，集科学性和实用性于一体。可供医药、农业、林业、园艺、环境科学等单位的教学、科研和生产参考，也可作为认识、了解、利用和保护药用植物的工具书。

　　本书在编撰与出版过程中，得到了惠州多个自然保护区、国有林场的大力支持，在此，向为本书编撰与出版作出贡献的单位及个人表示衷心的感谢。

　　由于编者水平有限，书中难免存在不足之处，谨请各位专家、读者不吝指正。

编　者

2022年9月

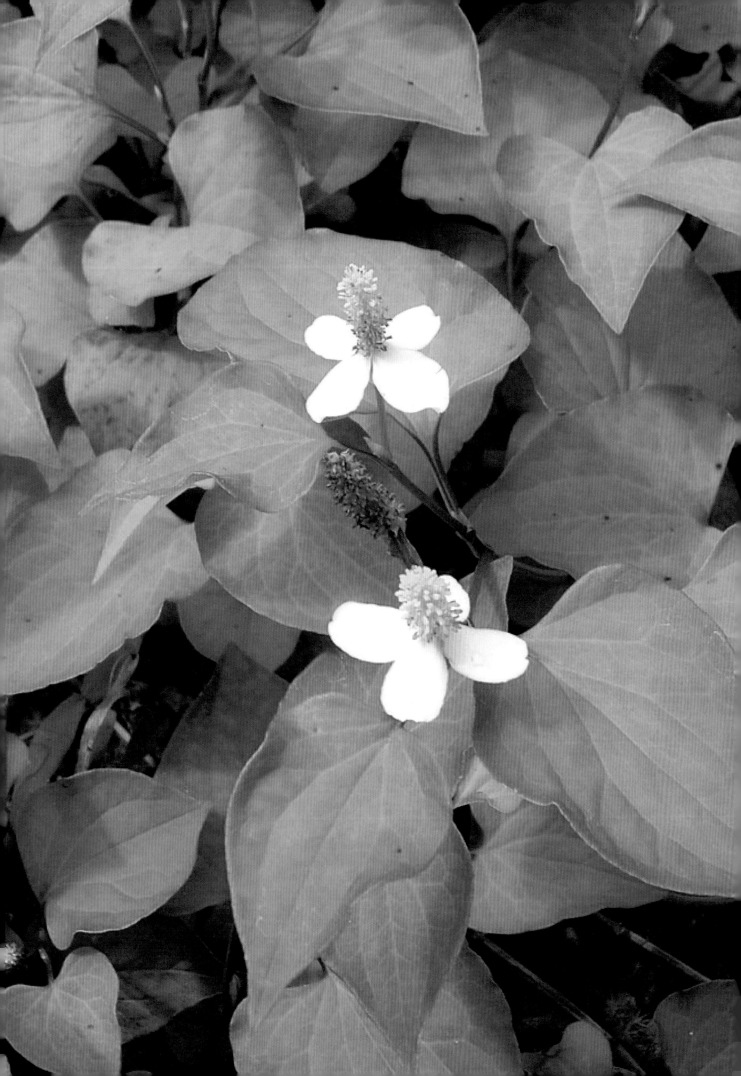

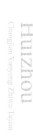

目　录

惠州
常见药用植物图鉴

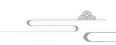

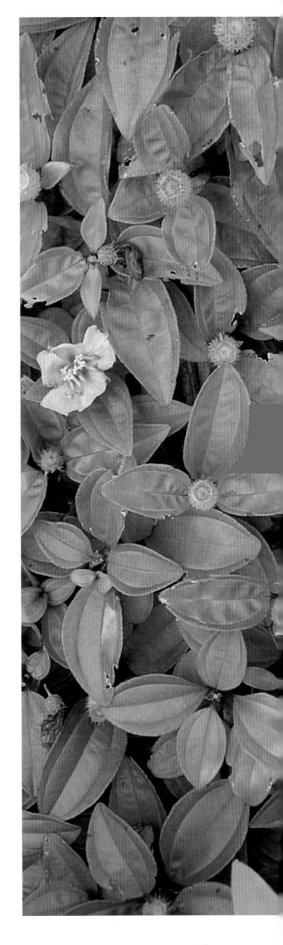

惠州

常见药用植物图鉴

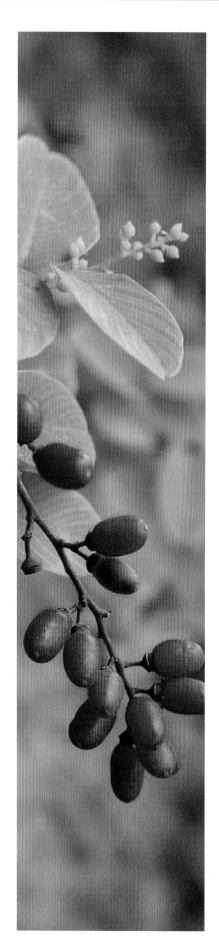

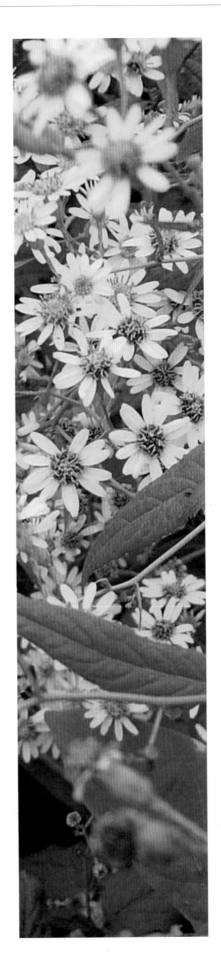

常见药用植物图鉴

石　松

Lycopodium japonicum Thunb. ex Murray

石松科 Lycopodiaceae

药用部分 / **全草**

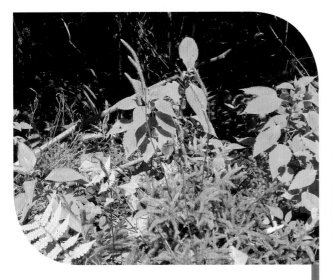

别名 | 石松子、狮子草、绿毛伸筋、小伸筋、舒筋草。

形态特征 | 多年生土生植物。匍匐茎二至三回分叉，绿色，被稀疏的叶；侧枝直立，高达40厘米，多回二叉分枝，稀疏。叶螺旋状排列，密集，上斜，披针形或线状披针形。孢子囊穗3～8个集生于长达30厘米的总柄；孢子囊穗不等位着生，直立，圆柱形，长2～8厘米，直径5～6毫米，具1～5厘米长的长小柄。

分布及生境 | 分布于内蒙古及长江以南地区；日本、印度、缅甸、锡金、不丹、尼泊尔、越南、老挝、柬埔寨及南亚诸国也有。生于疏林下、灌丛中。

功用 | 甘、微苦、辛，温。祛风活血，镇痛强壮，利尿通经。用于风湿筋骨疼痛，扭伤肿痛，急性肝炎，目赤肿痛，痢疾，外伤出血等。

垂 穗 石 松

Palhinhaea cernua (L.) Vasc. et Franco

石松科 Lycopodiaceae

药用部分 / **全草**

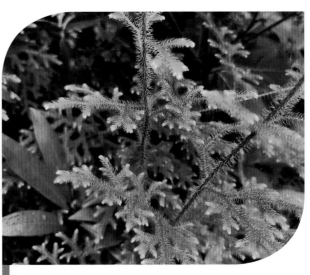

别名 | 灯笼草、过山龙。

形态特征 | 多年生土生植物。茎多回不等位二叉分枝；主茎上的叶螺旋状排列，稀疏，钻形至线形，边缘全缘。侧枝及小枝上的叶螺旋状排列，密集，略上弯，钻形至线形。孢子囊穗单生于小枝顶端，短圆柱形，成熟时通常下垂，淡黄色。

分布及生境 | 分布于浙江、江西、福建、台湾、湖南、广东、香港、广西、海南、四川、重庆、贵州和云南等；亚洲其他热带地区及亚热带地区、大洋洲、中南美洲也有。生于林下、林缘及灌丛下阴处或岩石上。

功用 | 甘，凉。清肝明目，祛风止咳，止血安胎。用于急性肝炎，尿路感染，胆结石，痢疾，疳积，目赤肿痛，风湿骨痛，慢性咳嗽，月经不调，跌打损伤。

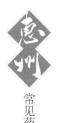

深绿卷柏

Selaginella doederleinii Hieron.

卷柏科 Selaginellaceae

药用部分 / 全草

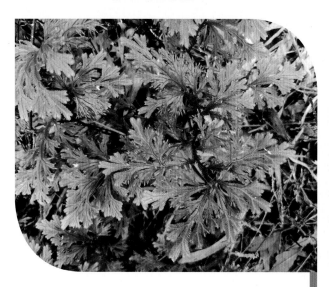

别名 | 金龙草、龙鳞草、石上柏、多德卷柏。

形态特征 | 多年生土生植物。主茎自下部开始羽状分枝；侧枝3～6对，二至三回羽状分枝，分枝稀疏。叶交互排列，二形，纸质，表面光滑，深绿色或暗绿色。孢子叶穗紧密，四棱柱形，单个或成对生于小枝末端；孢子叶一形，卵状三角形；孢子叶穗上大、小孢子叶相间排列，或大孢子叶分布于基部的下侧。

分布及生境 | 分布于我国东南部至西南部；越南和日本也有。生于密林下或阴湿沟谷边。

功用 | 微苦涩，凉，无毒。祛风解毒，活血消炎。用于风湿，咳嗽，肝硬化，盗汗，烫火伤，癌肿。

翠 云 草

Selaginella uncinata (Desv.) Spring

卷柏科 Selaginellaceae

药用部分 / 全草

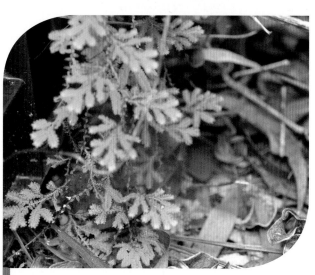

别名 | 软枝龙鳞草、绿绒草、蓝地柏。

形态特征 | 多年生土生植物。主茎自近基部羽状分枝，无关节，禾秆色。叶全部交互排列，二形，草质，表面光滑，具虹彩，边缘全缘，具白边，主茎上的叶排列较疏，较分枝上的大，绿色。孢子叶穗紧密，四棱柱形，单生于小枝末端；大孢子叶分布于孢子叶穗下部、中部或上部的下侧。

分布及生境 | 分布于我国南部；越南、老挝、印度等也有。生于林下或石上阴湿处。

功用 | 微苦，寒。清热利湿。用于急性黄疸性肝炎，胆囊炎，肠炎，痢疾，肾炎水肿，烫火伤。用全草炙存性，研磨，用麻油调敷。

福建观音座莲

Angiopteris fokiensis Hieron.

观音座莲科 Angiopteridaceae

药用部分 / **根状茎**

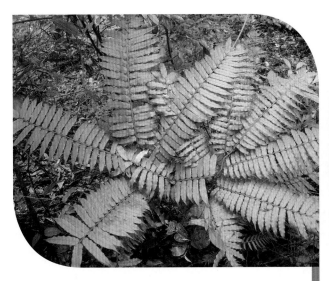

别名 | 马蹄蕨、石猪肝、福建观音蕨。

形态特征 | 多年生高大草本，高达3米。根茎块状，直立。叶簇生；叶柄粗壮，长约50厘米；叶片阔卵形，二回羽状复叶；羽片5～7对，互生，狭长圆形，上部的小羽片稍斜向上，披针形，长7～10厘米，宽1.5～2厘米，下部的小羽片渐缩短，近基部的长仅约3厘米，顶生小羽片与侧生小羽片同形，有柄。孢子囊群着生于近叶缘的细脉两侧。

分布及生境 | 分布于福建、湖北、贵州、广东、广西和香港。生林下、溪沟边。

功用 | 甘淡、微苦，凉。祛瘀止血，解毒。用于跌打损伤，功能性子宫出血。外用于蛇咬伤，疔疮，创伤出血。

华南羽节紫萁

Plenasium vachellii (Hook.) C. presl

紫萁科 Osmundaceae

约用部分 / **叶、根**

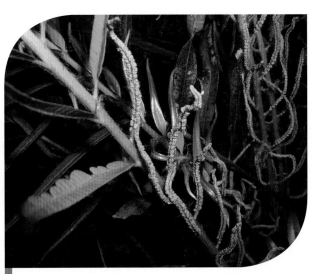

别名 | 华南紫萁、鲁萁、贯众、大凤尾蕨。

形态特征 | 多年生草本，高达1米。叶簇生于顶部；叶片长圆形，长40～90厘米，宽20～30厘米，一型，但羽片为二型，一回羽状；羽片15～20对，近对生。叶厚纸质，干后呈绿色或黄绿色。下部数对（最多达8对，通常3～4对）羽片为能育，生孢子囊，羽片紧缩为线形，宽仅4毫米，中肋两侧密生圆形的分开的孢子囊穗，深棕色。

分布及生境 | 分布于香港、海南、广东、广西、福建、贵州和云南；印度、缅甸、越南也有。生于草坡上和溪边阴处酸性土上。

功用 | 微苦、涩，平。清热解毒，祛湿舒筋，驱虫。用于流感，痄腮，痈肿疮疖，带下，筋脉拘挛，胃痛，肠道寄生虫病，外伤出血等。

芒萁

Dicranopteris pedata (Houtt.) Nakaike

里白科 Gleicheniaceae

药用部分 / **根茎、茎心、全草**

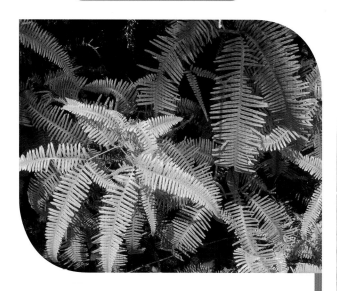

别名 | 草芒、山芒、山蕨、虱槟草、乌萁。

形态特征 | 多年生草本，高30～60厘米。根状茎横走，被棕色鳞片及根。叶远生，叶柄褐棕色；叶片重复假两歧分叉，在每一交叉处均有羽片（托叶）着生，在最后一分叉处有羽片两歧着生；羽片披针形或宽披针形，长20～30厘米，宽4～7厘米，羽片深裂；裂片长线形，长3.5～5厘米，宽4～6毫米；叶下白色。孢子囊群着生细脉中段，有孢子囊6～8个。

分布及生境 | 分布于江苏、浙江、江西、安徽、湖北、湖南、贵州、四川、福建、台湾、广东、香港、广西和云南；日本、印度、越南也有。生于强酸性土壤的荒坡或林缘处。

功用 | 涩，平。解毒。活血，止血，解热，利尿。用于鼻衄，肺热咯血，尿道炎，膀胱炎，小便不利，水肿，月经过多，血崩，带下；外用于创伤出血，跌打损伤，烫火伤，骨折，蜈蚣咬伤。

海金沙

Lygodium japonicum (Thunb.) Sw.

海金沙科 Lygodiaceae

药用部分 / **全草、孢子**

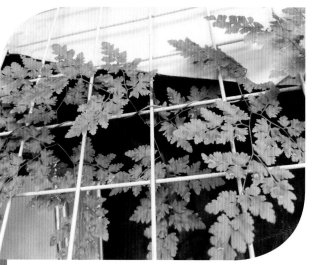

别名 | 金沙藤、左转藤、蛤蟆藤、罗网藤、铁线藤、吐丝草、鼎擦藤、猛古藤。

形态特征 | 多年生攀缘草本。根茎细长，横走，密生有节的毛。茎无限生长；叶多数生于短枝两侧，短枝长3～8毫米，顶端有被毛茸的休眠小芽。叶二型，纸质，营养叶尖三角形，二回羽状，小羽片宽3～8毫米，边缘有浅钝齿；孢子叶卵状三角形，羽片边缘有流苏状孢子囊穗。孢子囊梨形，环带位于小头。孢子期5—11月。

分布及生境 | 分布于江苏、浙江、安徽、福建、台湾、广东、香港、广西、湖南、贵州、四川、云南和陕西等；日本、斯里兰卡、爪哇、菲律宾、印度、澳大利亚也有。生于山坡草丛或灌丛中。

功用 | 甘、咸，寒。清利湿热，通淋止痛。用于热淋，石淋，血淋，膏淋，尿道涩痛。

小叶海金沙

Lygodium microphyllum (Cavanilles) R. Brown

海金沙科 Lygodiaceae

药用部分 / **全草**

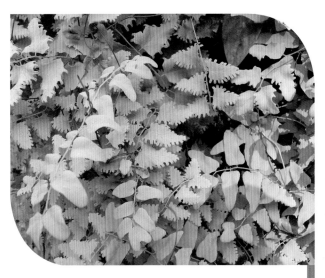

别名 | 石韦藤、海金沙藤、吐丝草、鸡脚藤、爬古藤、洗碗藤、爬墙蕨。

形态特征 | 蔓生，攀缘，长达 7 米。茎纤细。叶近二型，薄草质；不育叶矩圆形，长 7～8 厘米，宽 4～7 厘米，单数羽状，羽片心形或卵状三角形，长 1.5～3 厘米，以关节着生于短柄的顶端，边缘有短锯齿；能育叶同形，长 8～10 厘米，宽 4～6 厘米，小羽片三角形或卵状三角形，也以关节着生于短柄上。孢子囊穗条形，每穗有孢子囊 5～8 对，排列于叶缘。

分布及生境 | 分布于福建、台湾、广东、香港、海南、广西、云南；印度、缅甸、菲律宾也有。生于溪边灌丛中。

功用 | 甘，寒。清热解毒，利水通淋，活血通络。用于热淋，石淋，血淋，小便不利，水肿，白浊，带下，带状疱疹，水火烫伤，皮肤瘙痒，跌打损伤，风湿痹痛，外伤出血。

金 毛 狗

Cibotium barometz (L.) J. Sm.

蚌壳蕨科 Dicksoniaceae

药用部分 / **根茎**

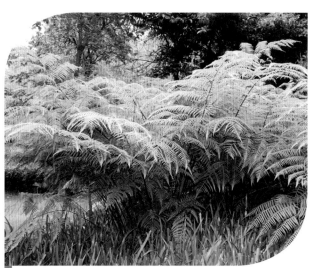

别名 | 金毛狗脊、金狗脊、金毛狮子、猴毛头、黄狗头。

形态特征 | 大型陆生蕨类，高 1～3 米。根状茎露出地面部分密被金黄色长茸毛，状似伏地的金毛狗头，故称"金毛狗"。叶簇生于茎顶端，叶三回羽裂，羽片长披针形，裂片边缘有细锯齿；叶柄长达 120 厘米，棕褐色，基部被金色茸毛，幼叶刚长出时呈拳状，也密被金色茸毛。孢子囊群生于小脉顶端，囊群盖坚硬两瓣，成熟时张开，形如蚌壳。

分布及生境 | 分布于云南、贵州、四川、广东、广西、福建、台湾、海南、浙江、江西和湖南南部；印度、缅甸、泰国、马来西亚和印度尼西亚也有。生于山麓沟边及林下阴处酸性土上。

功用 | 苦、甘，温。除风湿，强腰膝。用于风寒骨痛，腰肌劳损，半身不遂，遗尿。水煎服，也可浸酒用。

桫椤

Alsophila spinulosa (Wall. ex Hook.) R. M. Tryon

桫椤科 Cyatheaceae

药用部分 / **树干**

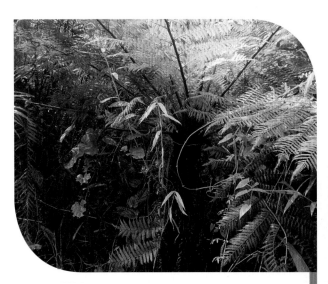

别名｜刺桫椤、山蟒螂、山棕、龙骨风、树蕨、大贯众。

形态特征｜树形蕨类。茎直立，高达6米或更高，直径10～20厘米，上部有残存的叶柄，向下密被交织的不定根。叶螺旋状排列于茎顶端；茎端和拳卷叶以及叶柄的基部密被鳞片和糠秕状鳞毛；叶柄连同叶轴和羽轴具刺状突起；叶片长矩圆形，三回羽状深裂；羽片17～20对，互生，基部一对缩短。孢子囊群着生于侧脉分叉处。

分布及生境｜分布于福建、台湾、广东、海南、香港、广西、贵州、云南、四川、重庆、江西；日本、越南、柬埔寨、泰国北部、缅甸、孟加拉国、锡金、不丹、尼泊尔和印度也有。生于山地溪旁或疏林中。

功用｜苦、涩，平，有小毒。祛风湿，壮腰膝。用于风湿性关节炎，跌打损伤，肾虚腰痛，预防流感，疥癣。

团叶鳞始蕨

Lindsaea orbiculata (Lam.) Mett. ex kuhn

鳞始蕨科 Lindsaeaceae

药用部分 / **茎、叶**

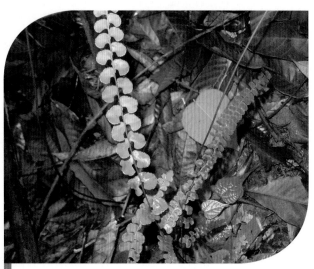

别名｜圆叶鳞始蕨、圆叶林蕨、月影草、金钱草、田螺掩、高脚假铁线草。

形态特征｜多年生草本，高达30厘米。叶近生；叶柄长5～11厘米；叶片线状披针形，长15～20厘米，宽1.8～2厘米，一回羽状，下部往往二回羽状；羽片20～28对，对开式，近圆形或肾圆形，长9毫米，宽约6毫米；在二回羽状植株上，其基部一对或数对羽片伸出成线形，长可达5厘米，呈一回羽状。孢子囊群连续不断成长线形，或偶为缺刻所中断。

分布及生境｜分布于台湾、福建、广东、海南、广西、贵州、四川和云南；亚洲热带地区及澳大利亚也有。生于溪边、林下或石隙阴处。

功用｜苦，凉。清热解毒，止血。用于痢疾，疖疮，枪弹伤等。

乌蕨

Odontosoria chinensis J. Sm.

鳞始蕨科 Lindsaeaceae

药用部分 / **全草**

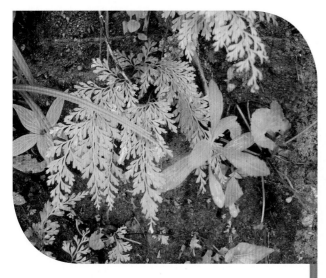

别名 | 乌韭、雉鸡尾、孔雀尾、大叶金花草、小叶野鸡尾、蜢蚱参、石青苈。

形态特征 | 多年生草本，高达65厘米。根状茎短而横走，密生赤褐色钻状鳞片。叶厚草质，光泽无毛，披针形，长20～35厘米，四回羽状细裂；羽片15～20对，互生，斜展，卵状披针形，下部羽片由下向上渐次变小；小羽片斜菱形，末回裂片倒三角状披针形，顶端平截并有钝齿。孢子囊群边缘着生，每裂片上1枚或2枚。

分布及生境 | 分布于浙江、福建、台湾、安徽、江西、广东、海南、香港、广西、湖南、湖北、四川、贵州和云南；亚洲热带地区也有。生于林下或灌丛中阴湿地。

功用 | 苦，寒。清热解毒，利湿。用于感冒发热，咳嗽，扁桃体炎，腮腺炎，肠炎，痢疾，肝炎，食物中毒，农药中毒，烧烫伤，湿疹。

蕨

Pteridium aquilinum var. *latiusculum* (Desv.)
Underw. ex Heller

蕨科 Pteridiaceae

药用部分 / **根、茎**

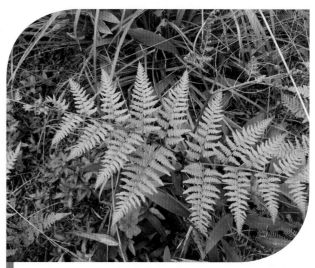

别名 | 蕨萁、龙头菜。

形态特征 | 多年生草本，高达1米。根状茎长而横走，密被锈黄色柔毛，以后逐渐脱落。叶远生；柄长20～80厘米，基部粗3～6毫米，褐棕色或棕禾秆色，略有光泽，光滑，上面有浅纵沟1条；叶片阔三角形或长圆三角形，三回羽状；羽片4～6对，对生或近对生，二回羽状；小羽片约10对。叶干后近革质或革质，暗绿色。孢子囊群棕色，沿末次羽片边着生。

分布及生境 | 分布于我国各地；世界其他热带及温带地区也有。生于山地阳坡及森林边缘阳光充足的地方。

功用 | 甘，寒。收敛止血。用于痢疾，外伤出血，风湿，脱肛。

惠州 常见药用植物图鉴

剑叶凤尾蕨

Pteris ensiformis Burm.

凤尾蕨科 Pteridaceae

药用部分 / 全草

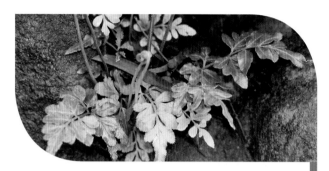

别名 三叉草、井边茜、小凤尾草、凤尾苣。

形态特征 多年生草本，高30～50厘米。根状茎细长，斜升或横卧，粗4～5毫米，被黑褐色鳞片。叶密生，二型；柄长10～30厘米（不育叶的柄较短），与叶轴同为禾秆色；叶片长圆状卵形，长10～25厘米（不育叶远比能育叶短），宽5～15厘米羽状，羽片3～6对，对生，稍斜向上，上部的无柄，下部的有短柄；不育叶的下部羽片相距1.5～3厘米，常为羽状，小羽片2～3对；能育叶的羽片疏离（下部的相距5～7厘米），通常为二叉或三叉，中央的分叉最长，顶生羽片基部不下延，下部两对羽片有时为羽状，小羽片2～3对。孢子囊群线形，连续排列于孢子叶边缘，但小羽片的顶部及基部无孢子囊分布。

分布及生境 分布于浙江、江西、福建、台湾、广东、广西、贵州、四川、云南；日本、越南、老挝、柬埔寨、缅甸、印度、斯里兰卡、马来西亚、波利尼西亚、斐济和澳大利亚也有。生于林下或溪边潮湿的酸性土壤上。

功用 甘淡、微苦，寒。清热消滞，凉血解毒。用于细菌性痢疾，急性肠炎，扁桃体炎，咽喉炎，腮腺炎，夏季感冒发热，泌尿系感染，尿血。腮腺炎，疖肿，鲜草捣烂外敷。湿疹，煎水外洗。

井 栏 边 草

Pteris multifida Poir.

凤尾蕨科 Pteridaceae

药用部分 / 全草

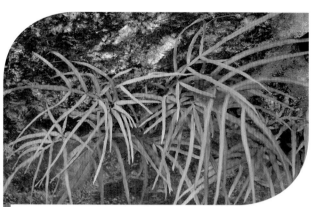

别名 井口边草、井底苣、乌脚鸡爪苣。

形态特征 多年生草本，高30～70厘米。根状茎粗壮，直立，密被钻形黑褐色鳞片。叶二型，丛生，无毛；叶柄长5～25厘米，灰棕色或禾秆色；生孢子囊的能育叶片卵形，一回羽状，上面绿色，下面淡绿色，长20～45厘米，宽15～25厘米，下部羽片通常为二至三叉，除基部一对有叶柄外，其余各对基部下延，在叶轴两侧形成狭翼，羽片线形，3～7对，对生或近对生，全缘，沿羽片下面边缘着生孢子囊群。孢子囊群线形，囊群盖稍超出叶缘，膜质；上部羽片多不分裂，先端渐尖，不育，边缘有细锯齿；不生孢子囊群的羽片或小羽片均较宽，线形或卵圆形，边缘有不整齐的尖锯齿。

分布及生境 分布于河北、山东、河南、陕西、四川、贵州、广西、广东、福建、台湾、浙江、江苏、安徽、江西、湖南、湖北；越南、菲律宾、日本也有。生于墙壁、井边及石灰岩缝隙或灌丛下。

功用 甘淡、微苦，寒。清热利湿，凉血止痢。用于菌痢，肠炎，外感发热，尿路感染，带下，咽喉肿痛，腮腺炎，可捣烂外敷。

半 边 旗

Pteris semipinnata L. Sp.

凤尾蕨科 Pteridaceae

药用部分 / **全草**

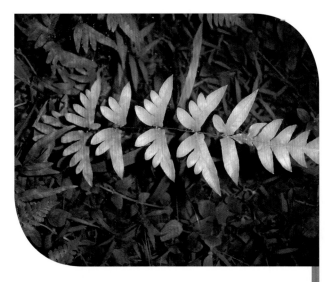

别名 | 半边蕨、半边牙、半边梳、单边笔、单边蜈蚣。

形态特征 | 多年生草本，高35～80厘米。根状茎横走，顶端及叶柄基部有钻形鳞片。叶近一型，近簇生，草质，除羽轴上面两侧隆起的狭边上有锯齿状小突起外，其余光滑；叶柄栗色至深栗色，有四棱；能育叶片矩圆形或矩圆披针形，长20～40厘米，二回半边羽状深裂；羽片三角形或半三角形。孢子囊群沿羽片顶部以下分布。

分布及生境 | 分布于江西、福建、台湾、广东、广西、云南等；日本、菲律宾、越南、老挝、泰国、缅甸、马来西亚、斯里兰卡和印度也有。生于疏林下阴处、溪边或岩石旁的酸性土壤上。

功用 | 苦、辛、涩，凉。清热解毒，消肿止痛，止血止痢；外用止血生肌。用于细菌性痢疾，急性肠炎，黄疸性肝炎，龋齿痛，跌打肿痛，刀伤出血，湿疹，瘰疬，毒蛇咬伤。

蜈蚣凤尾蕨

Pteris vittata L.

凤尾蕨科 Pteridaceae

药用部分 / **全草**

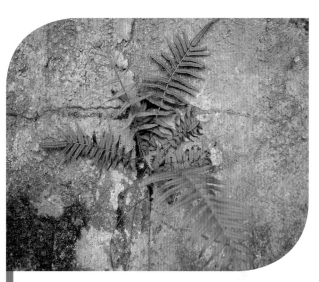

别名 | 蜈蚣草、长叶甘草蕨、蜈蚣蕨。

形态特征 | 多年生草本，高30～150厘米。根状茎直立，密生条形鳞片。叶簇生，薄草质，除叶柄及叶轴有疏鳞片外，其余光滑；叶片阔倒披针形，长20～90厘米，宽5～25厘米，一回羽状；羽片无柄，中部的长6～15厘米，宽5～10毫米，条状披针形，渐尖头，基部圆截形或浅心形，稍膨大，两侧呈耳形，上侧常覆盖叶轴；不育羽片的边缘有细密锯齿。囊群盖同形，膜质。

分布及生境 | 分布于我国长江以南各地，甘肃、陕西和河南南部也有少量分布；亚洲热带、亚热带其他地区也有。生于钙质土或石灰岩石上。

功用 | 淡，凉。消炎解毒，清热利湿。用于痢疾，尿路感染。

铁 线 蕨

Adiantum capillus-veneris L.

铁线蕨科 Adiantaceae

药用部分 / **全草**

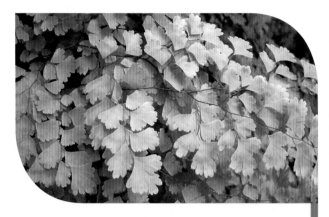

别名 | 乌脚荳、黑线蕨、乌脚枪、黑骨狼基、铁丝草。

形态特征 | 多年生草本，高15～40厘米。根状茎横走，黄褐色，密被条形或披针形淡褐色鳞片，叶柄细长而坚硬，似铁线，故名铁线蕨。叶片长10～25厘米、宽8～16厘米，中部以下为二回羽状复叶；羽片互生，小羽片斜扇形，基部阔楔形，叶脉扇状分叉，深绿色，羽片边缘浅裂至深裂，裂片有微群圆形着生于叶背面裂片顶端。孢子囊群生于羽片的顶端；囊群盖由小叶顶端的叶缘向下面反折而成。

分布及生境 | 分布于台湾、福建、广东、广西、湖南、湖北、江西、贵州、云南、四川、甘肃、陕西、山西、河南、河北、北京；非洲、美洲、欧洲、大洋洲和亚洲其他温暖地区也有。生于流水溪旁石灰岩上或石灰岩洞底和滴水岩壁上，为钙质土的指示植物。

功用 | 淡、微涩，凉。清热利湿。用于痢疾，肠炎，便血，急性黄疸性肝炎，流感，泌尿系结石。跌打肿痛，水煎冲酒服，渣外敷；瘰疬，烫火伤，用鲜草捣烂外敷。

扇叶铁线蕨

Adiantum flabellulatum L.

铁线蕨科 Adiantaceae

药用部分 / **全草**

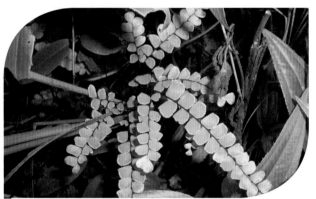

别名 | 铁线草、水猪毛七、猪毛七、石中珠、铁丝草。

形态特征 | 多年生草本，高40～50厘米。根茎短而直立，被狭披针形、渐尖的鳞片。叶柄簇生，坚韧，深褐色至紫黑色，长10～25厘米；叶革质，呈不整齐的阔卵形，长约20厘米，宽约15厘米，为二回或三回不对称的二叉分枝；中央羽片最大，线状披针形，顶端钝头；小羽片斜方状椭圆形至扇形，交错互生于叶轴两侧；叶轴黑褐色，光亮，上面有红棕色短刚毛。孢子囊群椭圆形，生于小羽片的上缘或外缘的叶脉顶端，通常相连；子囊群盖与孢子囊群同形，由叶缘锯齿反折所成。

分布及生境 | 分布于云南、四川、贵州、广东、广西、江西、福建、台湾、浙江等；日本、越南、缅甸、印度、斯里兰卡和马来群岛也有。生于阳光充足的酸性红、黄壤上。

功用 | 淡、苦，微凉。清热利湿，祛瘀消肿。用于感冒发热，传染性肝炎，肠炎，痢疾，尿路结石，跌打损伤，骨折，疔毒，蛇伤，水火烫伤，痈疽。

华 南 毛 蕨

Cyclosorus parasiticus (L.) Farwell

金星蕨科 Thelypteridaceae

药用部分 / **茎、叶**

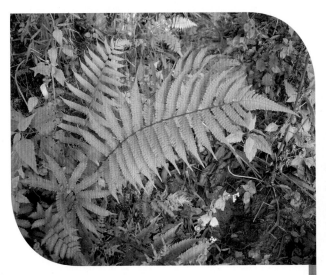

别名 | 冷蕨棵、大风寒。

形态特征 | 多年生草本，高50～70厘米。根茎横生，被棕色、披针形鳞片。叶近生，椭圆状披针形，长约35厘米，宽13～20厘米，两面沿叶脉有针状毛，上面脉间疏生短刚毛，二回羽裂；中部以下的羽片长约10厘米，宽1.2～1.4厘米，披针形，基部平截，羽裂深达1/2。孢子囊群圆形，生侧脉中部以上；囊群盖小，膜质，棕色，上面密生柔毛，宿存。

分布及生境 | 分布于浙江、福建、台湾、广东、海南、湖南、江西、重庆、广西、云南东南部；日本、韩国、锡金、尼泊尔、缅甸、印度南部、斯里兰卡、越南、泰国、印度尼西亚、菲律宾也有。生于山谷密林下、溪边湿地、路边。

功用 | 辛，平。祛风，清热解毒，止痢。用于风湿痹痛，感冒，细菌性痢疾。

单 叶 新 月 蕨

Pronephrium simplex (Hook.) Holtt.

金星蕨科 Thelypteridaceae

药用部分 / **全草**

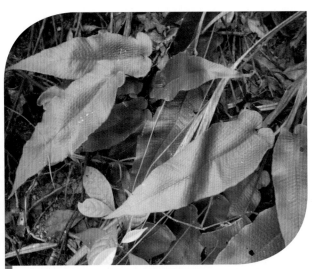

别名 | 草鞋青、新月蕨。

形态特征 | 多年生草本，高30～40厘米。根茎细长横生，被披针形鳞片。叶远生，二型，单一；营养叶柄长14～18厘米，禾秆色；叶片纸质，干后呈绿色，椭圆状披针形，长15～20厘米，宽4～5厘米，基部心形或偶有1对耳片，全缘或具粗钝齿；叶脉网状，在侧脉间形成2行整齐的方形网眼。孢子叶高出营养叶，叶柄长30～35厘米；叶片披针形，长5～10厘米，宽0.8～1.5厘米，基部心形或戟形，全缘。孢子囊群生于小脉上，幼时圆形，成熟时满布叶片下面；无囊群盖。

分布及生境 | 分布于台湾、福建、广东、香港、海南、云南东南部；越南和日本也有。生于溪边林下或山谷林下。

功用 | 甘、微涩，凉。清热解毒，利咽消肿。用于急性扁桃体炎。

长叶铁角蕨

Asplenium prolongatum Hook.

铁角蕨科 Aspleniaceae

药用部分 / **全草**

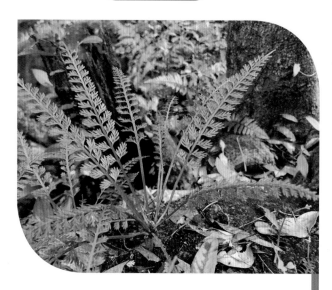

别名 | 斜叶铁角蕨、水柏枝。

形态特征 | 多年生草本，高20～40厘米。根状茎直立，顶端有披针形鳞片。叶簇生；叶柄淡绿色；叶片条状披针形，近肉质，干后表面皱缩，长10～25厘米，宽3～4.5厘米，二回深羽裂；羽片矩圆形，裂片狭条形，全缘（或羽片基部的裂片较宽，二至三分叉）。孢子囊群生小脉中部；囊群盖条形，膜质，全缘，开向叶边。

分布及生境 | 分布于甘肃、浙江、江西、福建、台湾、湖北、湖南、广东、广西、四川、贵州、云南；印度、斯里兰卡、缅甸、越南、老挝、柬埔寨、日本、韩国南部、斐济也有。附生于林中树干或潮湿岩石上。

功用 | 辛，甘，平。止血生肌。用于咯血、烫火伤，跌打损伤。

乌 毛 蕨

Blechnopsis orientalis C. Presl

乌毛蕨科 Blechnaceae

药用部分 / **根茎**

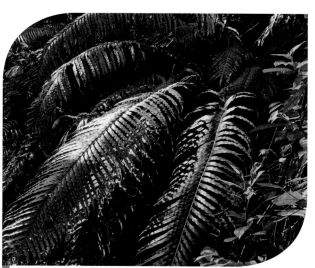

别名 | 贯众、龙船蕨、大凤尾草。

形态特征 | 多年生草本，高60～150厘米。根状茎粗壮，直立，顶部密被褐色钻线形鳞片。叶簇生；叶柄长20～50厘米，棕禾秆色，坚硬，上面有纵沟，无毛；叶片长圆状披针形，长40～100厘米，宽15～40厘米，先端渐尖，基部不缩狭，一回羽状；羽片18～50对，互生，斜向上，无柄，线形，长11～24厘米，宽6～10毫米，先端长渐尖，基部圆形或楔形，全缘或呈微波状。叶脉羽状，分离，侧脉二叉或单一，近平行。孢子囊群线形，着生于中脉两侧，连续而不中断。

分布及生境 | 分布于广东、广西、海南、台湾、福建、西藏、四川、重庆、云南、贵州、湖南、江西、浙江；印度、斯里兰卡、日本、波利尼西亚及东南亚也有。生于山坡灌丛、疏林下。

功用 | 微苦，凉。清热解毒，杀虫散瘀。用于流感，流脑，乙型脑炎，斑疹伤寒，麻疹，肠道寄生虫病，衄血，吐血，妇女血崩。

苏 铁 蕨

Brainea insignis (Hook.) J. Sm.

乌毛蕨科 Blechnaceae

药用部分 / **根茎**

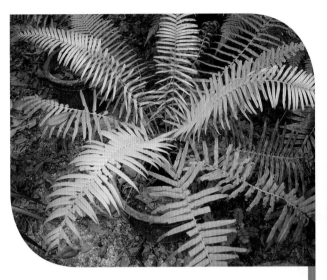

别名 | 贯众。

形态特征 | 多年生草本，有圆柱状主轴，高达1.2米。叶革质，多簇生；叶片长圆状披针形至卵状披针形，叶柄长15～30厘米，基部密被鳞片，向上近光滑；不育叶片长约60厘米，宽20厘米，一回羽状；羽片多数，互生或近对生，线状披针形，最长者达12厘米，宽约1厘米，顶端长渐尖，基部心形，边缘有细密锯齿；叶脉1～2次分叉，近中脉形成网眼；能育叶与不育叶相似，但较小，长约8厘米，宽约0.4厘米，下部满布孢子囊。

分布及生境 | 分布于广东、广西、海南、福建、台湾和云南；亚洲热带地区也有。生于山坡向阳的地方。

功用 | 微涩，凉。清热解毒，抗菌，收敛，止血。用于烫火伤，感冒，蛔虫病。

狗 脊

Woodwardia japonica (L. f.) Sm.

乌毛蕨科 Blechnaceae

药用部分 / **根、茎**

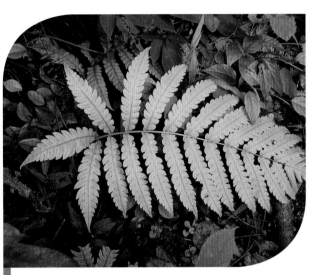

别名 | 狗脊蕨、黑狗脊。

形态特征 | 多年生草本，高65～90厘米。根状茎密生棕色披针形鳞片。叶簇生，叶柄褐色，长30～50厘米，被多数鳞片；叶片厚纸质，矩圆形，长25～80厘米，宽20～40厘米，二回羽裂，仅羽轴下部有小鳞片，下部羽片长约15厘米，宽2～3厘米，羽裂至1/2或略深；裂片三角形或三角状矩圆形，先端尖，具微锯齿，叶脉网状，有网眼1～2行。孢子囊群长形，生于主脉两侧对称的网脉上；囊群盖长肾形，以外侧边着生网脉，开向主脉。

分布及生境 | 分布于长江流域以南各地；朝鲜南部和日本也有。生于疏林下。

功用 | 微苦、涩，温。祛风湿，壮腰膝。用于腰腿痛，痢疾，蛇伤。也可作农药。

镰 羽 耳 蕨

Polystichum balansae Christ

鳞毛蕨科 Dryopteridaceae

药用部分 / **根、茎**

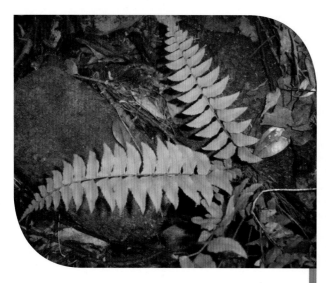

别名 | 镰羽贯众、巴兰贯众。

形态特征 | 多年生草本，高30～50厘米。根状茎基部密生披针形小鳞片。叶簇生；叶柄长15～30厘米，禾秆色；叶片披针形，纸质，长25～35厘米，宽10～12厘米，顶部渐尖并羽裂，一回羽状；中部以下的羽片镰状披针形，长4.5～6厘米，宽约1.5厘米，基部不对称，上侧呈尖三角形耳状，下侧切去，边缘仅中部以上有疏尖齿。孢子囊群生于内藏小脉中部或上部；囊群盖圆盾形，全缘。

分布及生境 | 分布于安徽、浙江、江西、福建、湖南、广东、广西、海南、贵州；日本、越南也有。生于山谷溪边或林下。

功用 | 苦，寒。清热解毒，驱虫。用于流感，驱肠道寄生虫。

骨 牌 蕨

Lepisorus rostratus (Bedd.) C. F. Zhao,
R. Wei & X. C. Zhang

水龙骨科 Polypodiaceae

药用部分 / **全草**

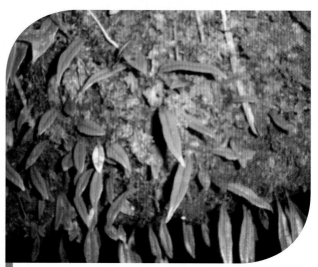

别名 | 上树咳、瓜核草、骨牌草。

形态特征 | 多年生草本，高约10厘米。根状茎细长横走，被鳞片；鳞片钻状披针形，边缘有细齿。叶远生，一型；不育叶阔披针形或椭圆形，钝圆头，基部楔形，下延，长6～10厘米，中部以下为最宽2～2.5厘米，全缘，肉质，干后革质，淡棕色，两面近光滑。主脉两面均隆起，小脉稍可见。孢子囊群圆形，通常位于叶片最宽处以上，在主脉两侧各成一行，略靠近主脉，幼时被盾状隔丝覆盖。

分布及生境 | 分布于浙江、广东、广西、海南、贵州和云南；越南、老挝、柬埔寨、缅甸和印度北部也有。附生林下树干或岩石上。

功用 | 微苦、甘，平，无毒。清热利尿。用于热咳，尿路感染。

瓦　韦

Lepisorus thunbergianus (Kaulf.) Ching

水龙骨科 Polypodiaceae

药用部分 / **全草**

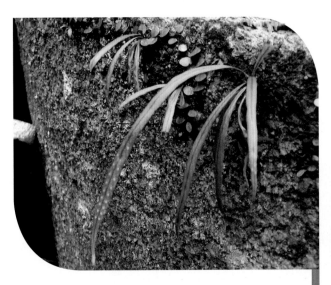

别名 | 剑丹、七星草、骨牌草、小叶骨牌草、金星草。

形态特征 | 多年生草本，高8～20厘米。根状茎横走，密被披针形鳞片；鳞片褐棕色，大部分不透明，仅叶边1～2行网眼透明，具锯齿。叶柄长1～3厘米，禾秆色；叶片线状披针形，或狭披针形，中部宽0.5～1.3厘米，渐尖头，基部渐变狭并下延，干后黄绿色至淡黄绿色，或淡绿色至褐色，纸质。主脉上下均隆起，小脉不见。孢子囊群圆形或椭圆形，彼此相距较近，成熟后扩展几密接，幼时被圆形褐棕色的隔丝覆盖。

分布及生境 | 分布于台湾、福建、江西、浙江、安徽、江苏、湖南、湖北、北京、山西、甘肃、四川、贵州、云南、西藏；朝鲜、日本也有。附生山坡林下树干或岩石上。

功用 | 苦，平。清热解毒，祛湿消肿，止血。用于痢疾，蛇伤，肝炎。

江 南 星 蕨

Microsorium fortunei (T. Moore) C. M. Kuo

水龙骨科 Polypodiaceae

药用部分 / **全草**

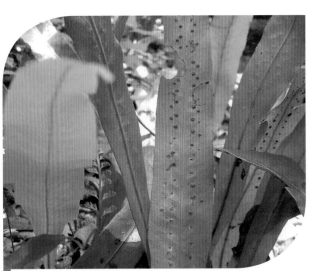

别名 | 福氏星蕨、大叶骨牌草、大星蕨、七星草。

形态特征 | 多年生草本，高30～100厘米。根状茎长而横走，顶部被鳞片；鳞片棕褐色，卵状三角形，顶端锐尖，基部圆形，有疏齿，筛孔较密，盾状着生，易脱落。叶远生，相距1.5厘米；叶柄长5～20厘米，禾秆色，上面有浅沟，基部疏被鳞片，向上近光滑；叶片线状披针形至披针形，顶端长渐尖，基部渐狭，下延于叶柄并形成狭翅，全缘，有软骨质的边。孢子囊群大，圆形，沿中脉两侧排列成较整齐的一行或有时为不规则的两行，靠近中脉。

分布及生境 | 分布于长江流域及以南各地，陕西和甘肃也有少量分布；马来西亚、不丹、缅甸、越南也有。多生于林下溪边岩石或树干上。

功用 | 淡，凉。壮筋骨，活络舒筋，祛瘀活血，清热利湿。用于筋骨疼痛，四肢无力，跌打损伤，小儿惊风，黄疸，痢疾，带下。

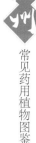

贴 生 石 韦

Pyrrosia adnascens (Sw.) Ching

水龙骨科 Polypodiaceae

药用部分 / **全草**

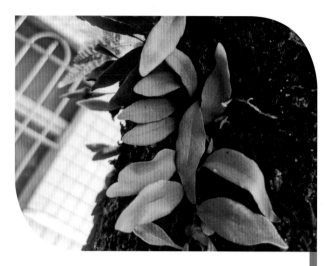

别名 上树咳、石头蛇、上树龟。

形态特征 多年生草本，高5～12厘米。根状茎细长，攀缘附生于树干和岩石上，密生鳞片。鳞片披针形，长渐尖头，边缘具睫毛。叶远生，二型，肉质，以关节与根状茎相连；不育叶柄长1～1.5厘米，淡黄色，关节连接处被鳞片，向上被星状毛；叶片小，倒卵状椭圆形，或椭圆形，长2～4厘米，宽8～10毫米，上面疏被星状毛，下面密被星状毛，干后厚革质，黄色；能育叶条状至狭披针形，长8～15厘米，宽5～8毫米，全缘。主脉下面隆起，上面下凹。孢子囊群着生于内藏小脉顶端，聚生于能育叶片中部以上，成熟后扩散，无囊群盖，幼时被星状毛覆盖，淡棕色，成熟时汇合，砖红色。

分布及生境 分布于台湾、福建、广东、广西、海南和云南；亚洲热带其他地区也有。附生于树干或岩石上。

功用 涩，凉。清热利尿，散结解毒。用于腮腺炎，瘰疬，尿路感染，蛇伤。

石 韦

Pyrrosia lingua (Thunb.) Farwell

水龙骨科 Polypodiaceae

药用部分 / **叶**

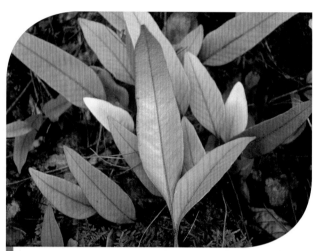

别名 小石韦、飞刀剑、石皮、石剑、石兰、金茶匙。

形态特征 多年生草本，高13～30厘米。根茎细长横走，密被深褐色披针形的鳞片。叶疏生；叶柄长6～15厘米，略呈四棱形，基部有关节，被星状毛；叶片披针形、线状披针形或长圆状披针形，长7～20厘米，宽1.5～3厘米，先端渐尖，基部渐狭，略下延，全缘，革质，上面绿色，有细点，疏被星状毛或无毛，下面密被淡褐色星芒状毛。孢子囊群椭圆形，散生在叶下面的全部或上部，在侧脉之间排成多行，每孢子囊群间隔有星状毛，孢子囊群隐没在星状毛中，无囊群盖；孢子囊有长柄；孢子两面形。

分布及生境 分布于长江以南各地；印度、越南、朝鲜和日本也有。附生于低海拔林下树干上，或稍干的岩石上。

功用 甘、苦，微寒。清热，利水通淋。用于肾炎水肿，尿路感染，尿路结石。

槲　蕨

Drynaria roosii Nakaike

槲蕨科 Drynariaceae

药用部分 / 根茎

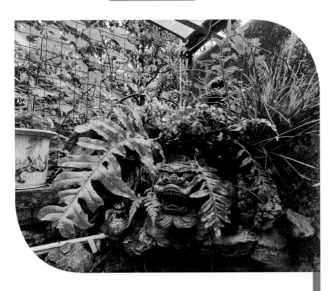

别名 | 中华槲蕨、骨碎补、猴姜。

形态特征 | 附生草本，高20～40厘米。根状茎肉质粗壮，密被棕黄色、线状凿形鳞片。叶二型，营养叶厚革质，红棕色或灰褐色，卵形，无柄，长5～6.5厘米，宽4～5.5厘米，边缘羽状浅裂；孢子叶绿色，具短柄，柄有翅，叶片矩圆形或长椭圆形，长20～37厘米，宽8～18.5厘米，羽状深裂，羽片6～15对，广披针形或长圆形，边缘常有不规则的浅波状齿。孢子囊群圆形，黄褐色，在中脉两侧各排列成2～4行，每个长方形的叶脉网眼中着生1枚，无囊群盖。

分布及生境 | 分布于江苏、安徽、江西、浙江、福建、台湾、湖北、湖南、广东、广西、海南、四川、重庆、贵州、云南；越南、老挝、柬埔寨、泰国、印度也有。附生于树干或岩石上，偶生于墙缝。

功用 | 苦，温。祛风湿，强筋骨，理跌打。用于风湿性关节炎，腰肌劳损，瘫痪麻痹，跌打肿痛，牙痛。

崖　姜

Drynaria coronans (Wall. ex Mett.)
J. Smith ex T. Moore

槲蕨科 Drynariaceae

药用部分 / 根茎

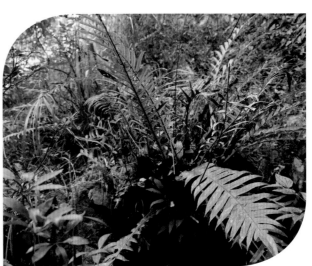

别名 | 骨碎补、崖姜蕨。

形态特征 | 多年生草本，高80～140厘米，簇生成大丛。根状茎肉质，粗肥，横走，密生鳞片。叶簇生，硬革质，无柄；叶片矩圆状倒披针形，中部宽15～25厘米，向下部渐狭，但近基部又渐变阔而呈心形，中部以上深羽裂，有时近羽状，向下浅裂或波状；中部以上的裂片宽2～3.5厘米，顶部渐尖，全缘，以关节和叶轴相连，干后往往脱落。叶脉两面明显，下面粗凸。孢子囊群生于靠近侧脉的网眼上边和内藏小脉的交叉点上，近圆形或矩圆形，成熟时呈断线形，无盖。

分布及生境 | 分布于福建、台湾、广东、广西、海南、贵州、云南；越南、缅甸、印度、尼泊尔、马来西亚也有。附生于雨林或季雨林中树干上或岩石上。

功用 | 苦、微涩，温。祛风除湿，舒筋活络。用于风湿疼痛，跌打损伤，骨折。

满 江 红

Azolla pinnata subsp. *asiatica* R. M. K. Saunders & K. Fowler

满江红科 Azollaceae

药用部分 / **全草**

蘋

Marsilea quadrifolia L. Sp.

苹科 Marsileaceae

药用部分 / **全草**

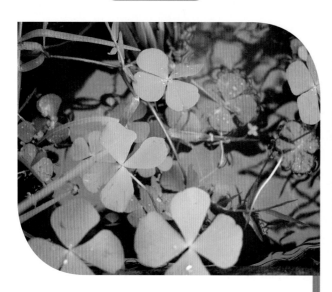

别名 田字草、四角莲、四叶菜。

形态特征 多年生草本，高5～20厘米。根状茎细长横走，茎节远离，向上发出一至数枚叶子。叶柄长5～20厘米；叶片由4片倒三角形的小叶组成，呈十字形，长宽各1～2.5厘米，外缘半圆形，基部楔形，全缘，幼时被毛，草质。叶脉从小叶基部向上呈放射状分叉，组成狭长网眼，伸向叶边，无内藏小脉。孢子果双生或单生于短柄上，而柄着生于叶柄基部。每个孢子果内含多数孢子囊，大小孢子囊同生于孢子囊托上。

分布及生境 分布于长江以南各地；世界温带、热带其他地区也有。生于水田或沟塘中。

功用 甘，凉。清热解毒，利水消肿。用于神经衰弱，水肿，乳腺炎，疮疡肿毒。

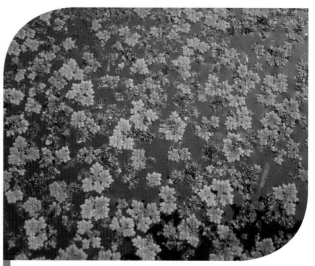

别名 浮飘、红浮萍、紫藻、三角藻。

形态特征 漂浮植物，略呈三角形。根状茎横走，羽状分枝；须根多，悬垂水中。叶小形，互生，密生核上，呈两行覆瓦状排列，梨形、斜方形或卵形，无柄；叶片绿色，成熟时红色，上面有多数乳状突起，下面有空腔，内含胶质，有蓝藻共生其中。孢子果有大小两种，成对生于侧枝第一片叶的下面；大孢子果小，长卵形，果内有一大孢子囊，内含1个大孢子；小孢子果大，球形，果内具多数有长柄的小孢子囊，各含64个小孢子。

分布及生境 分布于长江流域和南北各地；朝鲜、日本也有。生于水田和静水沟塘中。

功用 辛，寒。发汗，祛风，透疹。用于风湿疼痛，风瘙瘾疹，麻疹透发不出，癣疮，烫火伤。

苏　铁

Cycas revoluta Thunb.

苏铁科 Cycadaceae

药用部分 / 叶、花（大孢子叶）、种子、根

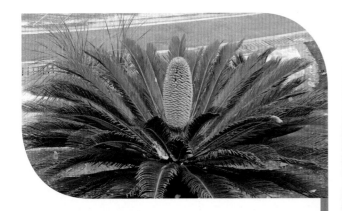

别名 | 铁树、避火蕉、凤尾蕉、凤尾松。

形态特征 | 常绿乔木，高达20米。茎干圆柱状，不分枝，仅在生长点破坏后，才能在伤口下萌发出丛生的枝芽，呈多头状。叶从茎顶部生出，羽状复叶，小叶线形，边缘显著向下反卷，厚革质，叶背密生锈色茸毛，基部小叶呈刺状。雌雄异株，雄球花圆柱形，黄色，密被黄褐色茸毛，直立于茎顶；雌球花扁球形，上部羽状分裂，其下方两侧着生有2～4个裸露的胚球。种子大，卵形而稍扁，熟时红褐色或橘红色。花期6—8月，果熟期10月。

分布及生境 | 分布于福建、台湾、广东，各地常有栽培；日本、菲律宾和印度尼西亚也有。喜暖热湿润的环境，不耐寒冷。

功用 | 甘、淡，平，有小毒。叶：收敛止血，解毒止痛。用于各种出血，胃炎，胃溃疡，高血压，神经痛，闭经，癌症。花：理气止痛，益肾固精。用于胃痛，遗精，带下，痛经。种子：平肝，降血压。用于高血压。根：祛风活络，补肾。用于肺结核咯血，肾虚牙痛，腰痛，带下，风湿性关节炎，跌打损伤。

银　杏

Ginkgo biloba L.

银杏科 Ginkgoaceae

药用部分 / 种子、叶

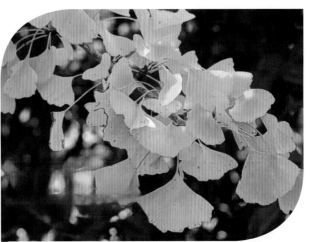

别名 | 白果、公孙树。

形态特征 | 落叶乔木。枝有长枝与短枝。叶在长枝上螺旋状散生，在短枝上簇生状，叶片扇形，有长柄，有多数二叉状并列的细脉；上缘宽5～8厘米，浅波状，有时中央浅裂或深裂。雌雄异株，稀同株；球花生于短枝叶腋或苞腋；雄球花呈葇荑花序状；雌球花有长梗，梗端二叉（稀不分叉或三至五叉），叉端生1珠座，每珠座生1胚珠，仅1个发育成种子。种子核果状，椭圆形至近球形，长2.5～3.5厘米；外种皮肉质，有白粉，熟时淡黄色或橙黄色；中种皮骨质，白色；内种皮膜质；胚乳丰富。

分布及生境 | 仅浙江天目山有野生，我国东北、华北、华东、华南至西南均有栽培；朝鲜、日本及欧美各国也有。喜光，深根性，对气候、土壤的适应性较宽。

功用 | 甘、苦、涩，平，有小毒。润肺止咳，定喘，止小便频数。用于咳嗽，哮喘，带下，白浊，夜尿。叶用于冠心病，高脂血症。

马尾松

Pinus massoniana Lamb.

松科 Pinaceae

药用部分 / 针叶、花粉、松节、松香

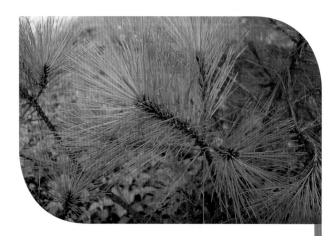

别名 | 青松、松树、山松、松柏。

形态特征 | 常绿乔木，高达45米。树皮红褐色，下部灰褐色，裂成不规则的鳞状块片。针叶二针一束，稀三针一束；叶鞘初呈褐色，后渐变成灰黑色，宿存。雄球花淡红褐色，圆柱形；雌球花单生或2～4个聚生于新枝近顶端，淡紫红色。一年生小球果圆球形或卵圆形，褐色或紫褐色，球果卵圆形或圆锥状卵圆形，有短梗，下垂，成熟前绿色，熟时栗褐色，陆续脱落；鳞盾菱形，鳞脐微凹，无刺。种子长卵圆形。花期4—5月，球果翌年10—12月成熟。

分布及生境 | 分布于江苏、安徽、河南、陕西、福建、台湾、广东、广西、四川、贵州等；越南也有。喜光、深根性树种，不耐庇荫，喜温暖湿润气候，能生于干旱、瘠薄的红壤、石砾土及沙质土，或岩石缝中。

功用 | 松针：苦，温；松花粉：甘，温；松节：苦，温；松香：甘，温。祛风通络，益脾安神，止血生肌。用于神经衰弱，失眠，高血压，风湿骨痛等。外用于烧烫伤，外伤出血，痈疽疮疡。

杉 木

Cunninghamia lanceolata (Lamb.) Hook.

杉科 Taxodiaceae

药用部分 / 根、树皮、球果、木材、叶、杉节

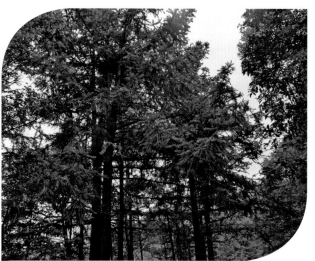

别名 | 沙木、杉树、杉、广叶杉。

形态特征 | 常绿乔木，高40米。从幼苗到大树单轴分枝，主干通直圆满。侧枝轮生，向外横展，幼树冠尖塔形，大树树冠圆锥形。叶螺旋状互生，侧枝之叶基部扭成2列，线状披针形，先端尖而稍硬，长3～6厘米，边缘有细齿。雄球花簇生枝顶；雌球花单生，或2～3朵簇生枝顶，卵圆形，苞鳞与珠鳞结合而生。球果近球形或圆卵形，长2.5～5厘米，径3～5厘米；种鳞生于苞鳞腹面下部，每种鳞具3颗扁平种子。种子扁平，两侧有窄翅。花期4月，球果10月下旬成熟。

分布及生境 | 分布于秦岭南坡及河南、安徽、广东、广西、云南、江苏、浙江、福建、四川等；越南也有。生于长江以南温暖地区。

功用 | 辛，微温。祛风止痛，止血接骨，利尿解毒。用于风湿性关节炎，刀伤，骨折，蜈蚣咬伤，带下，淋病。

圆 柏

Juniperus chinensis L.

柏科Cupressaceae

药用部分／枝、叶、果

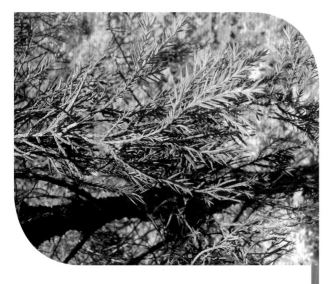

别名｜珍珠柏、红心柏、刺柏、桧、桧柏。

形态特征｜常绿乔木，高达20米。树冠尖塔形，老时树冠呈广卵形。树皮灰褐色，裂成长条片。幼树枝条斜上伸展，老树枝条扭曲状，大枝近平展。叶两型，鳞叶背面近中部有椭圆形微凹的腺体；刺形叶披针形，三叶轮生，上面微凹。雌雄异株，少同株。球果近圆球形，2年成熟，径6～8毫米，有1～4颗种子。种子卵形，扁。花期4月下旬，果实多翌年10—11月成熟。

分布及生境｜分布于内蒙古、河北、山西、山东、江苏、浙江、福建、安徽、江西、河南、陕西、甘肃、四川、湖北、湖南、贵州、广东、广西和云南等；朝鲜、日本也有。生于中性土、钙质土及微酸性土上。

功用｜辛，温，有毒。祛风除湿，止血。用于风湿骨痛，咯血。

龙 柏

Juniperus chinensis 'Kaizuca'

柏科Cupressaceae

药用部分／枝、叶、花

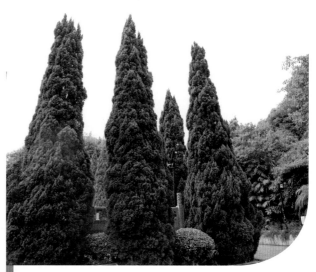

别名｜龙桧。

形态特征｜常绿小乔木，高达4米。树皮呈深灰色，树干表面有纵裂纹。树冠圆柱状或柱状塔形，枝条向上直展，常有扭转上升之势。叶全为鳞状叶，沿枝条紧密排列成十字对生。花（孢子叶球）单性，雌雄异株，花细小，淡黄绿色，顶生于枝条末端。浆质球果，表面有一层碧蓝色的蜡粉，内藏2颗种子。花期春季，果实翌年秋季成熟。

分布及生境｜我国各地均有栽培；世界其他热带及温带地区也有。喜充足的阳光，适宜种植于排水良好的沙质土壤上。

功用｜涩，平。杀虫止痒。用于湿疹。

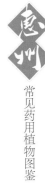
侧　柏

Platycladus orientalis (L.) Franco

柏科 Cupressaceae

药用部分／种子、生鳞叶的小枝

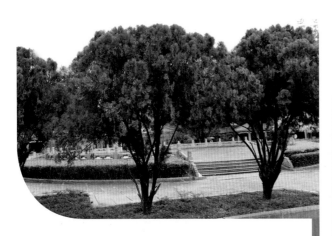

别名｜扁柏、香柏、柏树、柏子树。

形态特征｜常绿乔木，高达20米。树皮薄，浅灰褐色，纵裂成条片；枝条向上伸展或斜展，幼树树冠卵状尖塔形，老树树冠则为广圆形；生鳞叶的小枝细，向上直展或斜展，扁平，排成一平面。叶鳞形，先端微钝。雄球花黄色；雌球花近球形，蓝绿色，被白粉。球果近卵圆形，长1.5～2.5厘米，成熟前近肉质，蓝绿色，被白粉，成熟后木质，开裂，红褐色。花期3—4月，球果10月成熟。

分布及生境｜分布于吉林、辽宁、江苏、浙江、福建、安徽、江西、湖北、湖南、广西、广东等；朝鲜也有。各地绿地中多有栽培。

功用｜侧柏叶：甘，平；有养心安神，止汗，润肠作用；用于虚烦失眠，心悸怔忡，阴虚盗汗，肠燥便秘。柏子仁：苦，涩，性微寒；有凉血止血，生发乌发；用于吐血，衄血，咯血，便血，崩漏下血，血热脱发，须发早白。

穗　花　杉

Amentotaxus argotaenia (Hance) Pilger

红豆杉科 Taxaceae

药用部分／根、树皮、叶、种子

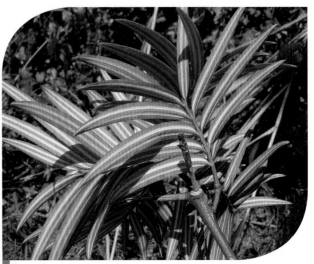

别名｜华西穗花杉。

形态特征｜常绿乔木，高达7米。树皮裂成片状脱落。叶基部扭转列成两列，条状披针形，直或微弯镰状，长3～11厘米，宽6～11毫米，先端尖或钝，基部渐窄，楔形或宽楔形，有极短的叶柄，边缘微向下曲，下面白色气孔带与绿色边带等宽或较窄。雄球花穗1～3穗，长5～6.5厘米。种子椭圆形，成熟时假种皮鲜红色，长2～2.5厘米，径约1.3厘米，顶端有小尖头露出。花期4月，种子10月成熟。

分布及生境｜分布于江西、湖北、湖南、四川、西藏、甘肃、广西、广东等，为我国特有树种。生于阴湿溪谷两旁或林内。

功用｜苦、咸，温。清热解毒，祛湿止痒。用于毒蛇咬伤，湿疹。

小叶买麻藤

Gnetum parvifolium (Warb.) C. Y. Cheng ex Chun

买麻藤科Gnetaceae

药用部分／**全株**

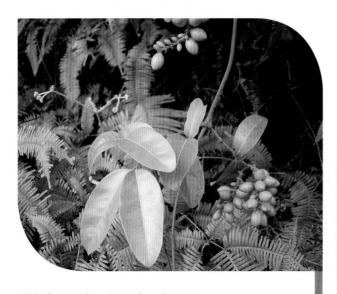

别名│海风藤、拦地青、乌蛇根。

形态特征│常绿木质缠绕藤本。茎枝圆形，有明显皮孔，节膨大。叶对生，革质，椭圆形至狭椭圆形或倒卵形，长4～10厘米。球花单性同株；雄球花序不分枝或一次分枝；雄花基部无明显短毛，假花被管略成四棱盾形；雌球花序多生于老枝上，一次三出分枝，每轮总苞内有雌花3～8。种子核果状，无柄，成熟时肉质假种皮红色。花期3—4月，果期5—12月。

分布及生境│分布于福建、广东、广西和湖南等。生于海拔较低的干燥平地或湿润谷地的森林中，缠绕在大树上。

功用│苦，微温。祛风、行气、消肿。用于风湿性关节炎，骨折，毒蛇咬伤。

木　莲

Manglietia fordiana Oliv.

木兰科 Magnoliaceae

药用部分／**果**

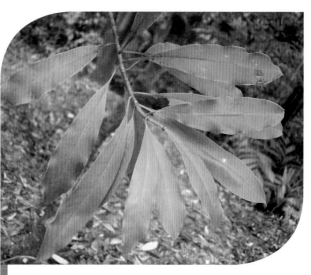

别名│乳源木莲。

形态特征│常绿乔木，高达20米。干通直，树皮灰色，平滑。小枝灰褐色，有皮孔和环状纹。叶革质，长椭圆状披针形，叶端短尖，通常钝，基部楔形，稍下延，叶全缘，叶面绿色有光泽，叶背灰绿色有白粉；叶柄红褐色。花白色，单生于枝顶。聚合果卵形，成熟后木质、紫色，表面有疣点。花期3—4月，果熟期9—10月。

分布及生境│分布于福建、广东、广西、贵州、云南。生于花岗岩、沙质岩山地丘陵地区。

功用│辛，凉。止咳通便。用于便秘和干咳。

白　兰

Michelia × alba DC.

木兰科 Magnoliaceae

药用部分 / 根、叶、花

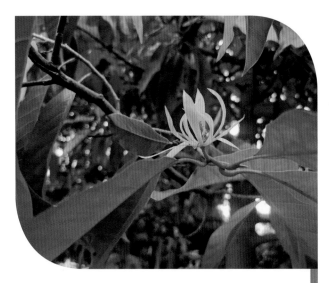

别名｜玉兰、白玉兰、白缅花。

形态特征｜常绿乔木，高达17米。树冠阔伞形。单叶，互生，薄革质，长椭圆形或披针状椭圆形，长10～27厘米，宽4～9.5厘米，先端长渐尖或尾状渐尖，基部楔形，上面无毛，下面疏生微柔毛；叶柄长1.5～2厘米，疏被微柔毛；托叶痕几达叶柄中部。花白色，极香；花被片10片，披针形，长3～4厘米，宽3～5毫米；心皮多数，通常部分不发育。蓇葖果熟时鲜红色。花期4—9月，夏季盛开，通常不结实。

分布及生境｜原产印度尼西亚。现广植于东南亚。喜生于温暖湿润、土壤疏松而肥沃的地方。

功用｜辛，温，气芳香。行气化浊，止咳。用于前列腺炎，带下，小儿支气管炎，虚劳久咳。

黄　缅　桂

Michelia champaca L.

木兰科 Magnoliaceae

药用部分 / 根

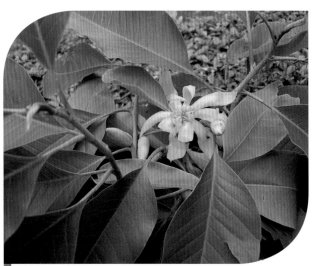

别名｜黄玉兰、黄兰含笑、黄兰。

形态特征｜常绿乔木，高达20米。呈狭伞形树冠；芽、嫩枝、嫩叶和叶柄均被淡黄色的平伏柔毛。单叶，互生，薄革质，披针状卵形或披针状长椭圆形，长10～25厘米，宽4.5～9厘米，先端长渐尖或近尾状，基部阔楔形或楔形，下面稍被微柔毛；叶柄长2～4厘米，托叶痕长达叶柄中部以上。花黄色，极香，花被片15～20片，倒披针形，长3～4厘米，宽4～5毫米；心皮多数。聚合果长7～15厘米；蓇葖果倒卵状长圆形，长1～1.5厘米，有疣状突起。种子2～4，有皱纹。花期6—7月，果期9—10月。

分布及生境｜分布于西藏、云南、福建、台湾、广东、广西、海南；印度、尼泊尔、缅甸、越南也有。

功用｜苦，凉。祛风湿，利咽喉，健胃止痛。用于风湿，胃痛，异物卡喉。

南五味子

Kadsura longipedunculata Finet et Gagnep.

木兰科 Magnoliaceae

药用部分 / **根、根皮、茎**

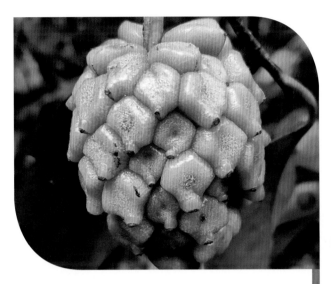

别名 | 风痧藤、大叶金不换、鸡安藤、罗丝藤、蓝果南五味子。

形态特征 | 藤本，各部无毛。叶长圆状披针形、倒卵状披针形或卵状长圆形，长5～13厘米，宽2～6厘米，先端渐尖或尖，基部狭楔形或宽楔形，边有疏齿；上面具淡褐色透明腺点。花单生于叶腋，雌雄异株；雄花：花被片8～17，白色或淡黄色；雄蕊群球形，雄蕊30～70；雌花：花被片与雄花相似，雌蕊群椭圆体形或球形，雌蕊40～60。花梗长3～13厘米。聚合果球形，小浆果倒卵圆形。种子2～3，稀4～5，肾形或肾状椭圆体形。花期6—9月，果期9—12月。

分布及生境 | 分布于江苏、安徽、浙江、江西、福建、湖北、湖南、广东、广西、四川、云南。生于山坡、林中。

功用 | 辛，苦，温。活血理气，祛风活络，消肿止痛。用于溃疡病，胃肠炎，中暑腹痛，月经不调，风湿性关节炎，跌打损伤。

黑 老 虎

Kadsura coccinea (Lem.) A. C. Smith

木兰科 Magnoliaceae

药用部分 / **叶、根**

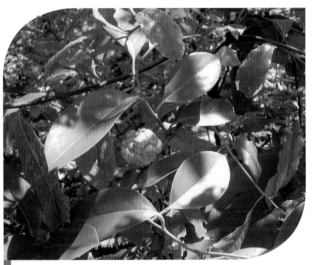

别名 | 大叶冷饭团、臭饭团、过山龙藤、娘饭团。

形态特征 | 藤本，全株无毛。叶革质，长圆形至卵状披针形，长7～18厘米，宽3～8厘米，先端钝或短渐尖，基部宽楔形或近圆形，全缘。花单生于叶腋，稀成对，雌雄异株；雄花：花被片10～16，红色，雄蕊群椭圆体形或近球形，雄蕊14～48；雌花：花被片与雄花相似，心皮50～80。聚合果近球形，红色或暗紫色。小浆果倒卵形，长达4厘米，外果皮革质，不显出种子。种子心形或卵状心形。花期4—7月，果期7—11月。

分布及生境 | 分布于江西、湖南、广东、广西、海南、四川、贵州、云南和香港；越南也有。生于山坡、林缘。

功用 | 辛，微温。行气止痛，散瘀通络。用于胃及十二指肠溃疡，慢性胃炎，急性胃肠炎，风湿痹痛，跌打损伤，骨折，痛经，产后瘀血腹痛，疝气痛。

厚皮香八角

Illicium ternstroemioides A.C.Smith

五味子科 Schisandraceae

药用部分 / 根

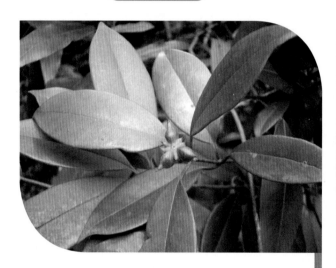

别名│山八角、野八角。

形态特征│常绿小乔木，高3～12米。叶3～5片聚生于枝的节上，革质，矩圆状椭圆形或倒披针形，长7～13厘米，宽2～6厘米，顶端渐尖或长渐尖，基部宽楔形，全缘，稍内卷；叶柄长7～20毫米。花红色，腋生或近顶生，单生或2～3朵簇生；花梗长7～30毫米；花被片10～14，数轮，覆瓦状排列；雄蕊22～30，排成2轮；心皮12～14。聚合果，菁葖果木质，直径2.5～3厘米。种子坚硬，淡褐色。花期1—8月，果期4—11月。

分布及生境│分布于广东、福建和海南。生于林中。

功用│苦、辛，温，有毒。祛风除湿，活血散瘀。用于骨折，扭挫伤。外用于风湿腰痛。果有毒，误食会引起呕吐，发冷，瞳孔散大等症状。

假 鹰 爪

Desmos chinensis Lour.

番荔枝科 Annonaceae

药用部分 / 根、全株

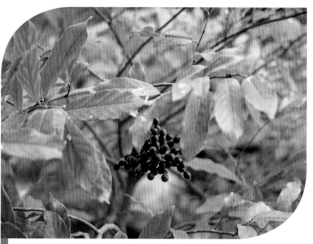

别名│串珠酒饼、酒饼叶、半夜兰。

形态特征│藤状灌木。枝粗糙，有灰白色、凸起的皮孔。叶互生，薄革质，矩圆形或矩圆状椭圆形，长4～12厘米，宽2～4厘米，全缘，上面光亮，下面粉绿色。花黄白色，生于长2～4厘米的花柄上，与叶对生或近对生；萼片3；花瓣6，2列，外轮大于内轮，矩圆形或矩圆状披针形，长3～5厘米，宽1～1.8厘米，先端钝，外被小柔毛；雄蕊多数，楔形，药室线形，外向，花丝粗大，肉质。果实串珠状，长2～5厘米。种子圆球形，长约5毫米。花期6月。

分布及生境│分布于广东、广西、云南和贵州；印度、老挝、柬埔寨、越南、马来西亚、新加坡、菲律宾和印度尼西亚也有。生于丘陵山坡、林缘灌丛中或低海拔旷地、荒野及山谷等地。

功用│辛，微温。祛风止痛，消胀利水，化湿，祛瘀。用于流感，咳嗽气喘，腹胀腹泻，肾炎水肿，跌打损伤，骨折，风湿性腰腿痛。

瓜 馥 木

Fissistigma oldhamii (Hemsl.) Merr.

番荔枝科 Annonaceae

药用部分 / 根

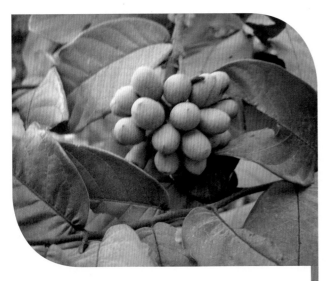

别名 | 毛瓜馥木、钻山风、铁牛钻石、香藤。

形态特征 | 攀缘灌木，长约8米。小枝被黄褐色柔毛。叶革质，倒卵状椭圆形或长圆形，叶面无毛，叶背被短柔毛，老渐几无毛；侧脉每边16～20条，上面扁平，下面凸起；叶柄长约1厘米，被短柔毛。花长约1.5厘米，直径1～1.7厘米，1～3朵集成密伞花序。果圆球状，直径约1.8厘米，密被黄棕色茸毛；果柄长不及2.5厘米。种子圆形，直径约8毫米。花期4—9月，果期7月至翌年2月。

分布及生境 | 分布于浙江、江西、福建、台湾、湖南、广东、广西、云南；越南也有。生于低海拔山谷水旁灌丛中。

功用 | 微辛，温。祛风除湿，通经活血，止血。用于风湿骨痛，跌打损伤，月经不调。外用于骨折，外伤出血。

紫 玉 盘

Uvaria macrophylla Roxb.

番荔枝科 Annonaceae

药用部分 / 根、叶

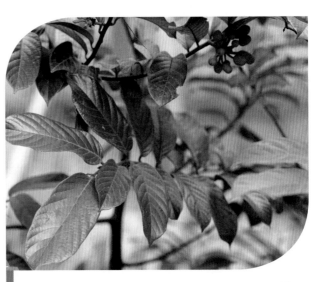

别名 | 酒饼木、石龙叶、土枇杷。

形态特征 | 直立或藤状灌木，全株密被黄色星状柔毛。单叶互生，长倒卵形或阔长圆形，长10～23厘米，宽5～11厘米，先端急尖或钝，基部圆形或近心形。花1～2朵，与叶对生成腋生，紫红色，直径2.5～3.5厘米；花梗长不及2厘米；萼片3；花瓣6，2轮，内外轮相似，卵圆形。成熟心皮卵圆形或短圆柱形，暗紫褐色，长8～20毫米，宽7～10毫米，先端有小突尖。种子球形。花期3—8月。果期7月至翌年3月。

分布及生境 | 分布于广西、广东、台湾；越南和老挝也有。生于低海拔灌丛中或丘陵山地疏林中。

功用 | 苦、辛，微温。祛风除湿，行气健胃，止痛；化痰止咳。用于风湿痹痛，腰腿痛，跌打损伤，消化不良，腹胀腹泻，咳嗽痰多。

无　根　藤

Cassytha filiformis L.

樟科 Lauraceae

药用部分 / **全草**

阴　香

Cinnamomum burmanni (Nees et T. Nees) Bl.

樟科 Lauraceae

药用部分 / **树皮、根皮、叶、枝**

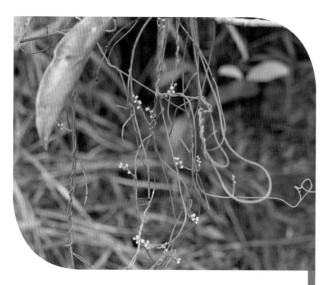

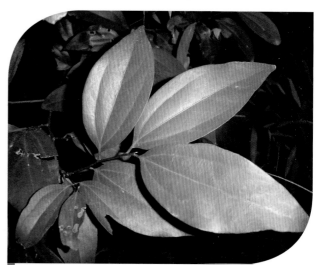

别名｜无头藤、无叶草、无根草、金丝藤、面线藤、马尾丝。

形态特征｜缠绕草本，借盘状吸根攀附于其他植物上，幼嫩部分被柔毛。茎线状，绿色或绿褐色，无毛或稍被毛，叶退化成细小的鳞片状。穗状花序长2～5厘米；花白色，花被片外面的3枚较小，内面的3枚较大；雄蕊9，3轮；雌蕊1，子房上位。浆果小，球形，肉质，径约7毫米，花被宿存。花期8—12月，果期11月至翌年2月。

分布及生境｜分布于云南、贵州、广西、广东、湖南、江西、浙江、福建和台湾等；亚洲、非洲和澳大利亚也有。生于山坡灌丛或疏林中。

功用｜甘、微苦，凉，有小毒。清热利湿，凉血止血。用于感冒发热，疟疾，急性黄疸性肝炎，咯血，衄血，尿血，泌尿系结石，肾炎水肿。外用于湿疹，多发性疖肿。

别名｜土桂皮、香胶仔、假桂枝、山肉桂。

形态特征｜常绿乔木。树皮灰褐色至黑褐色，光滑，有肉桂香味。叶不规则对生或散生，革质，卵形至长椭圆形，长6～10厘米，宽2.5～4厘米，上面绿色，下面带绿苍白色，具离基三出脉，脉腋内无腺体；叶柄长6～12毫米。圆锥花序，顶生或腋生，长2～6厘米；花绿白色；花被片6，长椭圆形；能育雄蕊9。果实卵形，长8毫米，直径5毫米；果托具有一半残存的花被片。花期秋、冬季，果期冬末及春季。

分布及生境｜分布于广东、广西、云南、福建；从印度，经缅甸和越南，至印度尼西亚和菲律宾也有。生于疏林、密林或灌丛中，或溪边路旁等处。

功用｜辛，温。祛瘀消肿，止痛止血。用于跌打肿痛，风湿痹痛，用树皮研粉酒调或浸酒外擦，或用叶煮汤熏洗；创伤出血，用树皮研末敷患处；水泻，胃痛，取树皮煎服。

樟

Cinnamomum camphora (L.) Presl

樟科 Lauraceae

药用部分 / 根、木材、树皮、叶、果实

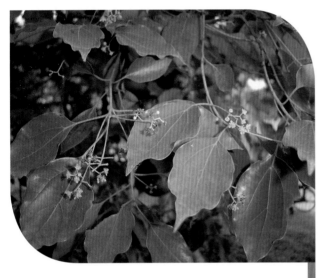

别名 | 香樟、樟树、油樟。

形态特征 | 常绿乔木。树皮黄褐色，不规则纵裂，有樟脑气味；心边材明显，边材宽，黄褐至灰褐色，心材红褐色，年轮明显。叶互生，具柄，卵状椭圆形；叶具离基三出脉，脉腋间隆起为腺体。圆锥花序，腋生，花小，绿白或带黄色；花被外面无毛，内面密被短毛；能育雄蕊9，花丝被毛，花药4室，瓣裂，第1、第2轮花丝无腺体，药室内向，第3轮花丝基部有一对具柄腺体，药室外向，退化雄蕊3，位于最内轮，箭头形，被毛，子房球形，无毛。核果卵珠形或近球形，紫黑色；果托杯状。

分布及生境 | 分布于我国南方及西南各地区；越南、朝鲜、日本也有。常生于山坡或沟谷中。

功用 | 辛，微温。祛风散寒，消食化滞。用于胃肠炎，食滞，腹胀，风湿骨痛，跌打损伤，感冒疼痛。

香 叶 树

Lindera communis Hemsl.

樟科 Lauraceae

药用部分 / 鲜叶、树皮

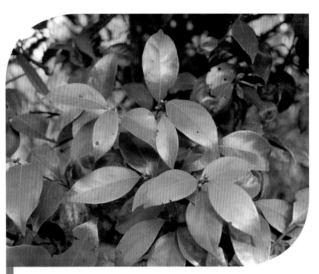

别名 | 香果树、细叶假樟、千斤香、千金树。

形态特征 | 常绿乔木，高达15米。单叶互生，具短柄；叶片厚革质，椭圆形、卵形或阔卵形，长5～8厘米，宽3～5厘米，先端短尖或长尖，基部阔楔形，上面无毛，光亮，下面淡灰色或淡褐色。花单性，雌雄异株；伞形花序1个或2个同生于叶腋；花黄色，直径4.5～8毫米；雄花花被裂片6，雄蕊9，退化雌蕊的子房卵形；雌花黄色或黄白色，退化雄蕊9，子房椭圆形。核果卵形，长约8毫米，熟时红色。花期3—4月，果期9—10月。

分布及生境 | 分布于陕西、甘肃、湖南、湖北、江西、浙江、福建、台湾、广东、广西、云南、贵州、四川等；中南半岛也有。常见于干燥沙质土壤，散生或混生于常绿阔叶林中。

功用 | 涩、微苦，温。止血，接骨，生肌，消炎。用于外伤出血，骨折，跌打损伤，疮疖。用鲜叶、树皮捣烂或干粉调水外敷。

常见药用植物图鉴

山鸡椒

Litsea cubeba (Lour.) Pers.

樟科 Lauraceae

药用部分 / 果、根、叶

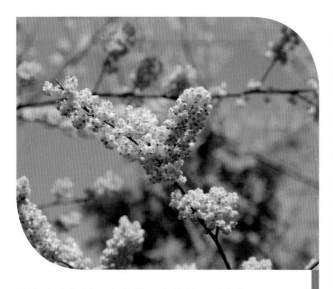

别名｜山苍树、山苍子、木姜子、豆豉姜。

形态特征｜落叶小乔木，高达10米。幼树树皮黄绿色，枝、叶具芳香气味。单叶互生，披针形或长圆形，上面深绿色，下面粉绿色，两面均无毛，羽状脉。伞形花序，单生或簇生；每一花序具花4～6朵，先叶开放或与叶同时开放，花被裂片6；能育雄蕊9；子房卵形。果近球形，直径约5毫米，无毛，幼时绿色，成熟时黑色。花期2—3月，果期7—8月。

分布及生境｜分布于广东、广西、福建、台湾、浙江、江苏、安徽、湖南、湖北、江西、贵州、四川、云南、西藏等；东南亚各国也有。生于向阳的山地、灌丛、疏林或林中路旁、水边。

功用｜辛，温，气香。祛风散寒，消肿行瘀止痛。用于感冒，风湿痛，四肢酸痛，产后瘀滞腹痛，胃脘痛。

潺槁树

Litsea glutinosa (Lour.) C. B. Rob.

樟科 Lauraceae

药用部分 / 根、根皮、树皮、叶、种子

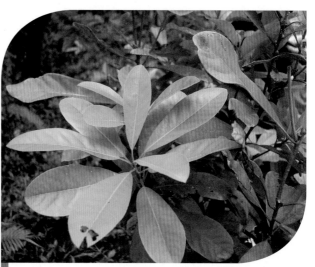

别名｜金树、青金皮、洋古树、潺槁木姜子。

形态特征｜常绿乔木，高达15米。内皮有黏质；嫩枝、叶柄、叶下面、花序多少有柔毛。叶革质，倒卵形、倒卵状长椭圆形或椭圆状披针形，长6.5～20厘米，宽约5厘米，侧脉每边8～12条；叶柄长1～2.6厘米。花单性，雌雄异株；伞形花序，生于近顶的叶腋内，单生或数个生于总花梗上；总花序梗长达2～4厘米；总苞片4，每个苞内具花多数；花被不全或缺。果球形，直径约7毫米。花期5—6月，果期6—7月。

分布及生境｜分布于广东、广西、福建和云南；越南、菲律宾、印度也有。生于山地林边缘、溪旁、疏林或灌丛中。

功用｜苦、甘、涩，凉。清湿热，消肿毒。肠炎腹泻，用根内服。跌打损伤，腮腺炎，痈肿疮疖，乳腺炎初起，用皮、叶捣敷患处。本品根、皮、叶有黏性，可用为制丸药的黏合剂，外用于农业上杀虫药的混合剂。

豺皮樟

Litsea rotundifolia var. *oblongifolia* (Nees) Allen

樟科 Lauraceae

药用部分 / **根、树皮**

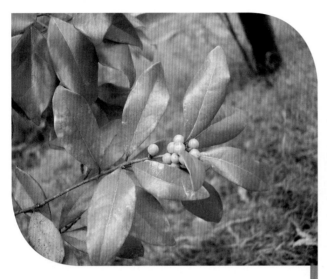

别名 椭圆叶豺皮木姜、大灰木、咸鱼头、山龙眼。

形态特征 常绿灌木或小乔木，高达5米。单叶互生，革质，卵状长圆形，长2.5～5.5厘米，宽1～2.2厘米，先端钝或短渐尖，基部楔形或钝，叶柄密有褐色柔毛。雌雄异株，伞形花序，花被片6，有疏毛，能育雄蕊9，花药4室，内向瓣裂。果球形，直径约6毫米，初时红色，熟时黑色。花期8—9月，果期9—11月。

分布及生境 分布于广东、广西、湖南、江西、福建、台湾、浙江；越南也有。生于丘陵地下部的灌木林中或疏林中或山地路旁。

功用 辛，温，气香。祛风除湿，行气止痛，通经活血。用于风湿性关节炎，跌打损伤，腰腿痛，痛经，产后感冒，消化不良，胃痛，腹泻水肿。

新木姜子

Neolitsea aurata (Hay.) Koidz.

樟科 Lauraceae

约用部分 / **根、树皮**

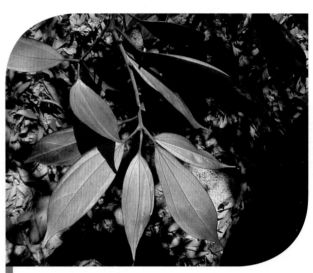

别名 金毛新木姜子。

形态特征 常绿乔木，高达14米。幼枝黄褐或红褐色，有锈色短柔毛。叶互生或聚生枝顶呈轮生状，长圆形、椭圆形至长圆状披针形或长圆状倒卵形，革质，上面绿色，无毛，离基三出脉。伞形花序，3～5个簇生于枝顶或节间；每一花序具花5朵；花被裂片4；能育雄蕊6。果椭圆形，长8毫米；果托浅盘状，直径3～4毫米；果梗长5～7毫米，先端略增粗。花期2—3月，果期9—10月。

分布及生境 分布于广东、广西、湖南、江西、福建、台湾、江苏、湖北、四川、贵州和云南；日本也有。生于山坡林缘或杂木林中。

功用 辛，温。理气止痛，消肿。用于胃脘胀痛，水肿。

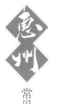
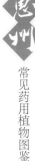
鸭公树

Neolitsea chui Merrill

樟科 Lauraceae

药用部分 / **种子**

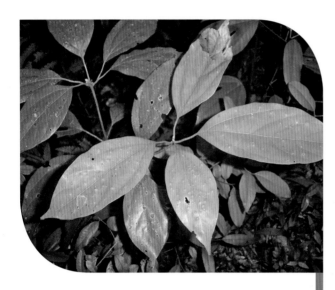

别名 | 鸭公青、假樟、大新木姜。

形态特征 | 常绿乔木，高8～18米。除花序外，其他各部均无毛。叶互生或聚生枝顶呈轮生状，椭圆形至长圆状椭圆形或卵状椭圆形，长8～16厘米，宽2.7～9厘米，革质，上面深绿色，有光泽，下面粉绿色，离基三出脉。伞形花序，腋生或侧生，多个密集；每一花序具花5～6朵；雄花：能育雄蕊6，退化子房卵形；雌花：退化雄蕊基部有柔毛，子房卵形。果椭圆形或近球形。花期9—10月，果期12月。

分布及生境 | 分布于广东、广西、湖南、江西、福建、云南东南部。生于山谷或丘陵地的疏林中。

功用 | 辛，温。理气止痛，消肿。用于胃脘胀痛，水肿。

大叶新木姜子

Neolitsea levinei Merr.

樟科 Lauraceae

药用部分 / **根、树皮**

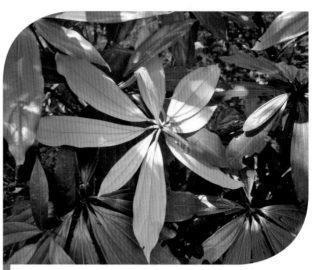

别名 | 假玉桂。

形态特征 | 常绿乔木，高达22米。小枝幼时密被黄褐色柔毛，老时毛被脱落渐稀疏。叶轮生，4～5片一轮，长圆状披针形至长圆状倒披针形或椭圆形，长15～31厘米，宽4.5～9厘米，革质，离基三出脉；叶柄密被黄褐色柔毛。伞形花序，数个生于枝侧；每一花序具花5朵；花被裂片4，黄白色。果椭圆形或球形，成熟时黑色；果梗密被柔毛，顶部略增粗。花期3—4月，果期8—10月。

分布及生境 | 分布于广东、广西、湖南、湖北、江西、福建、四川、贵州和云南。生于山地路旁、水旁及山谷密林中。

功用 | 辛、苦，温。祛风除湿。用于风湿骨痛，带下，痈肿疮毒。

毛柱铁线莲

Clematis meyeniana Walp.

毛茛科 Ranunculaceae

药用部分 / **全株**

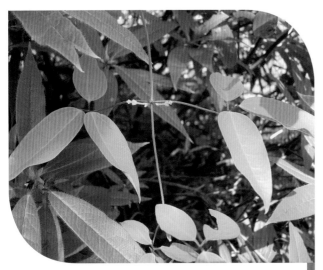

别名 | 南铁线莲。

形态特征 | 木质藤本。茎圆柱形，有纵条纹，小枝有棱。三出复叶；小叶片近革质，卵形或卵状长圆形，有时为宽卵形，长3～12厘米，宽2～7.5厘米，全缘，两面无毛。圆锥状聚伞花序多花，腋生或顶生，常比叶长或近等长；萼片4，白色，长椭圆形或披针形，顶端钝、凸尖有时微凹，长0.7～1.2厘米，外面边缘有茸毛；雄蕊无毛。瘦果镰刀状狭卵形或狭倒卵形，长约4.5毫米，有柔毛，宿存花柱长达2.5厘米。花期6—8月，果期8—10月。

分布及生境 | 分布于云南、四川、贵州、广西、广东、湖南、福建、台湾、江西、浙江；老挝、越南、日本也有。生于山坡疏林及路旁灌丛中或山谷、溪边。

功用 | 辛、咸，温，有毒。祛风除湿，活血通络。用于风寒感冒，胃痛，风湿麻木，闭经，跌打损伤。

石 龙 芮

Ranunculus sceleratus L.

毛茛科 Ranunculaceae

药用部分 / **全草**

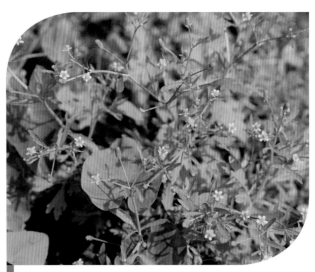

别名 | 假芹菜、水芹菜。

形态特征 | 一年生草本，高10～50厘米。基生叶多数；叶片肾状圆形，基部心形，3深裂不达基部，裂片倒卵状楔形，不等2～3裂；茎生叶多数，下部叶与基生叶相似；上部叶较小，三全裂，裂片披针形至线形，全缘，无毛，顶端钝圆，基部扩大成膜质宽鞘抱茎。聚伞花序，有多数花；花瓣5；雄蕊10多枚。聚合果长圆形；瘦果极多数，近百枚，紧密排列，倒卵球形，稍扁，无毛，喙短至近无。花果期5—8月。

分布及生境 | 我国各地均有分布；亚洲、欧洲、北美洲的亚热带至温带地区也有。生于河沟边及平原湿地。

功用 | 果实：苦，平，无毒；全草：甘，寒，有小毒。果实、根用于风湿关节炎；茎叶用于瘰疬。生药捣敷用于痈肿，蛇虫毒及牛马皮肤病。

常见药用植物图鉴

金 鱼 藻

Ceratophyllum demersum L.

金鱼藻科 Ceratophyllaceae

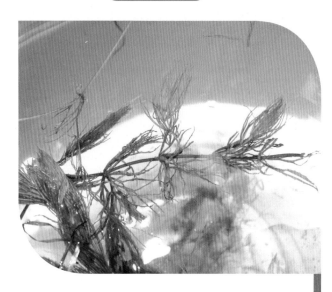

别名 | 松藻、藻、细草、软草、鱼草。

形态特征 | 多年生沉水草本。茎长40～150厘米，具分枝。叶4～12轮生，1～2次二叉状分歧，裂片丝状，或丝状条形，长1.5～2厘米，宽0.1～0.5毫米，先端带白色软骨质，边缘仅一侧有数细齿。花直径约2毫米；苞片浅绿色，透明，先端有三齿及带紫色毛；雄蕊10～16；子房卵形。坚果宽椭圆形，长4～5毫米，宽约2毫米，黑色，平滑，边缘无翅，有三刺。花期6—7月，果期8—10月。

分布及生境 | 我国广泛分布；世界均有分布。生于池塘、河沟。

功用 | 甘、淡，凉。凉血止血，清热利水。主血热吐血，咳血，热淋涩痛。

莲

Nelumbo nucifera Gaertn.

睡莲科 Nymphaeaceae

药用部分 / 叶、梗、莲房、莲心（胚芽）、莲子、莲须（雄蕊）、藕节

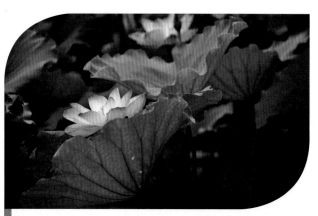

别名 | 莲花、荷花。

形态特征 | 多年生水生草本。根状茎横生，肥厚，节间膨大，内有多数纵行通气孔道，节部缢缩。叶圆形，盾状，直径25～90厘米，全缘稍呈波状，上面光滑，具白粉，下面叶脉从中央射出；叶柄粗壮，圆柱形，中空，外面散生小刺。花梗和叶柄等长或稍长，散生小刺；花直径10～20厘米，芳香；花瓣红色、粉红色或白色，矩圆状椭圆形至倒卵形，由外向内渐小；花托（莲房）直径5～10厘米。坚果椭圆形或卵形，果皮革质，坚硬，熟时黑褐色。种子（莲子）卵形或椭圆形，种皮红色或白色。花期6—8月，果期8—10月。

分布及生境 | 分布于我国各地；俄罗斯、朝鲜、日本、印度、越南及亚洲南部、大洋洲也有。生于池塘或水田内。

功用 | 叶、梗：苦，平；莲房：苦、涩，温；种子：甘、涩，平；叶、梗，解暑清热，止烦渴，止泻。用于中暑，泄泻。藕节，散瘀血，止血。用于鼻出血，崩漏。莲须，益肾涩精。莲子，益肾健脾。莲心，清心火，降血压。

南天竹

Nandina domestica Thunb.

小檗科 Berberidaceae

药用部分 / 根、茎、叶、果

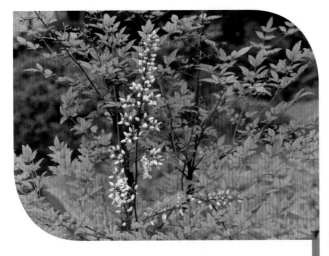

别名 | 南天竺、白天竹、天竹子、天竹、南天烛、山黄芩、钻石黄。

形态特征 | 常绿小灌木，株高约2米。老茎浅褐色，幼枝红色。叶互生，集生于茎的上部，三回羽状复叶，长30～50厘米；二至三回羽片对生；小叶椭圆形或椭圆状披针形，长2～10厘米，宽0.5～2厘米，全缘，上面深绿色，冬季变红色，两面无毛；近无柄。圆锥花序，直立，长20～35厘米；花小，白色。果柄长4～8毫米；浆果球形，直径5～8毫米，熟时鲜红色，稀橙红色。种子扁圆形。花期3—6月，果期5—11月。

分布及生境 | 分布于福建、浙江、山东、江苏、江西、安徽、湖南、湖北、广西、广东、四川、云南、贵州、陕西、河南；日本及北美洲也有。生于山地林下沟旁、路边或灌丛中。

功用 | 苦，寒，果有毒。解热镇咳，健胃强筋。根、茎用于感冒发热，结膜炎，湿热黄疸，肺热咳嗽，消化不良，急性胃肠炎，尿路感染，跌打损伤。果用于咳嗽，哮喘。

野木瓜

Stauntonia chinensis DC.

木通科 Lardizabalaceae

药用部分 / 藤、叶

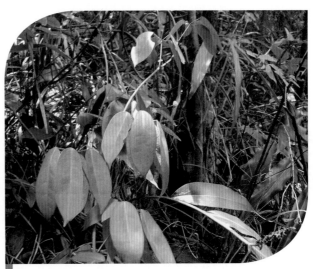

别名 | 假荔枝、鸭脚藤、七叶莲、木通七叶莲。

形态特征 | 常绿木质藤本。茎、枝无毛。叶为掌状复叶；小叶3～7，近革质，大小和形状变异很大，顶端渐尖，具长1.5～3厘米小叶柄。复总状花序，每个总状花序上具花3～4朵；花雌雄同株，同形，具异臭；萼片6，长可达1.6厘米，二轮，内轮3个较小，绿色带紫；雄花的雄蕊甚短于萼片，花丝全部合生，无蜜腺；雌花心皮3，胚珠多数，具蜜腺6，不孕雄蕊极小。果实浆果状，近球形。

分布及生境 | 分布于广东、广西、香港、湖南、贵州、云南、安徽、浙江、江西、福建；世界其他热带及温带地区也有。生于山地密林、山腰灌丛或山谷溪边疏林中。

功用 | 微苦，平。祛风除湿，通经活络，消肿止痛。用于各种神经性疼痛，腰肌劳损，关节炎。

大 血 藤

Sargentodoxa cuneata (Oliv.) Rehd. et Wils.

木通科 Lardizabalaceae

药用部分 / 根、藤

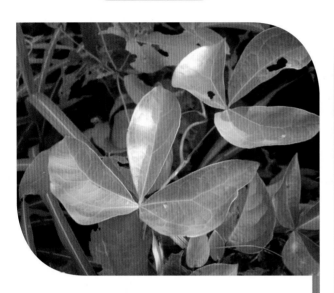

别名 | 红藤、大活血、血风藤、鸡血藤。

形态特征 | 落叶藤本。茎褐色，圆形，有条纹。三出复叶互生；叶柄长，上面有槽；中间小叶棱状卵形，长7～12厘米，宽3～7厘米，先端尖，基部楔形，全缘，有柄，两侧小叶较大，基部两侧不对称，几无柄。花单性，雌雄异株，总状花序腋生，下垂；雄花黄色，萼片6，菱状圆形，雄蕊6，花丝极短；雌花萼片、花瓣同雄花，有不育雄蕊6，子房下位，1室，胚珠1。浆果卵圆形。种子卵形，黑色，有光泽。花期3—5月，果期8—10月。

分布及生境 | 分布于陕西、四川、贵州、湖北、湖南、云南、广西、广东、海南、江西、浙江、安徽；老挝、越南也有。生于山坡灌丛、疏林和林缘等。

功用 | 苦，平。祛风湿，强筋骨，活血通络。用于贫血，风湿性关节炎，手足麻木拘挛。

木 防 己

Cocculus orbiculatus (L.) DC.

防己科 Menispermaceae

药用部分 / 根

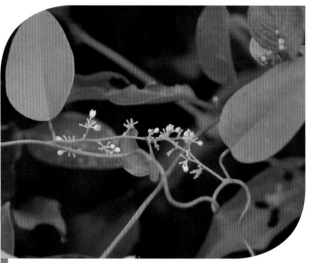

别名 | 金钥匙、百解薯、金石榄、甘榄。

形态特征 | 草质或近木质缠绕藤本。幼枝密生柔毛。叶形状多变，卵形或卵状长圆形，长3～10厘米，宽2～8厘米，全缘或微波状，有时3裂，基部圆或近截形，顶端渐尖、钝或微缺，有小短尖头，两面均有柔毛。聚伞状圆锥花序，顶生；花淡黄色，花轴有毛；雄花有雄蕊6，分离；雌花有退化雄蕊6，心皮6，离生。核果近球形，两侧扁，蓝黑色，有白粉。花果期5—10月。

分布及生境 | 分布于我国大部分地区，以长江流域中下游及其以南各地常见；亚洲东南部和东部及夏威夷群岛也有。生于灌丛、村边、林缘等处。

功用 | 苦，寒、凉，无毒。清热解毒，通经活络，祛风除湿，利水消肿，消炎止痛。用于跌打损伤，痈疮肿毒，毒蛇、毒虫咬伤，风湿性关节炎，坐骨神经痛，肢体麻痹，泌尿系结石，肾炎水肿，尿路感染，咽喉肿痛，急性肠炎。

毛叶轮环藤

Cyclea barbata Miers

防己科 Menispermaceae

药用部分 / **根**

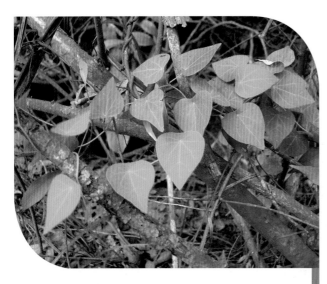

别名 | 银不换、猪肠换、毛簝箕藤。

形态特征 | 缠绕草质藤本。根似鸡肠，褐黑色。茎纤细有纵条纹，嫩枝被毛。叶盾状着生，三角状阔卵形，长4～10厘米，宽2.5～8厘米，先端渐尖，基部微缺或近截平，通常全缘，两面被柔毛，掌状脉9～10条；叶柄长1～4厘米，被倒向长柔毛。雄花序直立，密伞花序复作圆锥花序式排列，具一至二回分枝；花冠筒浅杯状。核果初被硬毛，成熟时近无毛，骨质的内果皮背部两侧各有2行疣状小突起。

分布及生境 | 分布于海南、广东；印度、缅甸、泰国、越南、老挝、柬埔寨和印度尼西亚也有。缠绕于林中、林缘和村边的灌木上。

功用 | 苦，寒，有小毒。解毒，健胃，止痛，散瘀。用于感冒发热，疟疾，胃痛，腹痛，牙痛，咽喉炎，蛇咬伤，跌打损伤。

粉叶轮环藤

Cyclea hypoglauca (Schauer) Diels

防己科 Menispermaceae

药用部分 / **全株**

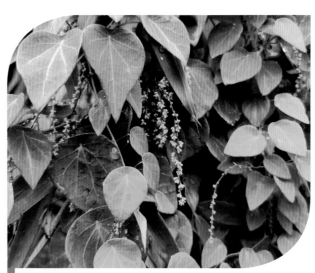

别名 | 金线风、粉背轮环藤、山豆根、青藤仔、百解藤。

形态特征 | 藤本。老茎木质，小枝纤细，除叶腋有簇毛外无毛。叶互生，纸质，阔卵状三角形至卵形，长2.5～7厘米，宽1.5～4.5厘米或稍过之，边全缘而稍反卷，两面无毛或下面被稀疏而长的白毛；掌状脉5～7条，网脉不很明显；叶柄纤细，通常明显盾状着生。花序腋生，雄花序为间断的穗状花序状；雌花序较粗壮，总状花序状。核果红色，无毛；果核背部中肋两侧各有3列小瘤状突起，或有时围绕胎座迹的一列不明显。

分布及生境 | 分布于湖南、江西、福建、云南、广西、广东、海南；越南也有。生于林缘和山地灌丛。

功用 | 苦，寒，无毒。清热解毒，利咽止痛，祛风利水。用于喉痛，腹痛，感冒发热，痢疾，牙痛，石淋，小便不利，大便秘结，痈疮，蛇毒。

苍白秤钩风

Diploclisia glaucescens (Bl.) Diels

防己科 Menispermaceae

药用部分 / **藤茎**

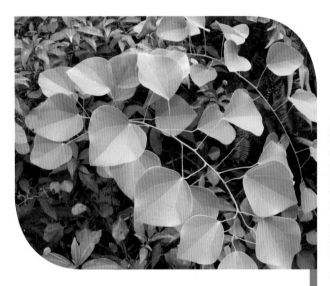

别名 | 穿墙风。

形态特征 | 木质大藤本，茎长达20米或更长。叶互生，叶柄自基生至明显盾状着生，叶片菱状阔卵形至阔卵形，长3.5～6厘米，宽4～6.5厘米，厚革质，下面常有白霜。圆锥花序狭而长，常几个至多个簇生于老茎和老枝上，多少下垂，长10～30厘米或更长；花淡黄色，微香。核果黄红色，长圆状狭倒卵圆形，下部微弯，长1.3～3厘米。花期4月，果期8月。

分布及生境 | 分布于云南南部至东南部，广西西北部、西部至南部，广东东部、南部，海南等地区；亚洲各热带地区，南至伊里安岛也有。生于林中。

功用 | 微苦，寒。清热解毒，祛湿。用于毒蛇咬伤，风湿骨痛，尿路感染。

夜 花 藤

Hypserpa nitida Miers

防己科 Menispermaceae

药用部分 / **全株**

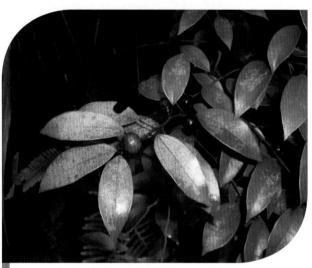

别名 | 夜香藤、青藤。

形态特征 | 常绿木质藤本。枝有多数细条纹。叶互生，近革质，卵状椭圆形、椭圆形或长椭圆形，先端急尖，基部钝，长5～8厘米，宽3～5厘米，全缘或呈微波状，基出脉3条；叶柄长5～12毫米。花单性，雌雄异株；雄花序成腋生聚伞花序，由3～5朵花组成；雄花黄色；雌花序通常退化，仅具1花，无退化雄蕊，心皮2。果序仅具1个核果，核果近球形。花果期夏季。

分布及生境 | 分布于云南、广西、广东、海南、福建；斯里兰卡、印度尼西亚、菲律宾及中南半岛、马来半岛也有。生于林中或林缘。

功用 | 微苦，凉。凉血止血，消炎利尿。用于咳血，吐血，外伤出血。

金线吊乌龟

Stephania cephalantha Hayata

防己科 Menispermaceae

药用部分 / **块根**

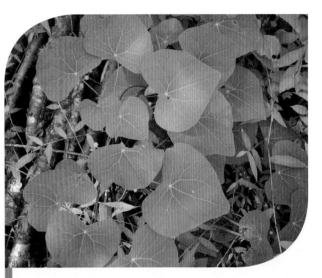

别名 │ 白药子、头花千金藤、独脚乌桕、盘花地不容。

形态特征 │ 草质落叶无毛藤本，通常高1~2米或过之。块根团块状或近圆锥状，有时不规则，褐色，生有许多凸起的皮孔。叶纸质，三角状扁圆形至近圆形，顶端具小凸尖，基部圆或近截平，边全缘或多少浅波状；掌状脉7~9条；叶柄纤细。雌雄花序同形，均为头状花序。核果阔倒卵圆形，成熟时红色。花期4—5月，果期6—7月。

分布及生境 │ 分布于陕西、浙江、江苏、台湾、四川、贵州、广西、广东。生于村边、旷野、林缘等土层深厚肥沃的地方（块根常入土很深）、石灰岩地区的石缝或石砾中。

功用 │ 苦、辛，寒。清热解毒，消炎拔毒，止痛，祛风，化痰，利水。用于高热胸臆，急性肝炎，黄疸，肾炎水肿，疟疾，急性细菌性痢疾，急性胃肠炎，腹痛，风湿疼痛，腰肌劳损，肺结核，毒蛇咬伤，囊痈，蛇头指，一切无名肿毒。

细 圆 藤

Pericampylus glaucus (Lam.) Merr.

防己科 Menispermaceae

药用部分 / **全株**

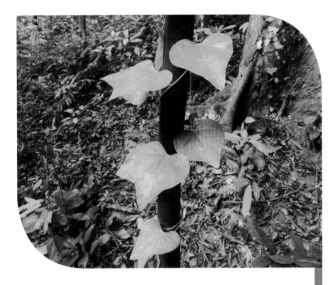

别名 │ 小广藤。

形态特征 │ 木质藤本，长10余米或更长。小枝通常被灰黄色茸毛，有条纹，老枝无毛。叶互生，纸质至薄革质，三角状卵形至三角状近圆形，很少卵状椭圆形，长3.5~8厘米，很少超过10厘米，顶端钝或圆，基部近截平至心形，很少阔楔尖，边缘有圆齿或近全缘；掌状脉5条，很少3条；通常生叶片基部，极少稍盾状着生。聚伞花序伞房状。核果红色或紫色，果核径5~6毫米。花期4—6月，果期9—10月。

分布及生境 │ 分布于长江流域以南各地，以广东、广西和云南常见；亚洲东南部也有。生于林中、林缘和灌丛中。

功用 │ 苦、辛，凉。通经络，除风湿，镇痛。用于风湿麻木，小儿惊风，破伤风，跌打损伤。

粪箕笃

Stephania longa Lour.

防己科 Menispermaceae

药用部分 / 全株

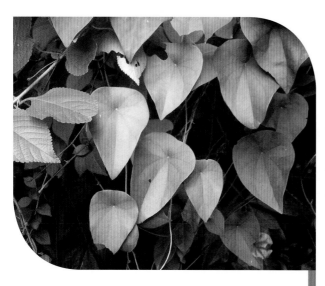

别名 犁壁藤、七厘藤、簸笃藤。

形态特征 多年生缠绕草本。茎柔弱，有纵行线条。叶纸质或膜质，三角状卵形，长3~9厘米，宽2~6厘米，上面绿色，下面淡绿或粉绿色，主脉约10条，由叶柄着生处向四周放射，在叶背略凸起；叶柄盾状着生，长3~5厘米。花小，雌雄异株，假伞形花序。核果红色，干后扁平，马蹄形，长约6毫米，宽4~5毫米。花期6—8月。

分布及生境 分布于云南、广西、广东、海南、福建、台湾。生于山地、疏林中干燥处，常缠绕于灌木上。

功用 微苦、涩，平。祛风通络，化积，利尿，消胀，拔毒消肿。用于肾盂肾炎，疳积腹痛，疔肿，深肌脓肿，风湿性关节炎，腰扭挫伤，坐骨神经痛。

石蝉草

Peperomia blanda (Jacquin) Kunth

胡椒科 Piperaceae

药用部分 / 全草

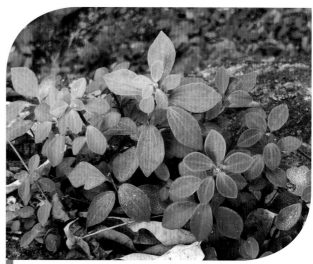

别名 火伤叶、散血胆、豆瓣七、散血丹。

形态特征 一年生草本，高10~30厘米。茎肉质，粗3~4毫米，通常有毛，下部常伏地并生有不定根。叶对生或3~4片轮生，膜质或薄纸质，菱状椭圆形或倒卵形，长1.5~4厘米，宽1~2厘米，通常两面生有短柔毛，侧脉不甚明显；叶柄长5~10毫米，密生柔毛。穗状花序，顶生或腋生，单条或2~3条聚生。浆果球形，直径约0.6毫米，顶端稍尖。花期4—7月及10—12月。

分布及生境 分布于云南、广西、广东、福建、台湾；印度、马来西亚也有。常生于山谷、溪边或林下的石缝内。

功用 甘、辛，凉。清热解毒，化瘀散结，利水消肿。用于肺热咳喘，麻疹，疮毒，癌肿，烧烫伤，跌打损伤，肾炎水肿。

草 胡 椒

Peperomia pellucida (L.) Kunth

胡椒科 Piperaceae

药用部分 / **全草**

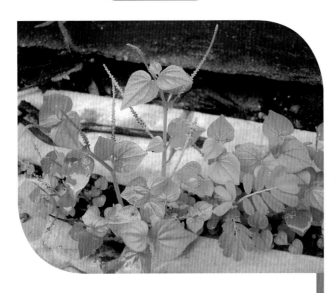

别名 | 透明草。

形态特征 | 一年生肉质草本，高20～40厘米。叶互生，膜质，半透明，阔卵形或卵状三角形，长和宽近相等，1～3.5厘米，顶端短尖或钝，基部心形，两面均无毛；叶脉5～7条，基出，网状脉不明显；叶柄长1～2厘米。穗状花序，顶生和与叶对生，细弱，长2～6厘米，其与花序轴均无毛。浆果球形，顶端尖，直径约0.5毫米。花期4—7月。

分布及生境 | 分布于福建、广东、广西、云南；世界各热带地区均有。生于林下湿地、石缝中或宅舍墙脚下。

功用 | 辛、苦，凉。散瘀止痛，清热解毒。用于痈肿疮毒，烧烫伤，跌打损伤，外伤出血。

山 蒟

Piper hancei Maxim.

胡椒科 Piperaceae

药用部分 / **全株**

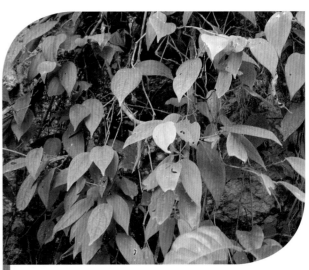

别名 | 蒟酱、石楠藤、酒饼藤。

形态特征 | 攀缘藤本，长达数米。茎枝具膨大的节，幼枝被短柔毛。叶互生，纸质，卵形至卵状披针形。长5～11厘米，宽2～6厘米，顶端短渐尖，基部浅心形，两侧不等；叶脉5～7条，最上一对互生，离基1.5～3厘米从中脉发出，余者均自基出；叶柄长5～10毫米，密被短柔毛。雌雄异株，密聚成与叶对生的穗状花序。浆果球形，直径约2毫米。花期3—8月。

分布及生境 | 分布于浙江、福建、江西、湖南、广东、广西、贵州和云南。生于山地溪涧边、密林或疏林中，攀缘于树上或石上。

功用 | 辛，温。祛风湿，强腰膝。用于风湿痛，风寒骨痛，腰膝无力，四肢肌肉萎缩，咳嗽气喘。

假 蒟

Piper sarmentosum Roxb.

胡椒科 Piperaceae

药用部分 / **根、果穗、全株**

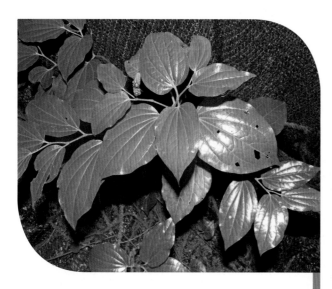

别名 | 蛤蒟、蒌叶、蛤蒌。

形态特征 | 亚灌木。叶互生，近膜质，阔卵形或近圆形，长6～12厘米，先端短渐尖，基部截头形或阔心形，5～7脉，上面一对脉几达头部和中脉汇合；叶柄长1～3厘米。雄花序长约2.5厘米；雌花序长6～8毫米，或于结果时长10～20毫米，花序柄长8～25毫米。浆果近球形，具4角棱，直径2.5～3厘米，下部嵌生于序轴中。花期夏、秋季，果期秋、冬季。

分布及生境 | 分布于福建、广东、广西、云南、贵州和西藏；印度、越南、马来西亚、菲律宾、印度尼西亚、巴布亚新几内亚也有。生于林下或村旁湿地上。

功用 | 辛，温。化湿消肿，行气通窍，消滞化痰。用于水肿，风湿性关节炎，疝气痛，风寒咳嗽。腹痛腹胀，捣烂，加米粉在锅上煎成饼状，隔布热敷肚脐。冻疮，适量捣敷。

蕺 菜

Houttuynia cordata Thunb.

三白草科 Saururaceae

药用部分 / **全草**

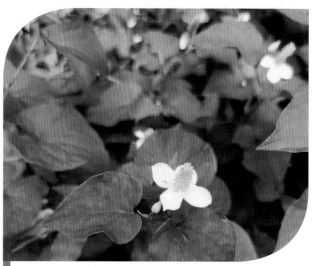

别名 | 鱼腥草、佛耳草、狗贴耳。

形态特征 | 多年生草本，高30～60厘米。全株有鱼腥气味。叶互生，心形或阔卵形，长3～8厘米，宽4～6厘米，先端渐尖，全缘，有细腺点，脉上稍被柔毛，下面紫红色；叶柄长3～5厘米；托叶条形，下半部与叶柄合生成鞘状。穗状花序，生于茎顶，与叶对生，基部有白色花瓣状苞片4；花小，无花被。蒴果卵圆形，顶端开裂。花期5—8月，果期7—10月。

分布及生境 | 分布于我国中部、东南至西南部；亚洲东部和东南部也有。生于沟边、溪边或林下湿地上。

功用 | 辛，凉，气腥。清热解毒。用于肺脓疡，大叶性肺炎，结膜炎，疳积，百日咳，痢疾，疥疮。

三 白 草

Saururus chinensis (Lour.) Baill.

三白草科 Saururaceae

药用部分 / **根茎、全草**

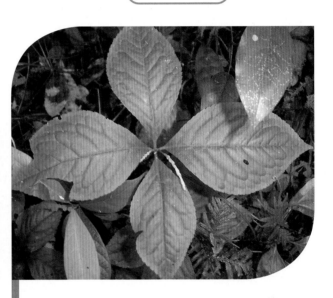

别名 | 三叶白、塘边藕、水槟榔、水藕。

形态特征 | 多年生草本，高30～90厘米。单叶互生；叶柄长2～3厘米，基部抱茎；叶片卵形或卵状披针形，长6～14厘米，宽3～7厘米，先端尖或渐尖，基部心形略呈耳状，全缘或近全缘，基出5脉；茎端花序下的叶2片或3片，常于夏初变为白色。总状花序，生在茎上端，与叶对生，长达14厘米。蒴果成熟后顶端开裂。种子圆形。花期5—8月，果期6—9月。

分布及生境 | 分布于河北、山东、河南和长江流域及其以南各地；日本、菲律宾、越南等也有。生于低湿沟边，塘边或溪旁。

功用 | 甘、淡，微凉。清热，解毒利尿。用于风湿性关节炎，肾炎水肿，膀胱炎，尿道炎，泌尿系结石，带下，痈肿疮疖，湿疹。

宽叶金粟兰

Chloranthus henryi Hemsl.

金粟兰科 Chloranthaceae

药用部分 / **全草**

别名 | 大叶及己、长梗金粟兰、四块瓦。

形态特征 | 多年生草本，高可达50厘米。单叶轮生于茎端，通常4，叶片倒广卵形或长卵圆形，长10～17厘米，宽约8厘米，先端渐尖，钝头，边缘具圆齿，齿端芒尖，基部渐狭，呈阔楔形，两面光滑，背面叶脉被有白色柔毛；无柄或近于无柄。穗状花序，通常2枝，直出枝顶，长12厘米，花两性及单性，小，白色。核果卵球形或球形，先端具尖状突起，外果皮肉质，果长约3.5毫米，宽约2毫米。花期4月。

分布及生境 | 分布于陕西、甘肃、安徽、浙江、福建、江西、湖南、湖北、广东、广西、贵州、四川。生于山坡林下阴湿地或路边灌丛中。

功用 | 辛，温，有毒。祛风镇痛，消肿解毒。用于腹痛，牙痛，风湿性关节炎，毒蛇咬伤。

草 珊 瑚

Sarcandra glabra (Thunb.) Nakai

金粟兰科 Chloranthaceae

药用部分 / **全草**

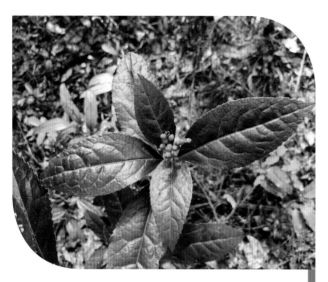

别名 | 鸡爪兰、驳骨兰、九节茶、肿风茶。

形态特征 | 常绿半灌木，高50～120厘米；茎与枝均有膨大的节。叶革质，椭圆形、卵形至卵状披针形，长6～17厘米，宽2～6厘米，顶端渐尖，基部尖或楔形，边缘具粗锐锯齿，齿尖有一腺体，两面均无毛；叶柄长0.5～1.5厘米，基部合生成鞘状；托叶钻形。穗状花序，顶生，通常分枝，圆锥花序状。核果球形，直径3～4毫米，熟时亮红色。花期6—7月，果期8—10月。

分布及生境 | 分布于安徽、浙江、江西、福建、台湾、广东、广西、湖北、湖南、四川、贵州和云南；朝鲜、日本、马来西亚、菲律宾、越南、柬埔寨、印度、斯里兰卡也有。生于山坡、沟谷林下阴湿处。

功用 | 微苦，平。祛风通络，散结消肿，止痛接骨。用于跌打损伤，骨折，风湿性关节炎，腰腿痛，毒蛇咬伤。

碎 米 荠

Cardamine hirsuta L.

十字花科 Cruciferae

药用部分 / **全草**

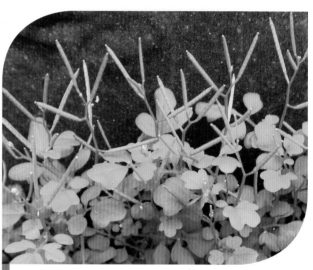

别名 | 雀儿菜、野养菜、米花香荠菜。

形态特征 | 一年生草本，高15～35厘米。基生叶具叶柄，有小叶2～5对，顶生小叶肾形或肾圆形，边缘有3～5圆齿，小叶柄明显，侧生小叶卵形或圆形，较顶生的形小，基部楔形而两侧稍歪斜，边缘有2～3圆齿，有或无小叶柄；茎生叶具短柄，有小叶3～6对；全部小叶两面稍有毛。总状花序，生于枝顶，花小。长角果线形，稍扁，无毛；果梗纤细。种子椭圆形，顶端有的具明显的翅。花期2—4月，果期4—6月。

分布及生境 | 我国分布几遍各地；亦广布于世界温带地区。生于山坡、路旁、荒地及耕地的草丛中。

功用 | 甘、淡，凉。清热利湿，收敛止带，止痢。用于尿道炎，膀胱炎，带下，痢疾，疔疮。

萝　卜

Raphanus sativus L.

十字花科 Cruciferae

药用部分 / 种子（莱菔了）及全株

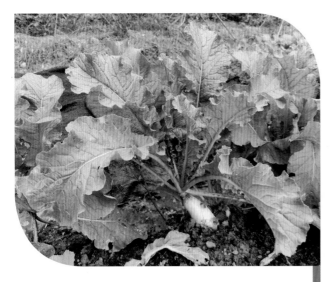

别名 ｜ 莱菔。

形态特征 ｜ 草本，高20～100厘米。直根肉质，长圆形、球形或圆锥形，外皮绿色、白色或红色。基生叶和下部茎生叶大头羽状半裂，长8～30厘米，宽3～5厘米，顶裂片卵形，侧裂片4～6对，长圆形，有钝齿，疏生粗毛，上部叶长圆形，有锯齿或近全缘。总状花序，顶生及腋生；花白色或粉红色，直径1.5～2厘米。长角果圆柱形，长3～6厘米，宽10～12毫米，在相当种子间处缢缩。花期4～5月，果期5—6月。

分布及生境 ｜ 我国各地均有栽培。

功用 ｜ 辛、甘、平。下气，定喘，消食，化痰。用于痰嗽痰喘，胸闷腹胀，消化不良，气滞作痛，下痢，疟疾。鲜根（莱菔）、老根（地骷髅）、叶（萝卜缨）亦供药用。

蔊　菜

Rorippa indica (L.) Hiern

十字花科 Cruciferae

药用部分 / 全草

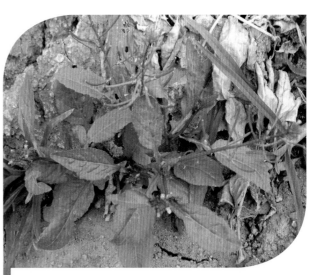

别名 ｜ 塘葛菜、野油菜、骨菜、绿豆草、田葛菜。

形态特征 ｜ 一年或二年生直立草本。叶互生，基生叶及茎下部叶具长柄，叶形多变化，通常大头羽状分裂，长4～10厘米，宽1.5～2.5厘米，顶端裂片大，卵状披针形，边缘具不整齐疏齿，侧裂片1～5对；茎上部叶片宽披针形或匙形，边缘具疏齿，具短柄或基部耳状抱茎。总状花序，顶生或侧生，花小，多数，花瓣黄色。长角果线状圆柱形，短而粗，直立或稍内弯。花期4—6月，果期6—8月。

分布及生境 ｜ 分布于山东、河南、江苏、浙江、福建、台湾、湖南、江西、广东、陕西、甘肃、四川、云南；日本、朝鲜、菲律宾、印度尼西亚、印度也有。生于路旁、田边、园圃、河边、屋边墙脚及山坡路旁等较潮湿处。

功用 ｜ 甘、淡，凉。清热利尿，凉血解毒。用于感冒，湿火骨痛，肺热咳嗽，咳血，咽喉炎，失音，小便不利。

如 意 草

Viola arcuata Bl.

堇菜科 Violaceae

药用部分 / **全草**

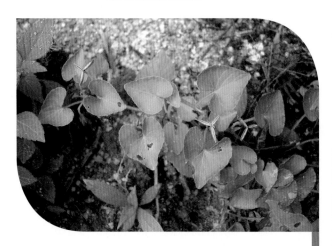

别名 | 堇菜、消毒药、箭头草、罐嘴菜、小犁头草、地黄瓜。

形态特征 | 多年生草本，高7～15厘米。叶丛生，叶柄长3～10厘米，托叶膜质，线状披针形，基部附属于叶柄，叶片长椭圆形，边缘具圆齿。花腋生，直径约1.5厘米，花梗长4～10厘米，中部有线形小苞片2；萼片5，披针形，萼下具圆形附属物；花瓣5，倒卵状椭圆形。蒴果椭圆形，长约1厘米，分裂为三果瓣，各瓣具棱沟。种子卵圆形，棕黄色，光滑。花期3—4月，果期5—8月。

分布及生境 | 分布于吉林、辽宁、河北、陕西、甘肃、江苏、安徽、浙江、江西、福建、台湾、河南、湖北、湖南、广东、广西、四川、贵州、云南；朝鲜、日本、蒙古、俄罗斯也有。生于湿草地、山坡草丛、灌丛、杂木林林缘、田野、宅旁等处。

功用 | 清热解毒，止咳，止血，用于肺热咯血，扁桃体炎，结膜炎，腹泻，疮疖肿毒，外伤出血，蝮蛇咬伤。

华 南 远 志

Polygala chinensis L.

远志科 Polygalaceae

药用部分 / **全草**

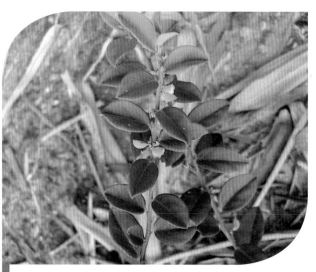

别名 | 金不换、大金不换、紫背金牛、多年红、韩信草、金牛草。

形态特征 | 一年生直立草本，高10～40厘米。叶互生，线状矩圆形至矩圆状披针形，有时卵圆形，长1～6厘米，先端短尖，基部圆或楔形，全缘。总状花序，腋生或腋外生，具花数朵；花淡黄色。蒴果近倒心形，长约4毫米，具睫毛。种子被绢毛。花期秋季。

分布及生境 | 分布于福建、广东、海南、广西、云南；印度、越南、菲律宾也有。生于山坡草地或灌丛中。

功用 | 辛、甘，平。清热解毒，祛痰止咳，活血散瘀。用于咳嗽胸痛，咽炎，支气管炎，肺结核，百日咳，肝炎，小儿麻痹后遗症，痈疽，疔肿，跌打损伤，毒蛇咬伤。

虎 耳 草

Saxifraga stolonifera Curt.

虎耳草科 Saxifragaceae

药用部分 / **全草**

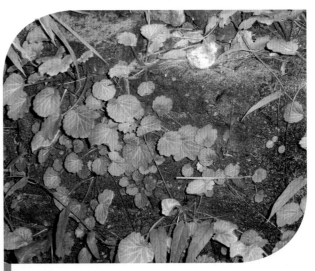

落 地 生 根

Bryophyllum pinnatum (L. f.) Oken

景天科 Crassulaceae

药用部分 / **全草**

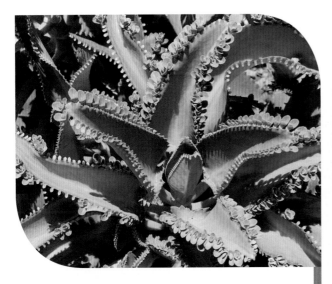

别名 | 老虎耳、狮耳草、金丝芙蓉、金笑梅、金线吊芙蓉。

别名 | 叶落地跟、落地青、脚目草、水膏药。

形态特征 | 多年生草本，高40～150厘米。羽状复叶，长10～30厘米，小叶长圆形至椭圆形，长6～8厘米，宽3～5厘米，先端钝，边缘有圆齿，圆齿底部容易生芽，芽长大后落地即成一新植物；小叶柄长2～4厘米。圆锥花序，顶生，长10～40厘米；花冠高脚碟形，裂片淡红色或紫红色；雄蕊8。蓇葖果包在花萼及花冠内。种子小，有条纹。花期1—3月。

形态特征 | 多年生草本，高8～45厘米。鞭匐枝细长，密被卷曲长腺毛，具鳞片状叶。茎被长腺毛，具1～4枚苞片状叶。基生叶具长柄，叶片近心形、肾形至扁圆形，先端钝或急尖，基部近截形、圆形至心形，5～11浅裂（有时不明显），背面通常红紫色；茎生叶披针形。聚伞花序圆锥状；花瓣白色，中上部具紫红色斑点，基部具黄色斑点。花果期4—11月。

分布及生境 | 分布于云南、广西、广东、福建、台湾；非洲也有。

分布及生境 | 分布于河北、陕西、甘肃、江苏、安徽、浙江、江西、福建、台湾、河南、湖北、湖南、广东、广西、四川、贵州、云南；朝鲜、日本也有。生于林下、灌丛、草甸和阴湿岩隙。

功用 | 淡、微苦，寒，滑。凉血散瘀，拔毒生肌。用于无名肿毒，疮疖，丹毒，蛇头指，烫火伤。均用鲜草捣敷。

功用 | 微苦、辛，寒，有小毒。凉血止血，解毒消炎。外用于外伤出血，疖疮脓肿，急、慢性中耳炎，痔疮。

惠州 常见药用植物图鉴

锦 地 罗

Drosera burmanni Vahl

茅膏菜科 Droseraceae

药用部分 / **全草**

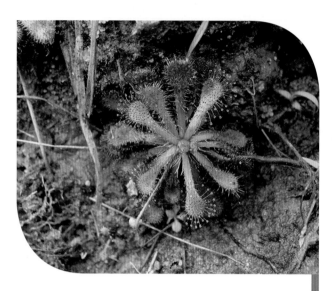

别名 | 落地金钱、钉地金钱、癣草。

形态特征 | 多年生草本。叶基生，旋叠状排列，层层重叠如铜钱；叶片倒卵状匙形，长6～10毫米，宽约6毫米，前部边缘有红色腺毛，基部渐狭而成柄；托叶膜质。花茎1～3枚，自叶丛抽出，高6～22厘米；总状花序；小花花萼钟形；花瓣5，白色；雄蕊5；子房近球形，花柱有流苏状柱头。蒴果背裂，种子多数。花期5月。

分布及生境 | 分布于云南、广西、广东、福建、台湾；亚洲、非洲和大洋洲的热带和亚热带地区也有。生于平地、山坡、山谷和山顶的向阳处或疏林，常见于雨季。

功用 | 甘、微苦，平，无毒。清热祛湿，凉血止痢，散瘀结。用于肠炎，细菌性痢疾，疳积，肺热咳嗽，传染性肝炎，肺伤吐血，瘰疬，血淋，红癣。

繁 缕

Stellaria media (L.) Villars

石竹科 Caryophyllaceae

药用部分 / **全草**

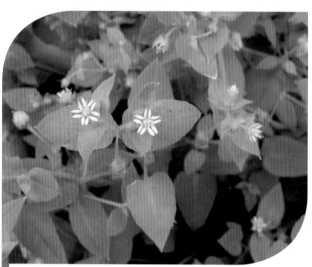

别名 | 鹅肠菜、滋草、鸡肠草。

形态特征 | 一年生草本，长15～60厘米。茎质柔软，绿色，圆柱形，下部节上生根。叶对生，卵形、椭圆形或披针形，长0.5～2.5厘米，宽0.5～1.8厘米。聚伞花序，腋生或顶生，上开多数小花；萼片5，绿色；花瓣5，白色。蒴果卵形，微长于宿萼，熟时先端5瓣裂。种子黑褐色，圆形，表面有钝瘤。花期由春季到秋季。

分布及生境 | 分布于我国各地（仅新疆、黑龙江未见记录）；世界各地广布。

功用 | 甘、微酸，微寒，无毒。解热，利尿，催生，催乳，祛瘀活血，消肿，解毒。用于跌打损伤，产后腹中块痛，淋病，赤白痢，阑尾炎，疮肿。

粟 米 草

Trigastrotheca stricta (L.) Thulin

粟米草科 Molluginaceae

药用部分 / **全草**

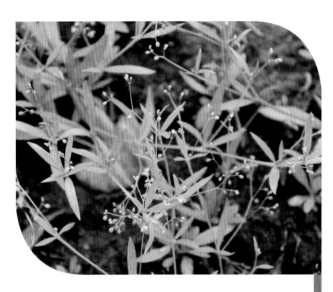

别名 | 四月飞、瓜仔草、瓜疮草。

形态特征 | 一年生草本，高10～30厘米。茎纤细，多分枝，有棱角，老茎通常淡红褐色。叶3～5片假轮生或对生，叶片披针形或线状披针形，长1.5～4厘米，宽2～7毫米，全缘；叶柄短或近无柄。花极小，组成疏松聚伞花序，花序梗细长，顶生或与叶对生。蒴果近球形，与宿存花被等长，3瓣裂。种子多数，肾形，栗色，具多数颗粒状突起。花期6—8月，果期8—10月。

分布及生境 | 分布于秦岭、黄河以南，东南至西南各地；亚洲热带和亚热带地区也有。生于空旷荒地、农田和海岸沙地。

功用 | 淡、微涩，平。清热解毒，化痰，消肿。用于口腔感染，无名肿毒，感冒咳嗽。

马 齿 苋

Portulaca oleracea L.

马齿苋科 Portulacaceae

药用部分 / **全草**

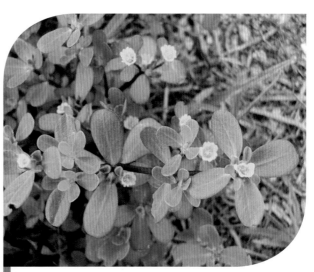

别名 | 瓜子菜、五方草、红猪母菜、老鼠耳。

形态特征 | 一年生草本，长可达35厘米。茎下部匍匐，四散分枝，上部略能直立或斜上，肥厚多汁，绿色或淡紫色，全体光滑无毛。单叶互生或近对生；叶片肉质肥厚，长方形或匙形，或倒卵形，先端圆，稍凹下或平截，基部宽楔形，形似马齿，故名"马齿苋"。夏季开黄色小花。蒴果圆锥形，自腰部横裂为帽盖状，内有多数黑色扁圆形细小种子。

分布及生境 | 分布于我国各地；广布于世界温带和热带地区。生于菜园、农田、路旁，为田间常见杂草。

功用 | 微酸，凉。凉血解毒，清大肠湿热。用于阿米巴痢疾，细菌性痢疾，肠炎，急性阑尾炎，肝炎，便秘，痔疮出血，钩虫病，痈疮肿毒。

大花马齿苋

Portulaca grandiflora Hook.

马齿苋科 Portulacaceae

药用部分 / **全草**

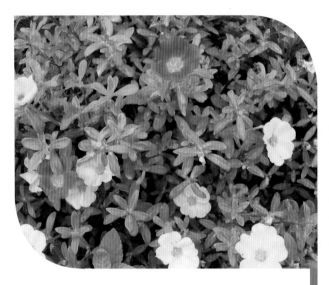

别名｜半支莲、松叶牡丹、金丝杜鹃、午时花、乞食草、六月雪、肩烂草。

形态特征｜一年生肉质草本。茎匍匐或斜升，赤色或绿色，多分枝，高10～15厘米。叶散生或略集生，线形、近圆柱状，长约2厘米，先端钝，基部有长白毛。花单一，顶生，径达4厘米，上午开放，下午闭合；花萼片2；花瓣单瓣者5，重瓣者多数，色黄、红、白或紫，先端微凹；雄蕊多数；子房1室。蒴果环裂。种子细小，棕黑色。花期6—7月。

分布及生境｜原产巴西。分布于我国南北各地。

功用｜淡、微辛，平，无毒。散气去积，止痛，拔毒消肿。用于跌打损伤，肩头烂疮，皮肤疮疖肿毒，皮肤刀伤，小儿头面生疖，或烫伤，喉炎。孕妇忌服。

土 人 参

Talinum paniculatum (Jacq.) Gaertn.

马齿苋科 Portulacaceae

药用部分 / **全草**

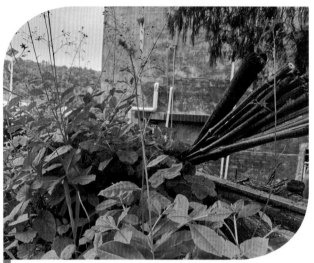

别名｜土高丽参、飞来参。

形态特征｜一年生草本，高达60厘米，肉质。茎直立，分枝，绿色，基部稍带木质。叶互生，倒卵形或倒卵状长椭圆形，长5～7厘米，宽2.5～3.5厘米，先端略凹陷而有细凸头，基部渐狭成短柄，全缘。圆锥花序，顶生或侧生，多呈二歧分枝；花瓣5，淡紫红色；雄蕊10余枚；子房上位，胚珠多数。蒴果近球形，熟时3瓣裂；种子多数，黑色。花期6—7月，果期9—10月。

分布及生境｜原产美洲热带地区。分布于我国中部和南部。

功用｜根：甘淡，平。健脾润肺，益气生津。叶：凉血拔毒。根：用于脾虚泄泻，肺热久咳，咯血，潮热盗汗，月经不调。叶：用于疔疮肿痛，捣烂外敷。

金 线 草

Persicaria filiformis (Thunb.) Nakai

蓼科 Polygonaceae

药用部分 / **根、叶**

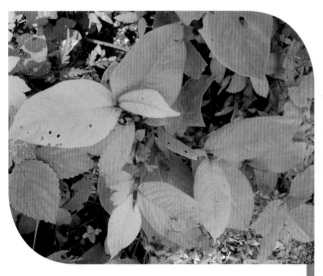

别名 | 毛蓼、九龙盘。

形态特征 | 多年生草本，高50～80厘米。茎具糙伏毛，有纵沟，节部膨大。叶椭圆形或长椭圆形，长6～15厘米，宽4～8厘米，顶端短渐尖或急尖，基部楔形，全缘，两面均具糙伏毛；叶柄长1～1.5厘米，具糙伏毛；托叶鞘筒状，膜质。总状花序呈穗状，通常数个，顶生或腋生，花序轴延伸，花排列稀疏。瘦果卵形，双凸镜状。花期7—8月，果期9—10月。

分布及生境 | 分布于华东、华中、华南及西南等地区；朝鲜、日本、越南也有。生于山坡林缘、山谷路旁。

功用 | 微苦、辛，温，无毒。行气活血，止痢。用于心气胃痛，月经不调，痢疾。孕妇慎服。

水 蓼

Persicaria hydropiper (L.) Spach

蓼科 Polygonaceae

药用部分 / **全草**

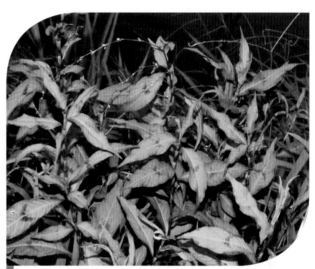

别名 | 辣蓼、水辣蓼、马了缴。

形态特征 | 一年生草本，高20～80厘米。茎红紫色，无毛，节常膨大，且具须根。叶互生，披针形或椭圆状披针形，长4～9厘米，宽5～15毫米；托鞘膜质，筒状，有短缘毛；叶柄短。穗状花序，腋生或顶生，细弱下垂，下部的花间断不连；花被4～5裂，淡绿色或淡红色。瘦果卵形，扁平，少有3棱，包在宿存的花被内。花期7—8月。

分布及生境 | 分布于我国南北各地区；朝鲜、日本、印度尼西亚、印度及欧洲、北美洲也有。生于河滩、水沟边、山谷湿地。

功用 | 辛，平。除湿治痢，散瘀消炎，杀虫止痒。用于痢疾，肠炎，跌打肿痛，皮癣，皮炎，湿疹。

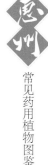

扛 板 归

Persicaria perfoliata (L.) H. Gross

蓼科 Polygonaceae

药用部分 / **全草**

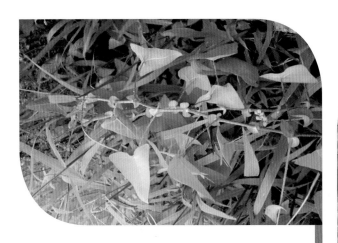

别名 | 贯叶蓼、蛇倒退、河白草、老虎脷。

形态特征 | 一年生草本。茎攀缘，多分枝，长1～2米，具纵棱，沿棱具稀疏的倒生皮刺。叶三角形，长3～7厘米，宽2～5厘米，基部截形或微心形，薄纸质，上面无毛，下面沿叶脉疏生皮刺；叶柄与叶片近等长，具倒生皮刺，盾状着生于叶片的近基部；托叶鞘叶状，圆形或近圆形，穿叶，直径1.5～3厘米。总状花序呈短穗状；花被白色或淡红色，果时增大，呈肉质，深蓝色。瘦果球形，直径3～4毫米，包于宿存花被内。花期6—8月，果期7—10月。

分布及生境 | 分布于黑龙江、吉林、辽宁、河北、山东、河南、陕西、甘肃、江苏、浙江、安徽、江西、湖南、湖北、四川、贵州、福建、台湾、广东、广西、海南、云南；朝鲜、日本、印度尼西亚、菲律宾、印度及俄罗斯也有。生于田边、路旁、山谷湿地。

功用 | 酸，凉。清热解毒，利水去湿。用于感冒，肺热咳嗽，大肠湿热泄泻，小便淋浊，天疱疮，皮肤湿毒，痔疮，毒蛇咬伤。

何 首 乌

Pleuropterus multiflorus (Thunb.) Nakai

蓼科 Polygonaceae

药用部分 / **块根、藤茎、叶**

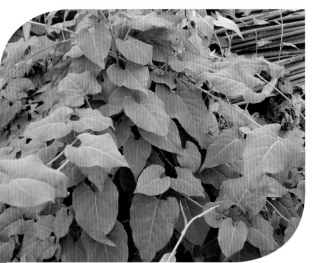

别名 | 夜交蓼。

形态特征 | 多年生缠绕草本，无毛。根细长，顶端有膨大的长椭圆形、肉质块根，皮黑色或黑紫色。茎长3～4米，中空，基部木质化。叶片卵形，长5～7厘米，宽3～5厘米，顶端渐尖，基部心形，两面无毛；托叶鞘短筒状。花序圆锥状，长约10厘米，大而开展；花小，白色，花被5深裂。瘦果椭圆形，有3棱，黑色，平滑。花期8—10月，果期10—11月。

分布及生境 | 分布于陕西、甘肃、安徽、河南、湖北、湖南、广东、广西、四川、云南、贵州等；日本也有。生于山谷灌丛、山坡林下、沟边石隙。

功用 | 苦、甘、涩，温。藤茎：宁心神，通经络，除痹痛。块根：补肝肾，敛精气，壮筋骨，养血乌发。叶：煎水洗浴治疥疮作痒。

火 炭 母

Polygonum chinense L.

蓼科 Polygonaceae

药用部分 / **全草**

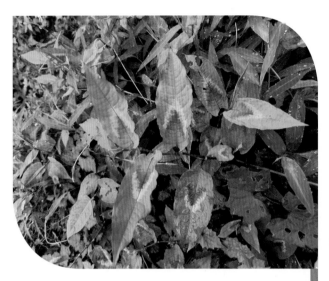

别名 │ 赤地利、五毒草、白饭草、毛甘蔗。

形态特征 │ 多年生草本，长达1米。叶互生，有柄，叶柄基部两侧常各有一耳垂形的小裂片，垂片通常早落；托叶鞘通常膜质，斜截形；叶片卵形或长圆状卵形，长5～10厘米，宽3～6厘米，全缘，下面有褐色小点。头状花序排成伞房花序或圆锥花序；花序轴密生腺毛；花白色或淡红色；花被5裂。瘦果卵形，有3棱，黑色，光亮。花期7—9月，果期8—10月。

分布及生境 │ 分布于陕西、甘肃、安徽、浙江、湖北、河南、福建、广东、广西、四川、云南和贵州等；日本、菲律宾、马来西亚、印度也有。生于山谷湿地、山坡草地。

功用 │ 淡、微涩，凉。清热利湿，消滞止痢，凉血解毒。用于小儿夏季热，痢疾，肠炎，便血，消化不良，肝炎，扁桃体炎，咽喉炎，疖肿，跌打损伤，皮炎，湿疹。

虎　杖

Reynoutria japonica Houtt.

蓼科 Polygonaceae

药用部分 / **根**

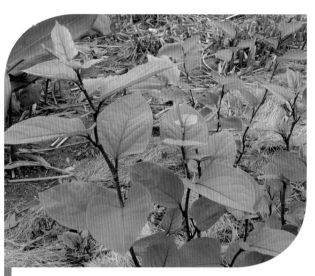

别名 │ 大叶蛇总管、土大黄、蛇总管、阴阳莲。

形态特征 │ 多年生灌木状草本，高达1米。茎直立，丛生，无毛，中空，散生紫红色斑点。叶互生；叶柄短；托叶鞘膜质，褐色，早落；叶片宽卵形或卵状椭圆形，长6～12厘米，宽5～9厘米，全缘，无毛。花单性，雌雄异株，成腋生的圆锥花序；花被5深裂，裂片2轮，外轮3片在果时增大。瘦果椭圆形，有3棱，黑褐色。花期6—8月，果期9—10月。

分布及生境 │ 分布于陕西、甘肃、山东、江苏、浙江、安徽、河南、湖南、湖北、福建、广东、广西、四川、云南和贵州；日本、朝鲜也有。生于山坡灌丛、山谷、路旁、田边湿地。

功用 │ 苦，寒。泻热解毒，散瘀消肿，通利二便。用于慢性支气管炎，急性肝炎，阑尾炎，肠炎，湿火骨痛，疮痈肿毒，跌打损伤，毒蛇咬伤，带状疱疹，烫火伤。孕妇忌服。

垂序商陆

Phytolacca americana L.

商陆科 Phytolaccaceae

药用部分 / 根

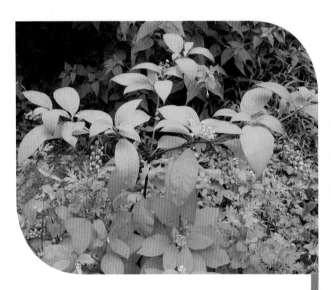

别名 | 美洲商陆、荡根、夜呼、山萝卜。

形态特征 | 多年生草本，高1～2米。根粗壮，肥大，倒圆锥形。茎直立，圆柱形，有时带紫红色。叶片椭圆状卵形或卵状披针形，长9～18厘米，宽5～10厘米，顶端急尖，基部楔形；叶柄长1～4厘米。总状花序，顶生或侧生，长5～20厘米；花梗长6～8毫米；花白色，微带红晕，直径约6毫米。果序下垂；浆果扁球形，熟时紫黑色。种子肾圆形，直径约3毫米。花期6—8月，果期8—10月。

分布及生境 | 我国大部分地区有分布；朝鲜、日本和印度也有。生于湿润肥沃土壤。

功用 | 苦，寒，有毒。利尿。用于肾炎，肋膜炎，腹水，脚气。

藜

Chenopodium album L.

藜科 Chenopodiaceae

药用部分 / 全草

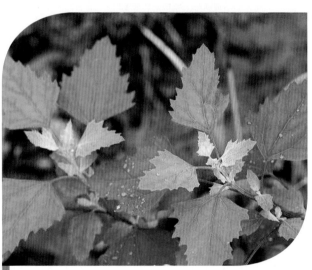

别名 | 灰条菜、灰藋、灰菜、飞扬草、落藜。

形态特征 | 一年生草本，高0.4～2米。茎具棱和条纹。叶互生；下部叶片菱状卵形或卵状三角形，先端钝，边缘有牙齿或作不规则浅裂，基部楔形；上部叶片披针形；下面常被白粉。花小，两性，黄绿色，每8～15朵聚成一花簇，许多花簇集成大的圆锥花序；花被片5；雄蕊5，伸出花被外；柱头2，不露出于花被外。胞果稍扁，近圆形，包于花被内。花期8—9月，果期9—10月。

分布及生境 | 分布于我国各地；世界温带及热带地区均有。生于路旁、荒地及田间。

功用 | 甘，平，微毒。止泻痢，止痒。用于痢疾，腹泻，皮肤湿毒，周身发痒。

土 荆 芥

Dysphania ambrosioides (L.) Mosyakin et Clemants

藜科 Chenopodiaceae

药用部分 / 全草

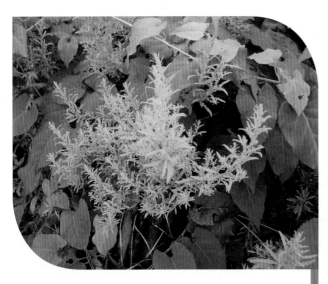

别名 | 臭藜藿、鹅脚草、荆芥、臭火油草。

形态特征 | 一年生或多年生草本，高50～80厘米，有强烈香味。茎直立，多分枝，有色条及钝条棱。叶片矩圆状披针形至披针形，边缘具稀疏不整齐的大锯齿，上面平滑无毛，下面有散生油点并沿叶脉稍有毛，下部的叶长达15厘米，宽达5厘米，上部叶逐渐狭小而近全缘。花两性及雌性，通常3～5个团集，生于上部叶腋。胞果扁球形，完全包于花被内。种子横生或斜生，黑色或暗红色。花期夏、秋季。

分布及生境 | 原产美洲热带地区。分布于广西、广东、福建、台湾、江苏、浙江、江西、湖南、四川等；现广布于世界热带及温带地区。生于村旁、路边、河岸等处。

功用 | 辛，微温，气香，有毒。祛风消肿，驱虫止痒，驱逐蚊蝇。用于皮肤瘙痒，湿疹，蚊虫叮咬。又可作驱虫剂，驱钩虫、蛔虫、蛲虫。

土 牛 膝

Achyranthes aspera L.

苋科 Amaranthaceae

药用部分 / 全草

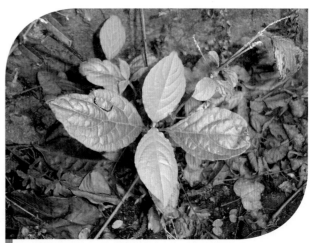

别名 | 土牛七、倒钩草、掇鼻草。

形态特征 | 多年生草本，高20～120厘米。茎四棱形，节部稍膨大，分枝对生。叶片纸质，宽卵状倒卵形或椭圆状矩圆形，长1.5～7厘米，宽0.4～4厘米，全缘或波状缘，两面密生柔毛，或近无毛；叶柄长5～15毫米。穗状花序，顶生，直立，长10～30厘米，花期后反折；总花梗粗壮坚硬，密生白色伏贴或开展柔毛；苞片披针形，顶端长渐尖，小苞片刺状，坚硬，光亮，常带紫色。胞果卵形。种子卵形，棕色。花期6—8月，果期10月。

分布及生境 | 分布于湖南、江西、福建、台湾、广东、广西、四川、云南、贵州；印度、越南、菲律宾、马来西亚也有。生于山坡疏林或村庄附近空旷地。

功用 | 甘、淡，凉。解表清热，利水。用于感冒，久热不退，风湿性关节炎，腰痛，喉痛，痢疾，疟疾，泌尿系结石，脚气，肾炎水肿。孕妇忌服。

喜旱莲子草

Alternanthera philoxeroides (Mart.) Griseb.

苋科 Amaranthaceae

药用部分 / 全草

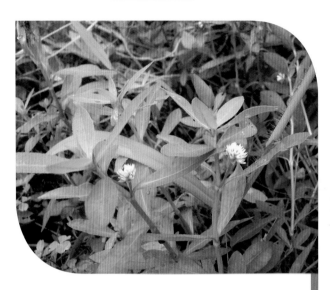

别名 | 空心莲子草、空心苋、革命草、水花生、过塘蛇、空心蕹藤菜、水蕹菜。

形态特征 | 多年生草本，高约1米。茎基部匍匐，生须状根，上部上升，中空，具纵纹，并有分枝。叶对生；矩圆状倒卵形或倒卵状披针形，长2.5～5厘米，宽7～20毫米，先端钝圆，具芒尖，基部渐狭，上面有贴生毛，边有睫毛，主脉隆起。头状花序，单生于叶腋，具总花梗；总花梗长1～4厘米；苞片和小苞片干膜质，宿存；花被片白色。胞果压扁，卵状至倒心形，边缘有刺或加厚。花期夏、秋季。

分布及生境 | 原产于巴西。分布于北京、江苏、浙江、江西、湖南、福建、广东、广西。生于池沼、水沟内。

功用 | 苦、甘，寒。清热利尿，凉血解毒。用于流行性乙型脑炎早期，流行性出血热初期、肺结核咯血，麻疹，疔疮，毒蛇咬伤，结膜炎。

刺苋

Amaranthus spinosus L.

苋科 Amaranthaceae

药用部分 / 全草

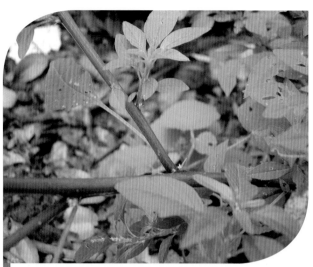

别名 | 勒苋菜、白刺苋、白骨刺苋。

形态特征 | 一年生草本，高20～80厘米，有时达1.3米。茎直立，粗壮，淡绿色，有时带紫色条纹，稍具钝棱。叶片菱状卵形，长5～12厘米，宽2～5厘米；叶柄基部两侧有2刺。圆锥花序，顶生及腋生，直立，直径2～4厘米，由多数穗状花序形成，顶生花穗较侧生者长；苞片及小苞片钻形，先端具芒尖，花穗基部的苞片变成尖锐直刺；花被片白色。胞果扁卵形，环状横裂，包裹在宿存花被片内。种子近球形，直径1毫米，棕色或黑色。

分布及生境 | 分布于陕西、河南、安徽、江苏、浙江、江西、湖南、湖北、四川、云南、贵州、广西、广东、福建、台湾；日本、印度、老挝、越南、柬埔寨、马来西亚、菲律宾等地也有。生于旷地或园圃。

功用 | 淡，凉。祛湿热，消积滞。用于细菌性痢疾，肠炎，痔疮出血。

青葙

Celosia argentea L.

苋科 Amaranthaceae

药用部分 / **种子、全草**

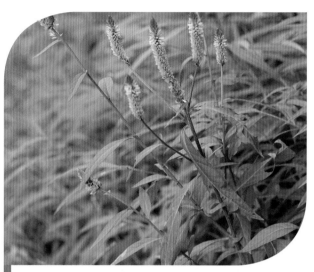

别名 姜蒿、草蒿、野鸡冠、牛母窝。

形态特征 一年生草本，高60～100厘米，全株无毛。单叶互生，披针形或椭圆状披针形，长5～8厘米，宽1～3厘米，顶端长尖，全缘，基部渐狭成柄。穗状花序呈圆柱形或圆锥形，顶生；花着生甚密，初开时淡红色，后变银白色，每花有膜质苞片3；花被片膜质，透明，白色或粉红色。胞果球形，盖裂。种子扁圆形，黑色，有光泽。花期6—9月，果期8—10月。

分布及生境 我国分布几遍各地；朝鲜、日本、俄罗斯、印度、越南、缅甸、泰国、菲律宾、马来西亚及非洲热带地区均有。生于平原、田边、丘陵、山坡。

功用 苦、微寒。种子：清肝明目，退翳。全草清热利湿。用于肝热目赤、眼生翳膜、视物昏花、肝火眩晕，高血压，胃肠炎，支气管炎，皮肤瘙痒，湿疹。

苋

Amaranthus tricolor L.

苋科 Amaranthaceae

药用部分 / **全草**

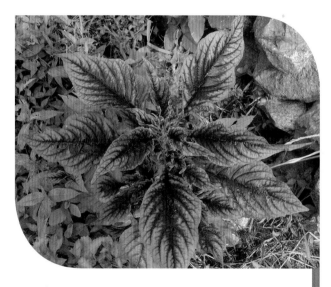

别名 苋菜、紫苋、红苋。

形态特征 一年生草本，高80～150厘米。叶互生，叶片菱状广卵形或三角状广卵形，长4～12厘米，宽3～7厘米，钝头或微凹，基部广楔形，叶有绿色、红色、暗紫色或带紫斑等。花序在下部者呈球形，上部呈稍断续的穗状花序，花黄绿色，单性，雌雄同株。胞果椭圆形，萼片宿存，长于果实，熟时环状开裂，上半部成盖状脱落。种子黑褐色，近于扁圆形，两面凸，平滑有光泽。花期5—7月。

分布及生境 原产印度。我国各地均有栽培。

功用 叶：清热解毒，通利二便。用于痢疾，蛇虫咬伤，疮毒。种子：明目。用于眼疾，红白痢疾。

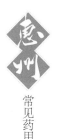

鸡 冠 花

Celosia cristata L.

苋科 Amaranthaceae

药用部分 / **花序、种子**

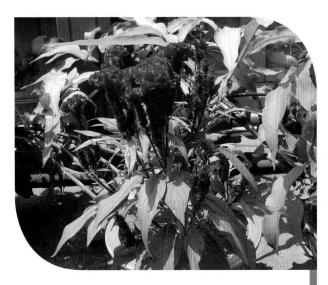

别名 | 鸡过花、白鸡冠花。

形态特征 | 一年生草本，高60～90厘米。单叶互生，长椭圆形至卵状披针形，长5～12厘米，宽3.5～6.5厘米，先端渐尖，全缘，基部渐狭而成叶柄。穗状花序多变异，生于茎的先端或分枝的末端，常呈鸡冠状，色有紫、红、淡红、黄或杂色；花密生，每花有苞片3；花被5，干膜质，透明。胞果成熟时横裂，内有黑色细小种子2至数颗。花期7—9月，果期9—10月。

分布及生境 | 分布于我国各地；广布于温暖地区。

功用 | 甘，凉。收敛，止血，止泻，止带。用于赤白痢，痔疮出血，便血，吐血，衄血，子宫出血，眼病，带下。

千 日 红

Gomphrena globosa L.

苋科 Amaranthaceae

药用部分 / **花序**

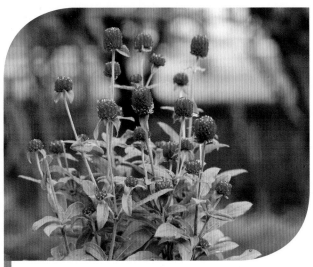

别名 | 百日红、千日白、千年红、蜻蜓红。

形态特征 | 一年生直立草本，高20～60厘米，全株被白色硬毛。叶对生，纸质，长圆形，很少椭圆形，长5～10厘米，顶端钝或近短尖，基部渐狭；叶柄短或上部叶近无柄。花紫红色，排成顶生、圆球形或椭圆状球形、长1.5～3厘米的头状花序；苞片和小苞片紫红色、粉红色、乳白色或白色。胞果不开裂。花期夏、秋季。

分布及生境 | 原产美洲热带地区。我国各地均有栽培。

功用 | 甘淡，平。清肺，止咳，定喘，利尿，镇静。用于哮喘，慢性气管炎，咳嗽气喘，小儿腹胀泄泻，小便不利，小儿惊风。

落 葵

Basella alba L.

落葵科 Basellaceae

药用部分 / 果实及全草

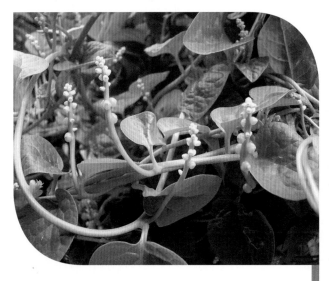

别名 | 蒲藤菜、潺菜。

形态特征 | 一年生缠绕草本。茎长可达数米，无毛，肉质，绿色或略带紫红色。叶片卵形或近圆形，长3～9厘米，宽2～8厘米，顶端渐尖，基部微心形或圆形，下延成柄，全缘，背面叶脉微凸起；叶柄长1～3厘米，上有凹槽。穗状花序，腋生，长3～20厘米；花被片淡红色或淡紫色，卵状长圆形，全缘，顶端钝圆，下部白色，连合成筒。果实球形，直径5～6毫米，红色至深红色或黑色，多汁液，外包宿存小苞片及花被。花期5—9月，果期7—10月。

分布及生境 | 原产亚洲热带地区。我国各地均有栽培。

功用 | 酸，寒。缓泻剂，清大肠，利大便。用于大便秘结，下血，乳痈，疔疮。

天 竺 葵

Pelargonium hortorum Bailey

牻牛儿苗科 Geraniaceae

药用部分 / 花

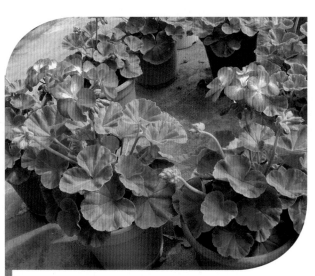

别名 | 洋葵、月月红。

形态特征 | 多年生直立草本，高30～60厘米。茎肉质，基部木质，多分枝，通体有细毛和腺毛，有鱼腥气。叶互生，圆形或肾形，基部心脏形，直径7～10厘米，波状浅裂，上面有暗红色马蹄形环纹。伞形花序，顶生；花多数，中等大，未开前，花蕾柄下垂，花柄连距长2.5～4厘米；花瓣红色、粉红色、白色，下面3片较大，长1.2～2.5厘米。蒴果成熟时5瓣开裂，而果瓣向上卷曲。花期5—7月，果期6—9月。

分布及生境 | 原产非洲南部。我国各地均有栽培。

功用 | 涩、苦，凉。清热消炎。用于中耳炎。

阳　桃

Averrhoa carambola L.

酢浆草科 Oxalidaceae

药用部分 / **果实、叶、根**

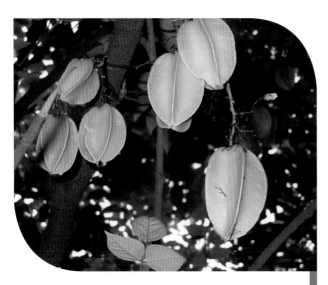

别名 | 杨桃、五敛子、洋萄、洋桃。

形态特征 | 常绿乔木，高5～12米。幼枝被柔毛及小皮孔。一回奇数羽状复叶；总叶柄及叶轴被毛，具小叶5～11，长约13厘米；小叶卵形至椭圆形，长3～6厘米，宽约3厘米，先端渐尖，基部偏斜。圆锥花序，生于叶腋或老枝上；花萼5，红紫色；花冠近钟形，白色至淡紫色。浆果卵状或椭圆状，长5～8厘米，淡黄绿色，光滑，具3～5翅状棱。花期7—8月，果期8—9月。

分布及生境 | 原产马来西亚、印度尼西亚。分布于广东、广西、福建、台湾、云南；现广布于热带各地。生于路旁、疏林或庭院中。

功用 | 甘、酸、涩、平、无毒。生津止渴，止血，止痛，利尿，拔毒生肌，健胃消食，润肺，化痰止咳，收敛止泻。用于慢性头痛，疟疾痞块，肠胃食滞痛，伤风咳嗽，风热感冒，咽干口燥，咳嗽痰多，消化不良，痈疮，跌打损伤。

酢 浆 草

Oxalis corniculata L.

酢浆草科 Oxalidaceae

药用部分 / **全草**

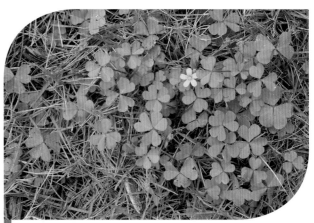

别名 | 酸味草、咸酸仔、咸酸藤、细号咸酸鸡、咸酸甜。

形态特征 | 多年生草本。茎匍匐或斜升，多分枝，长达50厘米，上被疏长毛，节节生根。叶互生，掌状复叶，叶柄长2.5～5厘米；托叶与叶柄连生，形小；小叶3，倒心脏形，长5～10毫米，无柄。花1朵至数朵成腋生的伞形花序，花序柄与叶柄等长；花瓣5，黄色，倒卵形；雄蕊10；子房心皮5，花柱5，柱头头状。蒴果近圆柱形，长1～1.5厘米，有5棱，被柔毛，熟时裂开将种子弹出。种子小，扁卵形，褐色。花期5—7月。

分布及生境 | 分布于我国各地；亚洲温带和亚热带、欧洲、地中海和北美洲皆有。生于山坡草池、河谷沿岸、路边、田边、荒地或林下阴湿等处。

功用 | 酸、微甘，凉。清热解毒，活血散瘀，生津利尿。用于感冒发热，肠炎，尿路感染，尿路结石，膀胱炎，神经衰弱，咽喉炎，疳积。外用于跌打损伤，毒蛇咬伤，痈肿疮疖，脚癣，湿疹，皮肤瘙痒，水火烫伤。

红花酢浆草

Oxalis corymbosa DC.

酢浆草科 Oxalidaceae

药用部分 / 全草

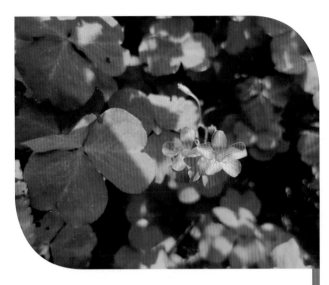

别名 | 多花酢浆草、紫花酢浆草、南天七、铜锤草、大酸味草。

形态特征 | 多年生草本。无地上茎，地下部分有球状鳞茎，外层鳞片膜质。叶基生；叶柄长5～30厘米或更长，被毛；小叶3，扁圆状倒心形，长1～4厘米，宽1.5～6厘米，顶端凹入，两侧角圆形，基部宽楔形，表面绿色。总花梗基生，二歧聚伞花序，通常排列成伞形花序式，总花梗长10～40厘米或更长；花梗长5～25毫米；花瓣5，倒心形，淡紫色至紫红色，基部颜色较深；雄蕊10；子房5室。花果期3—12月。

分布及生境 | 原产南美洲热带地区。我国南方各地逸为野生。

功用 | 酸，寒。清热解毒，散瘀消肿，调经。用于肾盂肾炎，痢疾，咽炎，牙痛，月经不调，带下；外用于毒蛇咬伤，跌打损伤，烧烫伤。

水　苋　菜

Ammannia baccifera L.

千屈菜科 Lythraceae

药用部分 / 全草

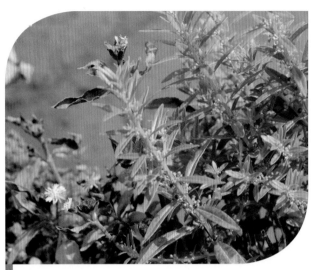

别名 | 水马桑、水豆瓣、肉矮陀陀。

形态特征 | 一年生草本，高10～50厘米。茎有四棱，多分枝，略带淡紫色。叶对生，披针形，倒披针形或狭倒卵形，长1.5～7厘米，宽3～13毫米，顶端钝，基部渐狭或成短柄状。花腋生，数朵成聚伞花序，较密集；总花梗短，长约1毫米或近于无；苞片线状钻形；萼管钟形；无花瓣；雄蕊4，子房球形。蒴果球形，紫红色，不规则开裂。种子小，近三角形。花期8—10月，果期10—12月。

分布及生境 | 分布于广东、广西、湖南、湖北、福建、台湾、浙江、江苏、安徽、江西、河北、陕西、云南；越南、印度、阿富汗、菲律宾、马来西亚、澳大利亚及非洲热带地区也有。生于潮湿的地方或水田中。

功用 | 甘、淡，凉。清热利湿，解毒。用于肺热咳嗽，痢疾，黄疸性肝炎，尿路感染。外用于痈疮肿毒。

紫　薇

Lagerstroemia indica L.

千屈菜科 Lythraceae

药用部分 / 根、茎、叶、花

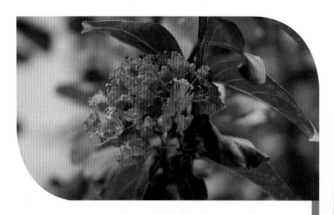

别名 | 千日红、无皮树、紫金花、痒痒树。

形态特征 | 灌木或小乔木，高3～7米。树皮易脱落，树干光滑；幼枝略呈四棱形，稍呈翅状。叶互生或对生，近无柄；椭圆形、倒卵形或长椭圆形，长3～7厘米，宽2.5～4厘米，光滑无毛或沿主脉上有毛。圆锥花序，顶生，长4～20厘米；花径2.5～3厘米；花萼6浅裂，裂片卵形，外面平滑；花瓣6，红色或粉红色，边缘有不规则缺刻，基部有长爪；雄蕊36～42，外侧6枚花丝较长；子房6室。蒴果椭圆状球形，长9～13毫米，宽8～11毫米，6瓣裂。种子有翅。花期6—9月，果期7—9月。

分布及生境 | 广东、广西、湖南、福建、江西、浙江、江苏、湖北、河南、河北、山东、安徽、陕西、四川、云南、贵州和吉林均有分布或栽培。喜生于肥沃湿润的土壤上，也能耐旱。

功用 | 苦，寒。清热解毒，利湿祛风，散瘀止血。用于无名肿毒，丹毒，乳痈，咽喉肿痛，肝炎，疥癣，鹤膝风，跌打损伤，内外伤出血，崩漏带下。

大 花 紫 薇

Lagerstroemia speciosa (L.) Pers.

千屈菜科 Lythraceae

药用部分 / 根、叶

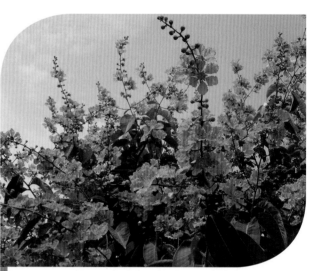

别名 | 大叶紫薇。

形态特征 | 落叶乔木，高达25米。树皮灰色，平滑。单叶，互生、近对生或对生，椭圆形或卵状椭圆形，长10～25厘米，宽6～12厘米，两面无毛。圆锥花序，长15～25厘米或更长，花序轴、花梗和花萼外面密被黄褐色毡毛；花萼长约13毫米，有棱12条，6裂，裂片三角形，反曲；花瓣6，近圆形至长圆状倒卵形，长2.5～3.5厘米，几不皱缩，爪长约5毫米；雄蕊100～200；子房球形。蒴果球形至倒卵形长圆形，长2～3厘米，6裂。种子多数，长10～15毫米。花期5—7月，果期10—11月。

分布及生境 | 分布于广东、广西及福建；斯里兰卡、印度、马来西亚、越南和菲律宾也有。

功用 | 苦、涩，凉。敛疮，解毒。用于痈疮肿毒。

水 龙

Ludwigia adscendens (L.) Hara

柳叶菜科 Onagraceae

药用部分 / **全草**

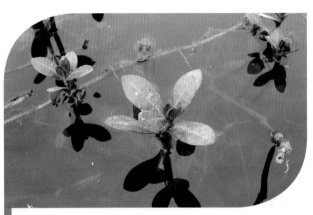

别名 | 过塘蛇、过江龙、水老鼠耳、水胶播、水金梅、水箭、拖水蜈蚣。

形态特征 | 多年生浮水或上升草本,浮水茎节上常簇生圆柱状或纺锤状白色海绵状贮气的根状浮器,具多数须状根;浮水茎长可达3米,直立茎高达60厘米,无毛;生于旱生环境的枝上则常被柔毛但很少开花。叶倒卵形、椭圆形或倒卵状披针形,长3~6.5厘米,宽1.2~2.5厘米,侧脉6~12对;托叶卵形至心形。花单生于上部叶腋;小苞片生于花柄上部;萼片5;花瓣乳白色,基部淡黄色,倒卵形。蒴果淡褐色,圆柱状,具10条纵棱,长2~3厘米,径3~4毫米。种子在每室单列纵向排列。花期5—8月,果期8—11月。

分布及生境 | 分布于福建、江西、湖南、广东、香港、海南、广西、云南;印度、斯里兰卡、孟加拉国、巴基斯坦、印度尼西亚、澳大利亚及中南半岛、马来半岛也有。生于水田、浅水塘。

功用 | 淡,凉。清热利湿,解毒消肿。用于感冒发热,麻疹不透,肠炎,痢疾,小便不利。外用于疖疮脓肿,腮腺炎,带状疱疹,黄水疮,湿疹,皮炎,狗咬伤。

石 榴

Punica granatum L.

石榴科 Punicaceae

药用部分 / **果皮、根、茎皮、花**

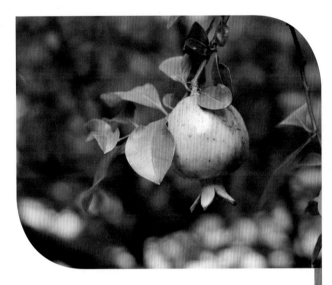

别名 | 安石榴。

形态特征 | 落叶灌木或乔木,通常高3~5米,稀达10米。枝顶常呈尖锐长刺,幼枝具棱角。叶通常对生,纸质,矩圆状披针形,长2~9厘米;叶柄短。花大,1~5朵生枝顶;萼筒长2~3厘米,通常红色或淡黄色,裂片略外展;花瓣红色、黄色或白色。浆果近球形,直径5~12厘米,通常为淡黄褐色或淡黄绿色,有时白色,稀暗紫色。种子多数,钝角形,红色至乳白色,肉质的外种皮供食用。花期5—6月,果期7—8月。

分布及生境 | 原产巴尔干半岛至伊朗及其邻近地区。世界的温带和热带地区均有栽培。

功用 | 酸、涩、苦,温。止血,杀虫。用于久痢,滑精,便血,脱肛,血崩,带下,蛔虫腹痛。

草 龙

Ludwigia hyssopifolia (G. Don) Exell.

柳叶菜科 Onagraceae

药用部分 / **全草**

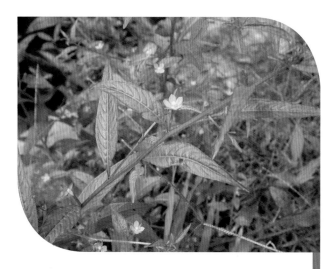

别名｜线叶丁香蓼、细叶水丁香、田浮草、水石榴、田石榴。

形态特征｜一年生草本，高60～200厘米。基部常木质化，常三棱形或四棱形。叶披针形至线形，长2～10厘米，宽0.5～1.5厘米。花腋生，萼片4，卵状披针形；花瓣4，黄色，倒卵形或近椭圆形，先端钝圆，基部楔形；雄蕊8，淡绿黄色。蒴果近无梗，幼时近四棱形，熟时近圆柱状，上部1/5～1/3增粗，被微柔毛，果皮薄。种子在蒴果上部每室排成多列。花果期几乎四季。

分布及生境｜分布于台湾、广东、香港、海南、广西、云南；印度、斯里兰卡经中南半岛、马来半岛至菲律宾、密克罗尼西亚与澳大利亚北部，非洲热带地区也有。生于田边、水沟、河滩、塘边、湿草地等湿润向阳处。

功用｜淡，凉。清热解毒，祛湿消肿。用于感冒发热，咽喉肿痛。口腔发炎，肠炎腹泻，疖肿疮疡，水煎服；口腔炎可煎水含漱；疮疡用鲜品捣烂外敷。

毛 草 龙

Ludwigia octovalvis (Jacq.) Raven

柳叶菜科 Onagraceae

药用部分 / **全草**

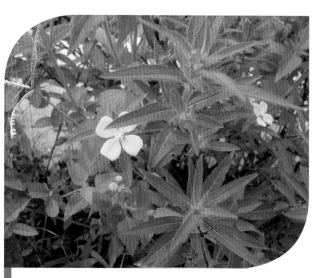

别名｜草里金钗、锁匙筒、水仙桃、针筒刺、水秧草、水丁香。

形态特征｜亚灌木状草本，高30～150厘米。茎直立，稍具纵棱，幼时绿色，老时变红色，茎上部中空，全株被柔毛。叶互生；几无柄；叶片披针形或条状披针形，长3～15厘米，宽1～2.5厘米，全缘，两面密被柔毛。花两性，单生于叶腋；花瓣4，黄色，倒卵形，先端微凹。蒴果圆柱形，绿色或淡紫色，长2～5厘米，直径约5毫米，被毛，具棱间开裂。种子多数。花期7—10月。

分布及生境｜分布于江西、浙江、福建、台湾、广东、香港、海南、广西、云南。生于田边、湖塘边、沟谷旁及开旷湿润处。

功用｜苦、微辛，寒。清热利湿，解毒消肿。用于感冒发热，小儿疳热，咽喉肿痛，口舌生疮，高血压，水肿，湿热泻痢，淋痛，白浊、带下，乳痈，疔疮肿毒，痔疮，烫火伤，毒蛇咬伤。

小 二 仙 草

Gonocarpus micranthus Thunb.

小二仙草科 Haloragidaceae

药用部分 / 全草

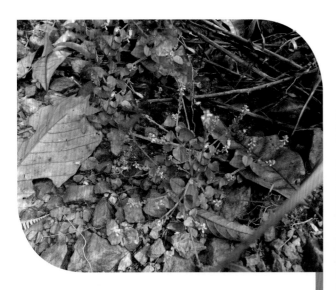

别名 | 船板草、豆瓣草、扁宿草、沙生草。

形态特征 | 多年生纤弱草本，丛生，高20～40厘米。茎四棱形，基部匍匐分枝。叶小，具短柄，对生，茎上部叶有时互生，叶片通常卵形或圆形，长6～10毫米，宽4～8毫米，边缘有小齿。圆锥花序，顶生，由细的总状花序组成；花瓣4，红色。核果近球形，长约1毫米，秃净而亮，有8棱。花期5—8月。

分布及生境 | 分布于河北、河南、山东、江苏、浙江、安徽、江西、福建、台湾、湖北、湖南、四川、贵州、广东、广西、云南；澳大利亚、新西兰、马来西亚、印度、越南、泰国、日本、朝鲜等也有。生于荒山草丛中。

功用 | 苦，平。止咳平喘，清热解毒，消肿利湿，调经活血，止痢。用于咳嗽哮喘，痢疾，小便不利，月经不调，跌打损伤，烫火伤，疔疮，赤痢水肿。

土 沉 香

Aquilaria sinensis (Lour.) Spreng.

瑞香科 Thymelaeaceae

药用部分 / 含树脂的木材

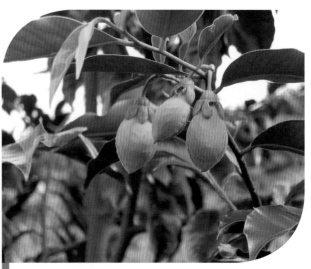

别名 | 白木香、沉香。

形态特征 | 常绿乔木，高6～20米。树皮暗灰色，内皮白色，纤维发达。叶革质，椭圆形、卵形或倒卵形，长5～10厘米，宽2～5厘米，侧脉15～20对，网脉纤细，近平行。伞形花序，顶生或腋生；花芳香，被柔毛；花萼浅钟状，5裂；花瓣10，鳞片状；雄蕊10；子房卵形。蒴果倒卵圆形，木质，长2～3厘米，径约2厘米，顶端具短尖头，基部收缩，被短柔毛，熟时2瓣裂。种子1或2，基部有长约2厘米的尾状附属物。花期3—4月，果期5—6月。

分布及生境 | 分布于广东、海南、广西、福建。生于低海拔的山地、丘陵以及路边阳处疏林中。

功用 | 辛、苦，微温。降气，定喘，温中，暖肾。用于气逆喘急，呕吐呃逆，脘腹胀痛，腰膝虚冷，大便虚闭，小便气淋。

了 哥 王

Wikstroemia indica (L.) C. A. Mey.

瑞香科 Thymelaeaceae

药用部分 / 根、叶

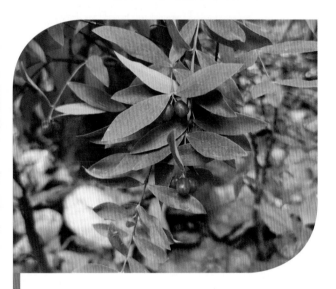

细 轴 荛 花

Wikstroemia nutans Champ. ex Benth.

瑞香科 Thymelaeaceae

药用部分 / 花、根、茎皮

别名 | 山雁皮、南岭荛花、埔银、地棉根。

形态特征 | 灌木，高0.5～2米或过之。小枝红褐色，无毛。叶对生，纸质至近革质，倒卵形、椭圆状长圆形或披针形，长2～5厘米，宽0.5～1.5厘米。花黄绿色，数朵组成顶生头状总状花序。果椭圆形，长7～8毫米，成熟时红色至暗紫色。花果期夏秋季。

分布及生境 | 分布于广东、海南、广西、福建、台湾、湖南、四川、贵州、云南、浙江等；越南、印度、菲律宾也有。生于开旷林下或石山上。

功用 | 苦、微辛，寒，有毒。清热解毒，化痰散结，通经利水。根、根二层皮（内皮）用于扁桃体炎，腮腺炎，淋巴结炎，支气管炎，哮喘，肺炎，风湿性关节炎，跌打损伤，麻风，闭经，水肿；叶外于治急性乳腺炎，蜂窝织炎。

别名 | 山皮棉、石棉麻、狗颈树、地棉麻。

形态特征 | 灌木，高1～2米或过之。小枝红褐色，无毛。叶对生，膜质至纸质，卵形、卵状椭圆形至卵状披针形，长3～8.5厘米，宽1.5～4厘米，上面绿色，下面淡绿白色，两面均无毛，侧脉每边6～12条。花黄绿色，4～8朵组成顶生近头状的总状花序，花序梗纤细，俯垂。果椭圆形，长约7毫米，成熟时深红色。花期春季至初夏，果期夏秋季。

分布及生境 | 分布于湖南、福建、台湾、广东、广西。生于山坡、灌丛中或林下。

功用 | 辛，温。消坚破瘀，止血，镇痛。用于瘰疬初起。

紫 茉 莉

Mirabilis jalapa L.

紫茉莉科 Nyctaginaceae

药用部分 / **块根、全草**

光 叶 子 花

Bougainvillea glabra Choisy

紫茉莉科 Nyctaginaceae

药用部分 / **花**

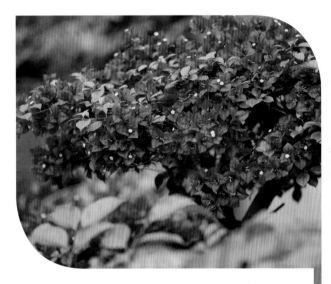

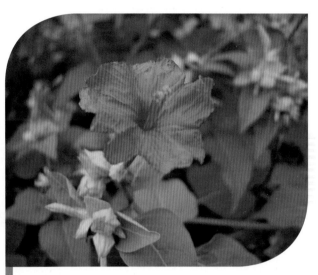

别名 | 胭脂花、粉豆花。

形态特征 | 一年生草本，高可达1米。茎直立，圆柱形，多分枝，节稍膨大。叶片卵形或卵状三角形，顶端渐尖，基部截形或心形，全缘，两面均无毛，脉隆起；上部叶几无柄。花常数朵簇生枝端；总苞钟形，5裂，裂片三角状卵形，果时宿存；花被紫红色、黄色、白色或杂色，高脚碟状，筒部长2～6厘米，檐部直径2.5～3厘米，5浅裂；花午后开放，有香气，次日午前凋萎。瘦果球形，直径5～8毫米，革质，黑色。花期6—10月，果期8—11月。

分布及生境 | 原产美洲热带地区。我国南方栽培或逸为野生。

功用 | 淡，平。根：清热利湿，凉血解毒。用于带下，白浊，崩漏，前列腺炎，糖尿病。叶：拔毒消肿。用于痈肿疮毒。孕妇慎用。

别名 | 簕杜鹃、三角花、宝巾、三角梅、叶子花。

形态特征 | 藤状灌木。茎粗壮，枝下垂，无毛或疏生柔毛；刺腋生，长5～15毫米。叶片纸质，卵形或卵状披针形，长5～13厘米，宽3～6厘米，顶端急尖或渐尖，基部圆形或宽楔形；叶柄长1厘米。花顶生枝端的3个苞片内，花梗与苞片中脉贴生，每个苞片上生1朵花；苞片叶状，紫色或洋红色，长圆形或椭圆形，长2.5～3.5厘米，宽约2厘米，纸质；花被管长约2厘米，有棱，顶端5浅裂；雄蕊6～8；花盘基部合生呈环状，上部撕裂状。

分布及生境 | 原产巴西。我国南方各地均有栽培。

功用 | 苦、涩，温。调和气血。用于赤白带下，月经不调。

网脉山龙眼

Helicia reticulata W. T. Wang

山龙眼科 Proteaceae

药用部分 / **根、叶**

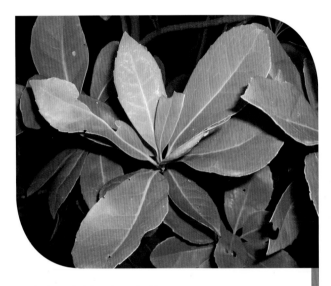

别名 萝卜树、大山龙眼。

形态特征 常绿乔木,高达 12 米。树皮灰色;芽被褐色或锈色短毛,小枝和成长叶均无毛。叶革质或近革质,长圆形、卵状长圆形、倒卵形或倒披针形,边缘具疏生锯齿或细齿;中脉和 6～12 对侧脉在两面均隆起或凸起,网脉两面均凸起或明显。总状花序,腋生或生于小枝已落叶腋部;花梗常双生,基部或下半部彼此贴生;苞片披针形;花被管白色或浅黄色。果椭圆状,顶端具短尖,果皮干后革质,黑色。花期 5—7 月,果期 10—12 月。

分布及生境 分布于云南东南部、贵州、广西、广东、湖南、江西、福建。生于山地湿润常绿阔叶林中。

功用 涩,凉。收敛,消炎解毒。用于肠炎腹泻,食物中毒,蕈中毒,农药六六六中毒。

海 桐

Pittosporum tobira (Thunb.) Ait.

海桐花科 Pittosporaceae

药用部分 / **枝、叶**

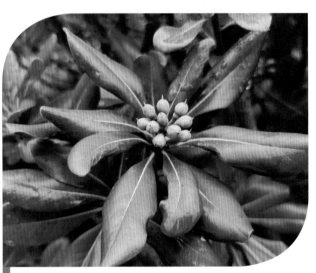

别名 海桐花。

形态特征 常绿灌木或小乔木,高达 5 米。叶多数聚生枝顶,单叶互生,有时在枝顶呈轮生状,厚革质狭倒卵形,长 5～12 厘米,宽 1～4 厘米,全缘,边缘常略外反卷,有柄,表面亮绿色,新叶黄嫩。聚伞花序,顶生;花白色或带黄绿色,芳香,花柄长 0.8～1.5 厘米;萼片、花瓣、雄蕊各 5。蒴果近球形,有棱角,长达 1.5 厘米,初为绿色,后变黄色,成熟时 3 瓣裂。种子鲜红色,有黏液。花期 5 月,果熟期 9—10 月。

分布及生境 分布于长江以南滨海各地;日本、朝鲜也有。

功用 苦、辛,平。杀虫。外用煎水洗疥疮。

箣 柊

Scolopia chinensis (Lour.) Clos

大风子科 Flacourtiaceae

药用部分 / 全株

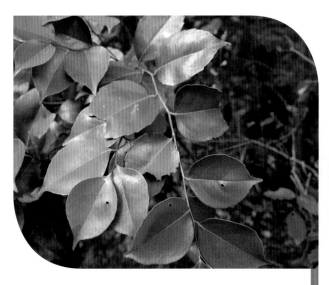

别名 | 刺冬。

形态特征 | 灌木或小乔木，高2～5米，无刺或有刺。叶椭圆形至矩圆状椭圆形，长3～7厘米，宽2～4厘米，顶端圆，或有短渐尖，基部近圆形至宽楔形，革质，全缘或有稀疏的小齿，基部有两个极明显的小腺体。总状花序，腋生或顶生，长3～6厘米；花直径4毫米；花瓣4～5，淡黄白色；雄蕊多数。浆果球形，直径约5毫米，顶端有宿存花柱。花期秋末冬初。

分布及生境 | 分布于福建、广东、广西等；印度、老挝、越南、马来西亚、泰国等也有。生于丘陵区疏林中。

功用 | 苦、涩，凉。祛瘀活血，消肿止痛。用于跌打损伤，骨折，痈肿，乳汁不通，风湿骨痛。

鸡 蛋 果

Passiflora edulis Sims

西番莲科 Passifloraceae

药用部分 / 果实

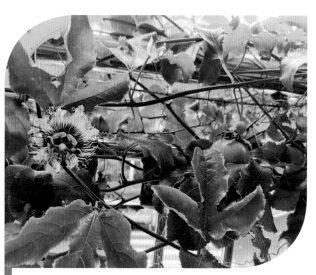

别名 | 紫果西番莲、百香果。

形态特征 | 草质藤本，长数米。叶薄革质，长宽各7～13厘米，掌状三深裂；叶柄长约2.5厘米，近上端有2个腺体。花单生于叶腋，两性，直径约4厘米；苞片3，叶状，长约1.5厘米；萼片5，长约2.5厘米，背顶有一角状体；花瓣5，与萼片近等长；副花冠由许多丝状体组成3轮排列，下部紫色，上部白色；雄蕊5，花丝合生，紧贴雌蕊柄；子房无毛，花柱3。浆果卵形，长约6厘米，熟时紫色。种子极多。花期6—7月，果期9—10月。

分布及生境 | 原产大小安的列斯群岛。现广植于世界热带和亚热带地区。

功用 | 甘、酸，平。润肺止咳，生津止渴。用于肺热咳嗽，痢疾，痛经，失眠。

龙珠果

Passiflora foetida L.

西番莲科 Passifloraceae

药用部分 / **全草**

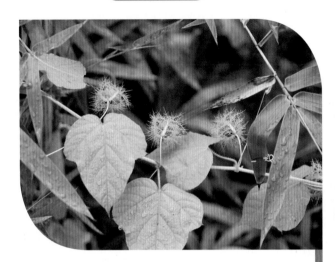

别名 龙珠草、龙须果、假苦瓜。

形态特征 多年生草质藤本，长数米，茎柔弱，有臭味，被柔毛。叶膜质，卵形至长圆状卵形，长6～10厘米，浅3裂或波状，具睫毛，先端短尖或渐尖，基部心形，边缘呈不规则波状，两面和叶柄均被柔毛及混生少许腺毛；叶脉羽状；托叶睫毛状分裂，裂片顶端具腺；叶柄长2～6厘米。花单生，白色或淡紫色，直径约5厘米，为一个由3个苞片所所的总苞所围绕，苞片一至三回羽状分裂为许多毛状裂片，裂片顶端具腺；萼片长1.5厘米；花瓣5，与萼片等长，白色或淡紫色；副花冠为3列裂片所组成；雄蕊5；子房椭圆球形，花柱3～4，柱头头状。浆果卵球形，长3～5厘米。种子多数，椭圆形。

分布及生境 原产西印度群岛。分布于广西、广东、云南、台湾；现为泛热带杂草。生于草坡路边。

功用 甘、酸，平。润燥化痰，生津止渴。叶敷用于痈疮。

冬 瓜

Benincasa hispida (Thunb.) Cogn.

葫芦科 Cucurbitaceae

药用部分 / **果皮、种子**

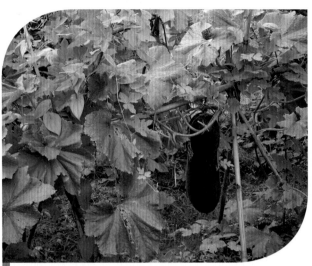

别名 白瓜、地芝。

形态特征 一年生蔓生草本；茎密被黄褐色毛。卷须常分二至三叉；叶柄粗壮；叶片肾状近圆形，宽10～30厘米，基部弯缺深，5～7浅裂或有时中裂，边缘有小锯齿，两面生有硬毛。雌雄同株；花单生，花梗被硬毛；花萼裂片有锯齿，反折；花冠黄色，辐状，裂片宽倒卵形，长3～6厘米；雄蕊3，分生，药室多回折曲；子房卵形或圆筒形，密生黄褐色硬毛，柱头3，2裂。果实长圆柱状或近球状，大型，有毛和白粉。种子卵形，白色或淡黄色，压扁状。

分布及生境 分布于我国各地；亚洲其他热带、亚热带地区，澳大利亚东部及马达加斯加也有。

功用 甘，微寒，无毒。利尿清热，止咳化痰，消肿排脓。用于肾炎水肿，消渴，热毒痈肿，阑尾炎，肺脓疡，痔疮肿痛，痢疾，百日咳，小便不利。

绞股蓝

Gynostemma pentaphyllum (Thunb.) Makino

葫芦科 Cucurbitaceae

药用部分 / **全草**

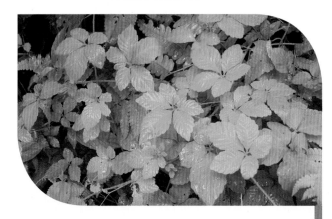

别名 | 七叶胆、五叶参、甘茶蔓。

形态特征 | 攀缘植物；茎细弱，具分枝，具纵棱及槽。叶膜质或纸质，鸟足状，具小叶3～9，通常小叶5～7。卷须纤细，二歧，稀单一，无毛或基部被短柔毛。花雌雄异株。雄花圆锥花序，多分枝，有时基部具小叶；花萼筒极短，5裂；花冠淡绿色或白色，5深裂，裂片卵状披针形；雄蕊5，花丝短；雌花圆锥花序远较雄花短小，花萼及花冠似雄花；子房球形，2～3室，花柱3。果实肉质不裂，球形，成熟后黑色，内含倒垂种子2。花期3—11月，果期4—12月。

分布及生境 | 分布于陕西南部和长江以南各地；印度、尼泊尔、锡金、孟加拉国、斯里兰卡、缅甸、老挝、越南、马来西亚、印度尼西亚、巴布亚新几内亚、北达朝鲜和日本也有。生于山谷密林中、山坡疏林、灌丛中或路旁草丛中。

功用 | 苦，寒。清热解毒，止咳化痰，强壮。用于慢性支气管炎，传染性肝炎，肾盂炎，胃肠炎，胃溃疡，十二指肠溃疡，便秘，下痢，糖尿病，胆囊结石，腰痛，过敏性皮炎，偏头痛，神经痛，高血压，低血压，失眠，食欲不振。

苦 瓜

Momordica charantia L.

葫芦科 Cucurbitaceae

药用部分 / **果实、种子、根**

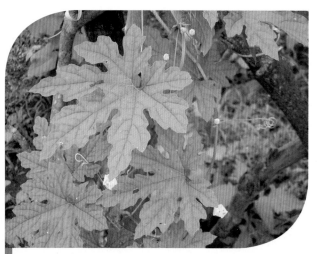

别名 | 凉瓜、烛泪瓜、珠瓜。

形态特征 | 一年生攀缘草本。多分枝，有细柔毛，卷须不分枝。叶肾状圆形，长宽各5～12厘米，通常5～7深裂，裂片卵状椭圆形，基部收缩，边缘具波状齿；叶柄长3～6厘米。花雌雄同株；雄花单生，有柄长5～15厘米，中部或基部有苞片，苞片肾状圆心形，萼钟形，花冠黄色，裂片卵状椭圆形；雌花单生，子房纺锤形，具刺瘤，先端有喙。果实长椭圆形，卵形或两端均狭窄，全体具钝圆不整齐的瘤状突起，成熟时橘黄色，自顶端3瓣开裂。种子椭圆形，扁平，两面均有凹凸不平的条纹，包于红色肉质的假种皮内。花期6—7月，果期9—10月。

分布及生境 | 分布于我国各地；世界热带、亚热带及温带地区均有。生于山地阳坡及森林边缘阳光充足的地方。

功用 | 苦，寒。退热清凉，解毒。用于热泻，暑泻，飞蛇卵，小儿热毒头疮，喉痛，风火牙痛，风火赤眼。体虚无实火者忌用。孕妇忌服。

木 鳖 子

Momordica cochinchinensis (Lour.) Spreng.

葫芦科 Cucurbitaceae

药用部分 / **种子**

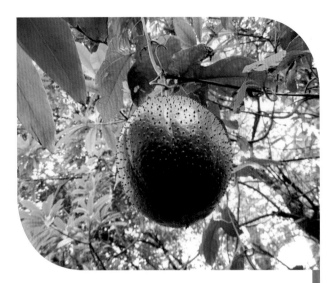

别名 | 土木鳖。

形态特征 | 粗壮大藤本，长达15米，具块状根。叶柄粗壮，在基部或中部有2～4个腺体；叶片卵状心形或宽卵状圆形，质稍硬，3～5中裂至深裂或不分裂，叶脉掌状。卷须颇粗壮，不分歧。雌雄异株；雄花单生于叶腋或有时3～4朵着生在极短的总状花序轴上，顶端生一大型苞片，花冠黄色；雌花单生于叶腋，近中部生一苞片，子房卵状长圆形，密生刺状毛。果实卵球形，顶端有一短喙，基部近圆，成熟时红色，肉质，密生长3～4毫米的具刺尖的突起。种子多数。花期6—8月，果期8—10月。

分布及生境 | 分布于江苏、安徽、江西、福建、台湾、广东、广西、湖南、四川、贵州、云南和西藏；中南半岛和印度半岛也有。生于山沟、林缘及路旁。

功用 | 苦、微甘，温，有毒。消肿散结。用于化脓性炎症，乳腺炎，痔疮，淋巴结炎。

罗 汉 果

Siraitia grosvenorii (Swingle) C. Jeffrey ex Lu et Z. Y. Zhang

葫芦科 Cucurbitaceae

药用部分 / **果实**

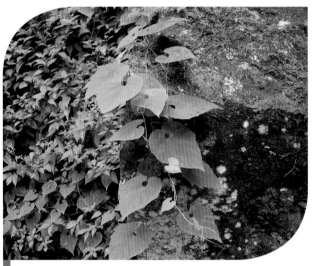

别名 | 拉汗果、假苦瓜、光果木鳖、金不换。

形态特征 | 多年生草质藤本，长2～5米。茎纤细。卷须二分叉几达中部。叶互生，叶柄长2～7厘米；叶片心状卵形，膜质，长8～15厘米，宽3.5～12厘米，先端急尖或渐尖，基部耳状心形，全缘，两面均被白色柔毛。花雌雄异株，雄花序总状，雌花单生；花萼漏斗状，被柔毛，5裂，花冠橙黄色，5全裂，先端渐尖，外被白色夹有棕色的柔毛。瓠果圆形或长圆形，被柔毛，具10条纵线。种子淡黄色。花期6—8月，果期8—10月。

分布及生境 | 分布于广西、贵州、湖南南部、广东和江西。生于山坡林下及河边湿地、灌丛。

功用 | 甘，凉。清热润肺，利咽开音，滑肠通便。用于喉痛，咳嗽，肺热燥咳，咽痛失音，肠燥便秘。

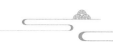

紫 背 天 葵

Begonia fimbristipula Hance

秋海棠科Begoniaceae

药用部分 / 全草

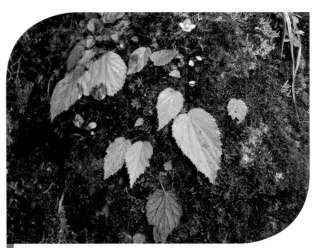

别名｜观音菜、血皮菜、天葵。

形态特征｜多年生草本，无地上茎。地下茎球形。基生叶1片，膜质，圆心形或卵状心形，长2.5～7厘米，宽2～6厘米，先端渐尖，基部心形，边缘有不规则的重锯齿和缘毛，两面有伏生粗毛，下面紫色，掌状脉7～9条；叶柄长2～6厘米；托叶流苏状撕裂。聚伞花序，具花2～4朵，总花梗纤细，长超过叶片；花淡红色；苞片和托叶相似；雄花花被片4，红色，外面2枚倒卵状长圆形，雄蕊极多；雌花较小，萼片与花瓣3。蒴果三角形，有3翅。种子极小，黄褐色。花期5—8月。

分布及生境｜分布于浙江、江西、湖南、福建、广西、广东、海南和香港。生于山地山顶疏林下石上、悬崖石缝中、山顶林下潮湿岩石上和山坡林下。

功用｜辛，微酸，平。清热解毒，润肺止咳，散癌消肿。用于外感高热，中暑发热，肺热咳嗽，跌打肿痛，疔疮。

四季秋海棠

Begonia cucullata Willd.

秋海棠科Begoniaceae

药用部分 / 花、叶

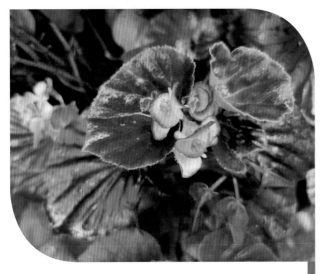

别名｜蚬肉秋海棠。

形态特征｜肉质草本，高15～30厘米；根纤维状；茎直立，肉质，无毛，基部多分枝，多叶。叶卵形或宽卵形，长5～8厘米，基部略偏斜，边缘有锯齿和睫毛，两面光亮，绿色，但主脉通常微红。花淡红或带白色，数朵聚生于腋生的总花梗上，雄花较大，有花被片4，雌花稍小，有花被片5。蒴果绿色，有带红色的翅。

分布及生境｜我国南方各地栽培。

功用｜苦，凉。清凉散毒。用于疮疖。

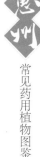
裂叶秋海棠

Begonia palmata D. Don

秋海棠科 Begoniaceae

药用部分 / 全草

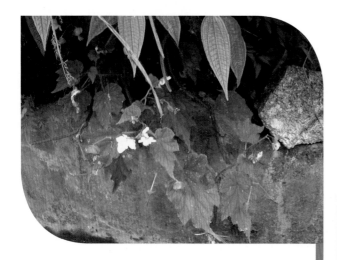

别名 | 红孩儿。

形态特征 | 多年生草本，高1.5～60厘米。地上茎草质，直立或匍匐状，多少被褐色绵毛。叶膜质，互生，广心脏卵形，长12～20厘米，宽10～15厘米，呈多角状或不规则的5～7裂，裂片渐尖，边缘有小锯齿及睫毛，上面绿色，略被柔毛，下面淡绿色或淡紫色，被褐色绵毛。花单性，雌雄同株，腋生，花轴较叶短，着生雄花3～4朵及雌花1朵，花淡红色；雄花花被片4，外面2枚较大，内面2枚矩圆形，雄蕊多数；雌花花被片5，斜卵形，子房下位。蒴果长10～15毫米，具狭翅。花期6—8月。

分布及生境 | 分布于广东、香港、海南、台湾、福建、广西、湖南、江西、贵州、四川、云南。生于河边阴处湿地、山谷阴处岩石上、密林中岩壁上、山谷阴处岩石边潮湿地、山坡常绿阔叶林下、石山林下石壁上、林中潮湿的石上。

功用 | 酸，凉。消水肿，止水泻，祛痰，清热解毒。孕妇忌服。

番 木 瓜

Carica papaya L.

番木瓜科 Caricaceae

药用部分 / 根、果

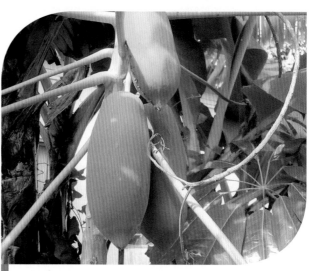

别名 | 乳瓜、万寿果。

形态特征 | 多年生常绿软木质小乔木，叶大，簇生于茎的顶端，有5～7掌状深裂，花有单性或完全花，有雄株、雌株及两性株。浆果大，肉质，成熟时橙黄色或黄色，长圆形、倒卵状长圆形、梨形或近球形，果肉柔软多汁，味香甜。种子多数，卵球形，成熟时黑色，外种皮肉质，内种皮木质，具皱纹。花果期全年。

分布及生境 | 分布于福建、台湾、广东、广西、云南等；世界热带和较温暖的亚热带地区也有。

功用 | 甘，平。健胃消食，滋补催乳，舒筋通络。用于脾胃虚弱，食欲不振，乳汁缺少，风湿性关节炎，肢体麻木，胃、十二指肠溃疡疼痛。

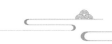

量天尺

Hylocereus undatus (Haw.) Britt. et Rose

仙人掌科Cactaceae

药用部分 / 花、肉质茎

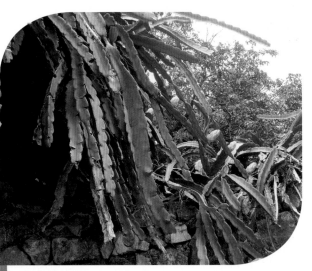

别名 ｜ 剑花、三棱箭、霸王花。

形态特征 ｜ 攀缘肉质灌木，长3～15米，具气根。分枝多数，延伸，具三角或棱，棱常翅状，边缘波状或圆齿状，深绿色至淡蓝绿色。花漏斗状，于夜间开放；花托及花托筒密被淡绿色或黄绿色鳞片，鳞片卵状披针形至披针形；萼状花被片黄绿色，线形至线状披针形，通常反曲；瓣状花被片白色，长圆状倒披针形，边缘全缘或啮蚀状；花丝黄白色；花药淡黄色；花柱黄白色；柱头20～24，线形。浆果红色，长球形，果脐小，果肉白色。种子倒卵形，黑色，种脐小。花期7—12月。

分布及生境 ｜ 分布于福建、广东、广西、海南、台湾；中美洲至南美洲北部，夏威夷、澳大利亚也有。攀缘于树干、岩石或墙壁。

功用 ｜ 清香，清热，润肺止咳。用于燥热咳嗽，咳血，瘰疬。茎用于腮腺炎，疝气，痈疮肿毒。

昙花

Epiphyllum oxypetalum (DC.) Haw.

仙人掌科Cactaceae

药用部分 / 花

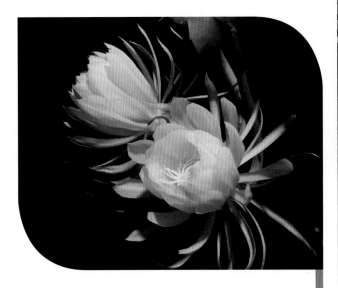

别名 ｜ 月下待友。

形态特征 ｜ 灌木状肉质植物，高1～2米。主枝直立，圆柱形，茎不规则分枝，茎节叶状扁平，长15～60厘米，宽约6厘米，绿色，边缘波状或缺凹，无刺，中肋粗厚，无叶片。花单生于枝侧的小窠，漏斗状，长25～30厘米，宽约10厘米；花被管比裂片长，花被片白色，干时黄色，雄蕊细长，多数；花柱白色，长于雄蕊，柱头线状，16～18裂。浆果长圆形，红色，具纵棱脊。种子多。

分布及生境 ｜ 我国南部栽培。

功用 ｜ 甘，平。清肺，止咳，化痰。用于心胃气痛，吐血，肺结核。

仙 人 掌

Opuntia dillenii (Ker.- Gawl.) Haw.

仙人掌科 Cactaceae

药用部分 / 果实、肉质茎中流出的浆汁凝结物

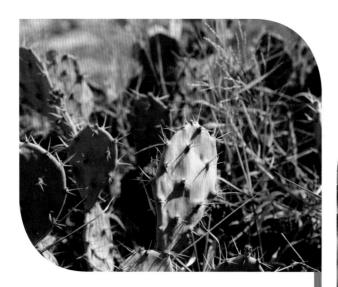

别名 | 仙巴掌。

形态特征 | 肉质植物，常丛生，灌木状，高0.5～2米。茎直立，老茎下部近木质化，稍圆柱形，其余均掌状，扁平；每一节间倒卵形至椭圆形，长15～20厘米或更长，宽4～10厘米，绿色，散生小瘤体；小瘤体上簇生长1～3厘米的锐刺；刺黄褐色，多数均有倒生刺毛。叶钻形，生于小瘤体的刺束之下，早落。花单生于近分枝顶端的小瘤体上，鲜黄色，直径4～7厘米；花被片外部的绿色，向内渐变为花瓣状，宽倒卵形；花柱直立，白色。浆果卵形或梨形，长5～8厘米，紫红色，无刺。

分布及生境 | 原产墨西哥东海岸、美国南部及东南部沿海地区、西印度群岛、百慕大群岛和南美洲北部。我国有栽培及逸为野生。

功用 | 苦，寒。清热解毒，消肿止痛。用于流行性腮腺炎，疮痈，脚底石硬，水火烫伤，乳腺炎。外用适量捣敷。有毒，内服慎用，孕妇忌服。

油 茶

Camellia oleifera Abel.

山茶科 Theaceae

药用部分 / 根皮、叶、种子、茶油、花

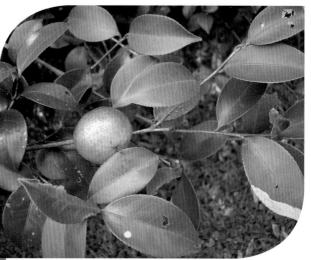

别名 | 茶树油、茶子树。

形态特征 | 灌木或中乔木。嫩枝有粗毛。叶革质，椭圆形，长圆形或倒卵形，上面深绿色，发亮，下面浅绿色，边缘有细锯齿，有时具钝齿，叶柄有粗毛。花顶生，苞片与萼片约10，由外向内逐渐增大，阔卵形；花瓣5～7，白色，倒卵形，先端4缺或2裂。蒴果球形或卵圆形，3室或1室，3片或2片裂开，每室有种子1或2，果爿厚3～5毫米，木质，中轴粗厚；苞片及萼片脱落后留下的果柄长3～5毫米，粗大，有环状短节。花期冬春季。

分布及生境 | 分布于长江流域到华南各地。

功用 | 苦，平，有小毒。散瘀活血，接骨消肿。用于骨折，扭挫伤，腹痛，皮肤瘙痒，烫火伤。

米碎花

Eurya chinensis R. Br.

山茶科 Theaceae

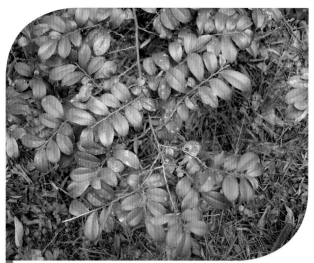

别名 | 岗茶、山茶仔、山茶叶。

形态特征 | 灌木，高1～3米。茎皮灰褐色或褐色，平滑；嫩枝具2棱，黄绿色或黄褐色，被短柔毛，小枝稍具2棱，灰褐色或浅褐色，几无毛；顶芽披针形，密被黄褐色短柔毛。叶薄革质，倒卵形或倒卵状椭圆形，顶端钝而有微凹或略尖，偶有近圆形，基部楔形，边缘密生细锯齿，有时稍反卷。花1～4朵簇生于叶腋。雄花：小苞片2；萼片5；花瓣5，白色，雄蕊约15，退化子房无毛。雌花的小苞片和萼片与雄花同，但较小；花瓣5，子房卵圆形。果实圆球形，有时为卵圆形，成熟时紫黑色。花期11—12月，果期翌年6—7月。

分布及生境 | 分布于江西、福建、台湾、湖南、广东、广西。多生于低山丘陵、山坡、灌丛、路边或溪河沟谷灌丛中。

功用 | 苦、涩，寒。清热，利水，发表，消滞行气，消肿止痛。用于感冒发热，暑热发痧，食滞消化不良。外敷用于跌打损伤，刀伤，蛇伤。

茶

Camellia sinensis (L.) O. Ktze.

山茶科 Theaceae

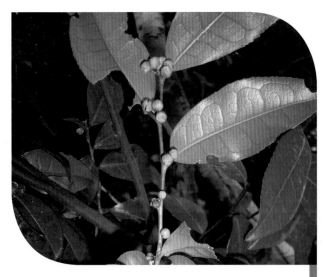

别名 | 茶叶、茶树、茗。

形态特征 | 灌木或小乔木。嫩枝无毛。叶革质，长圆形或椭圆形，长4～12厘米，宽2～5厘米，先端钝或尖锐，基部楔形，上面发亮，下面无毛或初时有柔毛，侧脉5～7对，边缘有锯齿，叶柄长3～8毫米，无毛。花1～3朵腋生，白色，花柄长4～6毫米，有时稍长；苞片2，早落；萼片5，阔卵形至圆形，长3～4毫米，无毛，宿存；花瓣5～6，阔卵形，长1～1.6厘米，基部略连合。蒴果3球形或1～2球形，高1.1～1.5厘米，每球有种子1～2。花期10月至翌年2月。

分布及生境 | 野生种遍见于长江以南各省的山区，现各地栽培。

功用 | 苦、微甘，微寒，无毒。清头目，利小便，止泻，去痰热，除瘴气。用于昏愦多睡不醒，泻痢，赤痢，伤骨，伤风，头痛，鼻塞。

华 南 毛 柃

Eurya ciliata Merr.

山茶科 Theaceae

药用部分 / 叶

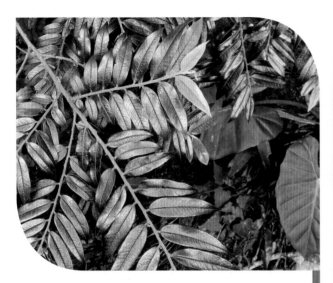

别名 | 长毛柃。

形态特征 | 灌木或小乔木，高3～10米。枝圆筒形，新枝黄褐色，密被黄褐色披散柔毛，小枝灰褐色或暗褐色，无毛或几无毛；顶芽长锥形，被披散柔毛。叶坚纸质，披针形或长圆状披针形，边全缘，偶有细锯齿，干后稍反卷，被贴伏柔毛；叶柄极短。花1～3朵簇生于叶腋；雄花小苞片2，萼片5，花瓣5，长圆形，雄蕊22～28，退化子房密被柔毛；雌花小苞片、萼片、花瓣与雄花同，但略小，子房圆球形，密被柔毛。果实圆球形，具短梗，被柔毛，萼及花柱均宿存。花期10—11月，果期翌年4—5月。

分布及生境 | 分布于海南、广东、广西东部和北部、贵州、云南东南部。多生于山坡林下或沟谷溪旁密林中。

功用 | 微苦，凉。清热解毒，消肿止痛。用于疮疡肿毒，烧烫伤，跌打损伤。

二 列 叶 柃

Eurya distichophylla Hemsl.

山茶科 Theaceae

药用部分 / 全株

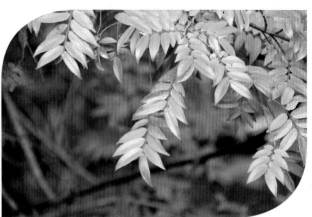

别名 | 山禾串。

形态特征 | 灌木或小乔木，高1.5～7米。树皮灰褐色或黑褐色；小枝稍纤细，当年生新枝圆筒形，黄褐色，密被厚柔毛或披散柔毛，小枝灰褐色或深褐色，近无毛；顶芽被柔毛。叶纸质或薄革质，卵状披针形或卵状长圆形，顶端渐尖或长渐尖，基部圆形，两侧稍不等，边缘有细锯齿；叶柄短，被柔毛。花1～3朵簇生于叶腋；雄花：花瓣5，白色，边缘稍带蓝色，倒卵状长圆形至倒卵形；雄蕊15～18，退化子房密被柔毛。雌花：花瓣5，披针形；子房卵形，密被柔毛，3室，花柱顶端深3裂，有时几达基部。果实圆球形或卵球形，被柔毛，成熟时紫黑色。花期10—12月，果期翌年6—7月。

分布及生境 | 分布于江西、福建、湖南、广东、广西、贵州；越南也有。多生于山坡路旁或沟谷溪边阴湿地的疏林、密林和灌丛中。

功用 | 甘、微涩，凉。清热除痰，消炎止痛。用于急性扁桃体炎，喉炎，口腔炎，支气管炎，水火烫伤。

岗 枥

Eurya groffii Merr.

山茶科 Theaceae

药用部分 / **叶**

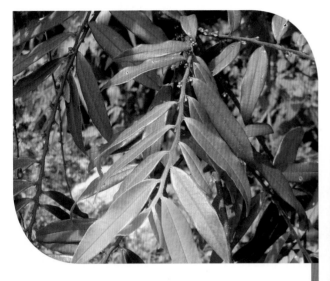

别名 | 米碎木、蚂蚁木。

形态特征 | 灌木或小乔木,高2～10米。树皮灰褐色或褐黑色,平滑;嫩枝圆柱形,密被黄褐色披散柔毛。叶革质或薄革质,披针形或披针状长圆形,边缘密生细锯齿;叶柄极短,密被柔毛。花1～9朵簇生于叶腋;雄花小苞片2,卵圆形,萼片5,花瓣5,白色,长圆形或倒卵状长圆形,雄蕊约20;雌花的小苞片和萼片与雄花同,但较小,花瓣5,长圆状披针形,子房卵圆形,花柱3裂或3深裂几达基部。果实圆球形,成熟时黑色。花期9—11月,果期翌年4—6月。

分布及生境 | 分布于福建、广东、海南、广西、四川、重庆、贵州、云南等;越南也有。多生于山坡路旁林中、林缘及山地灌丛中。

功用 | 苦、涩,平。祛痰止咳,解毒消肿。用于肺结核咳嗽,无名肿毒,脓疱疮,跌打损伤,骨折。

大 头 茶

Polyspora axillaris (Roxb. ex Ker.- Gawl.) Sweet

山茶科 Theaceae

药用部分 / **皮、果实**

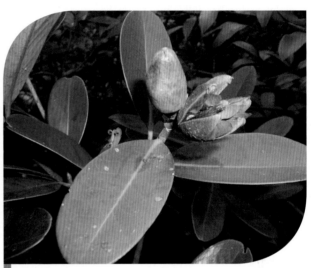

别名 | 铁核桃树、羊咪树。

形态特征 | 常绿乔木,高9米,嫩枝粗大,无毛或有微毛。叶厚革质,倒披针形,长6～14厘米,宽2.5～4厘米,先端圆形或钝,基部狭窄而下延,侧脉两面均不明显,无毛,全缘,或近先端有少数齿刻。花生于枝顶叶腋,直径7～10厘米,白色,花柄极短;苞片4～5,早落;萼片卵圆形;花瓣5,最外1片较短,其余4片阔倒卵形或心形,先端凹入,长3.5～5厘米;雄蕊长1.5～2厘米;子房5室。蒴果长2.5～3.5厘米;5爿裂开;种子长1.5～2厘米。花期10月至翌年1月。

分布及生境 | 分布于广东、海南、广西、台湾。

功用 | 涩、辛,温。活络止痛,温中止泻。用于风湿腰痛,跌打损伤,腹泻。

木 荷

Schima superba Gardn. et Champ.

山茶科 Theaceae

药用部分 / **根、皮**

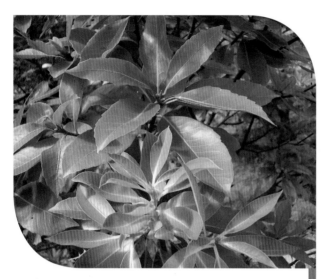

别名 | 荷树、荷木、柯树。

形态特征 | 常绿乔木，高25米，嫩枝通常无毛。叶革质或薄革质，椭圆形，长7～12厘米，宽4～6.5厘米，先端尖锐，有时略钝，基部楔形，上面干后发亮，下面无毛，侧脉7～9对，在两面明显，边缘有钝齿；叶柄长1～2厘米。花生于枝顶叶腋，常多朵排成总状花序，直径3厘米，白色，花柄长1～2.5厘米，纤细，无毛；苞片2，贴近萼片，长4～6毫米，早落；萼片半圆形，长2～3毫米，外面无毛，内面有绢毛；花瓣长1～1.5厘米，最外1片风帽状，边缘多少有毛；子房有毛。蒴果直径1.5～2厘米。花期6—8月。

分布及生境 | 分布于浙江、福建、台湾、江西、湖南、广东、广西、海南、贵州。

功用 | 辛，温，有毒。攻毒，消肿。外敷用于疔疮，无名肿毒。不可内服。

厚 皮 香

Ternstroemia gymnanthera (Wight et Arn.) Beddome

山茶科 Theaceae

药用部分 / **叶、花、果实**

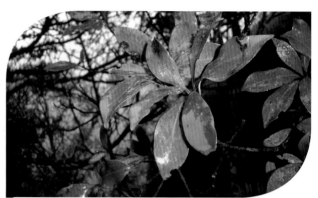

别名 | 珠木树、猪血柴、水红树、野瑞香。

形态特征 | 常绿乔木，高达15米。树皮灰褐色。叶革质或薄革质，通常聚生于枝端，呈假轮生状，椭圆形、椭圆状倒卵形至长圆状倒卵形，边全缘，稀有上半部疏生浅疏齿，齿尖具黑色小点。花两性或单性，通常生于当年生无叶的小枝上或生于叶腋；两性花；小苞片2；萼片5；花瓣5，淡黄白色，倒卵形；雄蕊约50，长短不一；子房圆卵形，2室，胚珠每室2个。果实圆球形，小苞片和萼片均宿存，宿存花柱，顶端2浅裂；种子肾形，每室1个，成熟时肉质假种皮红色。花期5—7月，果期8—10月。

分布及生境 | 分布于安徽、浙江、江西、福建、湖北、湖南、广东、广西、云南、贵州、四川等；越南、老挝、泰国、柬埔寨、尼泊尔、不丹及印度也有。生于山地林中、林缘路边或近山顶疏林中。

功用 | 果实、叶：苦，凉。花、果有小毒。清热解毒，消痈肿。用于疮疡痈肿，乳腺炎。花：擦癣，可止痒痛。

美丽猕猴桃

Actinidia melliana Hand.-Mazz.

猕猴桃科 Actinidiaceae

药用部分 / **全株**

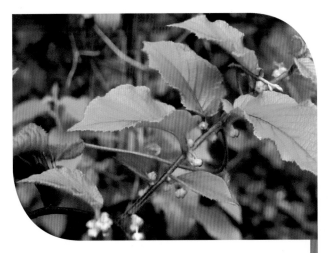

别名 | 两广猕猴桃。

形态特征 | 中型半常绿藤本。延伸长枝达30～40厘米，当年枝和隔年枝都密被长达6～8毫米的锈色长硬毛，皮孔都很显著；髓白色，片层状。叶膜质至坚纸质，隔年叶革质，长方椭圆形、长方披针形或长方倒卵形，顶端短渐尖至渐尖，基部浅心形至耳状浅心形，边缘具硬尖小齿，上部（边缘）常向背面反卷；叶柄被锈色长硬毛。聚伞花序，腋生，花序柄二回分歧，花可多达10朵，被锈色长硬毛；苞片钻形，长4～5毫米，果期伸长至6毫米；花白色；萼片5，长方卵形，背面薄被茸毛；花瓣5，倒卵形；花药黄色，子房近球形，密被茶褐色茸毛。果成熟时秃净，圆柱形，有显著的疣状斑点，宿存萼片反折。花期5—6月。

分布及生境 | 分布于广西、广东、海南、湖南、江西、福建、云南也有少量分布。生于山地树丛中。

功用 | 根：补血，强壮筋骨。用于腰痛，筋骨痛。茎、叶：祛瘀疬热毒。用于瘰疬热症等。

水 东 哥

Saurauia tristyla DC.

猕猴桃科 Actinidiaceae

药用部分 / **根、叶**

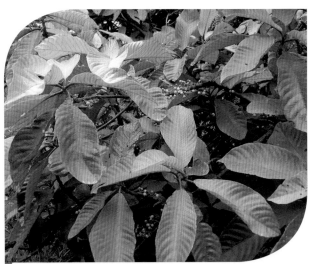

别名 | 水牛奶、水枇杷。

形态特征 | 小乔木，高3～6米，稀达12米。小枝无毛或被茸毛，被爪甲状鳞片或钻状刺毛。叶纸质或薄革质，倒卵状椭圆形、倒卵形、长卵形、稀阔椭圆形，长10～28厘米，宽4～11厘米，顶端短渐尖至尾状渐尖，基部楔形，稀钝，叶缘具刺状锯齿，稀为细锯齿；叶柄具钻状刺毛，有茸毛或无。花序聚伞式，1～4枚簇生于叶腋或老枝落叶叶腋，被毛和鳞片，分枝处具苞片2～3，花柄基部具2枚近对生小苞片；花粉红色或白色，花瓣卵形，顶部反卷；雄蕊25～34；子房卵形或球形。果球形，白色，绿色或淡黄色。花期3—12月。

分布及生境 | 分布于广西、云南、贵州、广东；印度、马来西亚也有。生于丘陵、低山山地林下和灌丛中。

功用 | 微苦，凉。清热解毒，止咳，止痛。用于风热咳嗽，风火牙痛，烫火伤。

岗 松

Baeckea frutescens L.

桃金娘科 Myrtaceae

药用部分 / 全草

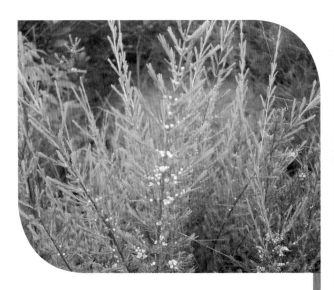

别名 | 铁扫帚、扫把仔。

形态特征 | 灌木，有时为小乔木。嫩枝纤细，多分枝。叶小，无柄，或有短柄，叶片狭线形或线形，长5～10毫米，宽1毫米。花小，白色，单生于叶腋内；苞片早落；花梗长1～1.5毫米；萼管钟状，长约1.5毫米，萼齿5，细小三角形，先端急尖；花瓣圆形，分离，长约1.5毫米，基部狭窄成短柄；雄蕊10或稍少，成对与萼齿对生；子房下位，3室，花柱短，宿存。蒴果小，长约2毫米；种子扁平，有角。花期夏秋季。

分布及生境 | 分布于福建、广东、广西和江西等；东南亚各地也有。喜生于低丘及荒山草坡与灌丛中。

功用 | 辛、苦、涩，凉。祛风行气，利尿止痒。用于黄疸，脚气，风湿脚痹，皮炎湿疹瘙痒，毒蛇咬伤，烧烫伤等。

柠 檬 桉

Eucalyptus citriodora Hook. f.

桃金娘科 Myrtaceae

药用部分 / 叶、果、树脂

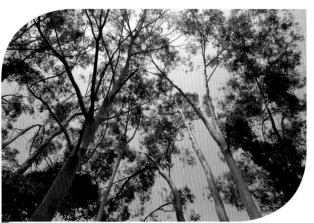

别名 | 靓仔桉。

形态特征 | 常绿大乔木，高达30米。树皮光滑，灰白色，大片状脱落。幼态叶片披针形，有腺毛，基部圆形，叶柄盾状着生；成熟叶片狭披针形，宽约1厘米，长10～15厘米，稍弯曲，两面有黑腺点，揉之有浓厚的柠檬气味；过渡性叶阔披针形，宽3～4厘米，长15～18厘米；叶柄长1.5～2厘米。圆锥花序腋生；花梗长3～4毫米，有2棱；花蕾长倒卵形，长6～7毫米；萼管长5毫米；帽状体长1.5毫米，比萼管稍宽，有一小尖突；雄蕊长6～7毫米。蒴果壶形，长1～1.2厘米，宽8～10毫米，果瓣藏于萼管内。花期4—9月。

分布及生境 | 原产澳大利亚东部及东北部无霜冻的海岸地带。广东、广西等有栽培。喜湿热肥沃土壤。

功用 | 苦，温。散风除湿，健胃止痛，解毒止痒。用于风寒感冒，风湿骨痛，胃气痛，食积，痧胀吐泻，痢疾，哮喘，疟疾，疮疖，风疹，湿疹，顽癣，水火烫伤，炮弹伤消肿散毒。

窿缘桉

Eucalyptus exserta F. V. Muell.

桃金娘科 Myrtaceae

药用部分 / 叶

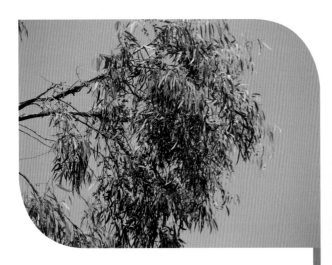

别名｜隆缘桉。

形态特征｜常绿乔木，高15～18米。树皮宿存，稍坚硬，粗糙，有纵沟，灰褐色；嫩枝有钝棱，纤细，常下垂。幼态叶对生，叶片狭窄披针形，宽不及1厘米，有短柄；成熟叶片狭披针形，长8～15厘米，宽1～1.5厘米，稍弯曲，两面多微小黑腺点，侧脉以35°～40°开角急斜向上，边脉很靠近叶缘；叶柄长1.5厘米，纤细。伞形花序，腋生，具花3～8朵，总梗长6～12厘米；花梗长3～4毫米；花蕾长卵形，长8～10毫米；萼管半球形；帽状体长5～7毫米，长锥形；雄蕊长6～7毫米。蒴果近球形，直径6～7毫米，果缘突出萼管2～2.5毫米，果瓣4，长1～1.5毫米。花期5—9月。

分布及生境｜原产澳大利亚。华南地区有栽培。

功用｜辛，苦，温。祛风止痒，燥湿杀虫。用于风湿疹痒，脚气湿痒，风湿痹痛。

白千层

Melaleuca cajuputi subsp. *cumingiana* (Turcz.) Barl.

桃金娘科 Myrtaceae

药用部分 / 树皮

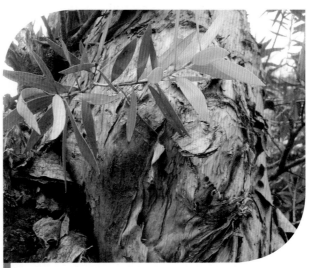

别名｜千层皮、玉树。

形态特征｜常绿乔木，高18米。树皮灰白色，厚而松软，呈薄层状剥落；嫩枝灰白色。叶互生，叶片革质，披针形或狭长圆形，长4～10厘米，宽1～2厘米，两端尖，基出脉3～7条，多油腺点，香气浓郁；叶柄极短。花白色，密集于枝顶成穗状花序，长达15厘米，花序轴常有短毛；萼管卵形，长3毫米，有毛或无毛，萼齿5；花瓣5，卵形，长2～3毫米，宽3毫米；雄蕊约长1厘米，常5～8枚成束；花柱线形，比雄蕊略长。蒴果近球形，直径5～7毫米。花期每年多次。

分布及生境｜原产澳大利亚。广东、台湾、福建、广西等地有栽培。

功用｜淡，平。安神镇静，祛风止痛。用于神经衰弱，失眠，风湿骨痛，神经痛，肠炎腹泻。过敏性皮炎，湿疹，用鲜叶煎水洗。

番 石 榴

Psidium guajava L.

桃金娘科 Myrtaceae

药用部分 / **鲜叶或干叶、干果**

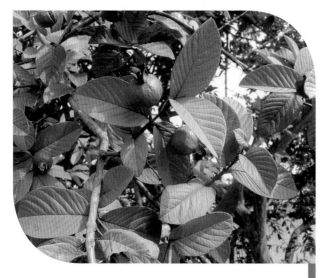

别名 │ 番稔、花稔、番桃树、缅桃、胶子果、拔子、木仔。

形态特征 │ 常绿乔木，高达13米。树皮平滑，片状剥落。叶片革质，长圆形至椭圆形，长6～12厘米，宽3.5～6厘米，先端急尖或钝，基部近于圆形，侧脉12～15对，常下陷；叶柄长5毫米。花单生或2～3朵排成聚伞花序；萼管钟形，长5毫米，有毛，萼帽近圆形，长7～8毫米，不规则裂开；花瓣长1～1.4厘米，白色；雄蕊长6～9毫米；子房下位，与萼合生。浆果球形、卵圆形或梨形，长3～8厘米，顶端有宿存萼片，果肉白色及黄色，胎座肥大，肉质，淡红色。种子多数。花果期全年。

分布及生境 │ 原产南美洲。我国南部有栽培并逸为野生。生于荒地或低丘陵上。

功用 │ 甘、涩，平。收敛止泻，消炎止血。用于急性胃肠炎，消化不良，腹泻，痢疾，水煎服。跌打损伤，刀伤出血，鲜叶适量捣烂敷患处。

桃 金 娘

Rhodomyrtus tomentosa (Ait.) Hassk.

桃金娘科 Myrtaceae

药用部分 / **根、果、叶**

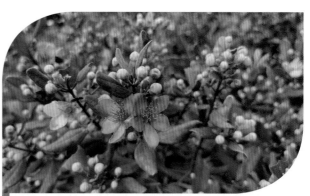

别名 │ 岗稔、多年、当泥、山稔、山稔根。

形态特征 │ 灌木，高1～2米；嫩枝有灰白色柔毛。叶对生，革质，叶片椭圆形或倒卵形，长3～8厘米，宽1～4厘米，先端圆或钝，常微凹入，有时稍尖，基部阔楔形，上面初时有毛，以后变无毛，发亮，下面有灰色茸毛，离基三出脉，直达先端且相结合，边脉离边缘3～4毫米，中脉有侧脉4～6对，网脉明显；叶柄长4～7毫米。花有长梗，常单生，紫红色，直径2～4厘米；萼管倒卵形，萼裂片5，近圆形，宿存；花瓣5，倒卵形，长1.3～2厘米；雄蕊红色，长7～8毫米；子房下位。浆果卵状壶形，长1.5～2厘米，宽1～1.5厘米，熟时紫黑色。花期4—5月。

分布及生境 │ 分布于台湾、福建、广东、广西、云南、贵州和湖南；印度尼西亚、菲律宾、日本、印度、斯里兰卡、马来西亚及中南半岛等地也有。生于丘陵坡地。

功用 │ 叶：涩，平。收敛，止泻，止血。根：涩，平。通经活络，止血收敛。果：补血，滋养，安胎。用于贫血，病后体虚，神经衰弱，耳鸣，遗精。

赤 楠

Syzygium buxifolium Hook. et Arn.

桃金娘科 Myrtaceae

药用部分 / 叶

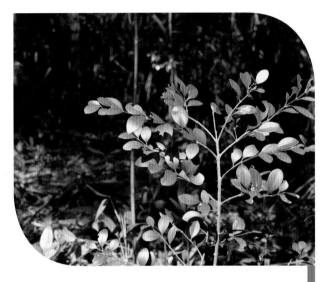

别名 | 赤楠蒲桃、鱼鳞木、牛金子、黄杨叶蒲桃、小叶赤楠。

形态特征 | 灌木或小乔木；嫩枝有棱，干后黑褐色。叶片革质，阔椭圆形至椭圆形，有时阔倒卵形，长1.5～3厘米，宽1～2厘米，先端圆或钝，有时有钝尖头，基部阔楔形或钝，上面干后暗褐色，下面稍浅色，有腺点，侧脉多而密，脉间相隔1～1.5毫米，斜行向上，离边缘1～1.5毫米处结合成边脉；叶柄长2毫米。聚伞花序，顶生，长约1厘米，具花数朵；花梗长1～2毫米；花蕾长3毫米；萼管倒圆锥形，萼齿浅波状；花瓣4，分离，长2毫米；雄蕊长2.5毫米；花柱与雄蕊同等。果实球形，直径5～7毫米。花期6—8月。

分布及生境 | 分布于安徽、浙江、台湾、福建、江西、湖南、广东、广西、贵州等。越南及琉球群岛也有。生于低山疏林或灌丛。

功用 | 苦，寒。清热解毒。用于痈疽疔疮，漆疮，烧烫伤。

蒲 桃

Syzygium jambos (L.) Alston

桃金娘科 Myrtaceae

药用部分 / 根皮、果、种子、叶

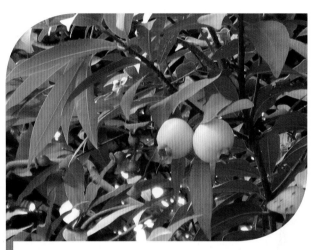

别名 | 水桃木。

形态特征 | 常绿乔木，高10米。叶片革质，披针形或长圆形，长12～25厘米，宽3～4.5厘米，先端长渐尖，基部阔楔形，叶面多透明细小腺点，侧脉12～16对，以45°开角斜向上，靠近边缘2毫米处相结合成边脉，侧脉间相隔7～10毫米，在下面明显凸起，网脉明显；叶柄长6～8毫米。聚伞花序，顶生，具花数朵，总梗长1～1.5厘米；花梗长1～2厘米，花白色，直径3～4厘米；萼管倒圆锥形，萼齿4；花瓣分离，阔卵形，长约14毫米；雄蕊长2～2.8厘米；花柱与雄蕊等长。果实球形，果皮肉质，直径3～5厘米，成熟时黄色，有油腺点；种子1～2，多胚。花期3—4月，果实5—6月成熟。

分布及生境 | 分布于台湾、福建、广东、广西、贵州、云南等地区；马来西亚、印度尼西亚及中南半岛等地也有。喜生河边及河谷湿地。

功用 | 甘、涩，平。清热祛湿，杀虫止痒。用于湿热腹泻，疮痈，疖肿，疥癣，外伤出血。

水翁蒲桃

Syzygium nervosum Candolle

桃金娘科 Myrtaceae

药用部分 / **花蕾、叶、树皮**

别名 | 水翁、水榕树、水秧木、水龙树、黑叶水翁树、水秧。

形态特征 | 常绿乔木，高15米。树干多分枝；嫩枝压扁，有沟。叶片薄革质，长圆形至椭圆形，长11～17厘米，宽4.5～7厘米，先端急尖或渐尖，基部阔楔形或略圆，两面多透明腺点，侧脉9～13对，脉间相隔8～9毫米，以45°～65°开角斜向上，网脉明显，边脉离边缘2毫米；叶柄长1～2厘米。圆锥花序，生于无叶的老枝上，长6～12厘米；花无梗，2～3朵簇生；花蕾卵形；萼管半球形，帽状体先端有短喙；雄蕊长5～8毫米；花柱长3～5毫米。浆果阔卵圆形，长10～12毫米，直径10～14毫米，成熟时紫黑色。花期5—6月。

分布及生境 | 分布于广东、广西和云南等；缅甸、泰国、老挝、越南、柬埔寨、印度、马来西亚、印度尼西亚及大洋洲等地区也有。喜生水边。

功用 | 花：苦，寒。解表，消暑，消滞，祛湿，生津。用于暑热感冒，消化不良，腹部胀闷，湿热下痢。叶、树皮：苦、涩，凉。祛湿止痒，消炎。用于皮肤瘙痒，急性乳腺炎，疥癣顽癣，香港脚，睾丸炎。

印度野牡丹

Melastoma malabathricum L.

野牡丹科 Melastomataceae

药用部分 / **叶、根**

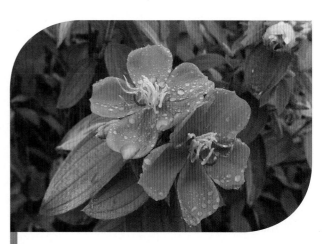

别名 | 罐罐草、倒罐草、毛足杆、红暴牙狼、埔笔、杜笔、硬枝埔笔、高脚埔笔。

形态特征 | 灌木，高0.5～1.5米。分枝多，茎钝四棱形或近圆柱形，密被紧贴的鳞片状糙伏毛。叶片坚纸质，卵形或广卵形，顶端急尖，基部浅心形或近圆形，全缘，基出脉7条；叶柄密被鳞片状糙伏毛。伞房花序，生于分枝顶端，近头状，具花3～5朵，稀单生，基部具叶状总苞2；苞片披针形或狭披针形，密被鳞片状糙伏毛；花梗密被鳞片状糙伏毛；花瓣玫瑰红色或粉红色，顶端圆形，密被缘毛；雄蕊长者药隔基部伸长，弯曲，末端2深裂，短者药隔不伸延。蒴果坛状球形，与宿存萼贴生，密被鳞片状糙伏毛；种子镶于肉质胎座内。花期5—7月，果期10—12月。

分布及生境 | 分布于云南、广西、广东、福建、台湾；印度也有。生于山坡松林下或灌草丛中。

功用 | 叶：涩，平。消滞健胃，止血，止吐泻。根：甘，平。止血，止痛。用于消化不良，肠炎泄泻，痢疾，胃痛，血栓性脉管炎，便血，痔血，衄血。外用叶研末作止血用。

地 稔

Melastoma dodecandrum Lour.

野牡丹科 Melastomataceae

药用部分 / **全草**

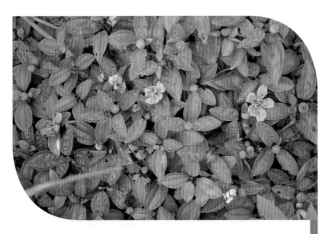

别名 | 地蒸、软枝埔笔、矮脚杜笔、披地杜笔、红廷子、细样杜笔、小样侯酒翁。

形态特征 | 披散或匍匐状亚灌木，高10～30厘米。茎匍匐上升，逐节生根，披散。叶对生；叶片坚纸质，卵形或椭圆形，长1～4厘米，宽0.8～3厘米，全缘或具密浅细锯齿；基出脉3～5条。聚伞花序，顶生，具花1～3朵；花瓣淡紫色至紫红色，菱状倒卵形，上部略偏斜，长1.2～2厘米，宽1～1.5厘米，先端有1束刺毛，被疏缘毛；雄蕊5长5短；子房下位，先端具刺毛。蒴果坛状球形，平截，近先端略缢缩，长7～9毫米，直径约7毫米，宿存萼被糙伏毛。花期5—7月，果期7—9月。

分布及生境 | 分布于贵州、湖南、广西、广东、江西、浙江、福建；越南也有。生于山坡矮草丛中，喜酸性土壤。

功用 | 甘、涩，平。清热解毒，祛风利湿，补血止血。用于预防流行性脑脊髓膜炎，肠炎，痢疾，肺脓疡，盆腔炎，子宫出血，贫血，带下，腰腿痛，风湿骨痛，外伤出血，蛇咬伤。

毛 稔

Melastoma sanguineum Sims

野牡丹科 Melastomataceae

药用部分 / **根、叶**

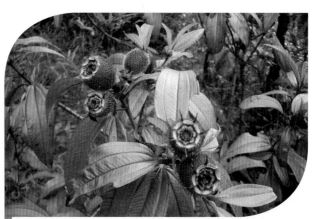

别名 | 毛蒸、红心埔笔、红棕索仔、红毛将军。

形态特征 | 大灌木，高1.5～3米；茎、小枝、叶柄、花梗及花萼均被平展的长粗毛，毛基部膨大。叶片坚纸质，卵状披针形至披针形，全缘，基出脉5条。伞房花序，顶生，常仅具花1朵或有时3～5朵；花瓣粉红色或紫红色，5～7枚，广倒卵形，上部略偏斜，顶端微凹，长3～5厘米，宽2～2.2厘米；雄蕊长者药隔基部伸延，花药长1.3厘米，花丝较伸长的药隔略短，短者药隔不伸延，花药长9毫米；子房半下位，密被刚毛。果杯状球形，胎座肉质，为宿存萼所包；宿存萼密被红色长硬毛，长1.5～2.2厘米，直径1.5～2厘米。花果期几乎全年，通常在8—10月。

分布及生境 | 分布于广西、广东；印度、马来西亚、印度尼西亚等也有。生于坡脚、沟边，湿润的草丛或矮灌丛中。

功用 | 涩，平。根：收敛止血，消食止痢；用于水泻便血、妇女血崩、止血止痛。叶：捣烂外敷，拔毒生肌止血；用于刀伤跌打，接骨，疮疖，毛虫毒等。

使 君 子

Combretum indicum (L.) Jongkind

使君子科 Combretaceae

药用部分 / **果实、根、叶**

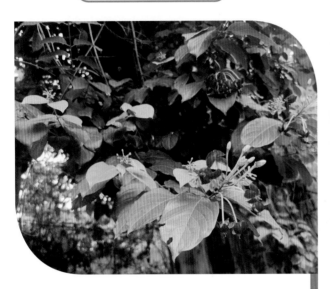

别名 | 消疳只、冬均子、留求子、均子。

形态特征 | 落叶攀缘状灌木。叶对生，长椭圆形至椭圆状披针形，长5～13厘米，宽2～6厘米，两面有黄褐色短柔毛；叶柄被毛，宿存叶柄基部呈刺状。伞房状穗状花序，顶生；萼筒细管状，长约6厘米，先端5裂；花瓣5，长圆形或倒卵形，白色后变红色，有香气；雄蕊10，2轮；子房下位，1室，花柱丝状。果实橄榄状，黑褐色。花期5—9月，果期6—10月。

分布及生境 | 分布于福建、台湾（栽培）、江西南部、湖南、广东、广西、四川、云南、贵州；印度、缅甸、菲律宾等也有。

功用 | 甘，温。杀虫，消积，健脾。用于疳积，蛔虫，煎服或作丸散剂。

竹 节 树

Carallia brachiata (Lour.) Merr.

红树科 Rhizophoraceae

药用部分 / **果实**

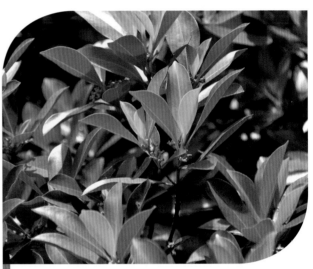

别名 | 山竹犁、山竹公、气管木、竹球、鹅唇木、鹅肾木。

形态特征 | 常绿乔木，高7～10米，胸径20～25厘米。树皮光滑，少具裂纹。叶矩圆形、椭圆形至倒披针形或近圆形，顶端短渐尖或钝尖，基部楔形，全缘，稀具锯齿；叶柄长6～8毫米，粗而扁。花序腋生，有长8～12毫米的总花梗，分枝短，每一分枝具花2～5朵（稀退化为1朵）；花小；花萼6～7裂；花瓣白色，近圆形。果实近球形，直径4～5毫米，顶端冠以短三角形萼齿。花期冬季至翌年春季，果期春夏季。

分布及生境 | 分布于广东、广西及沿海岛屿；马达加斯加、斯里兰卡、印度、缅甸、泰国、越南、马来西亚、澳大利亚等也有。生于丘陵灌丛或山谷杂木林中。

功用 | 甘，温。解毒敛疮。用于溃疡。

黄 牛 木

Cratoxylum cochinchinense (Lour.) Bl.

藤黄科 Guttiferae

药用部分 / **根、叶**

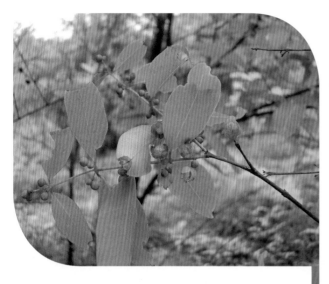

别名 | 黄牛檀、黄牛角。

形态特征 | 落叶乔木，高达25米，全体无毛。树干下部有簇生的长枝刺，树皮灰黄色或灰褐色，平滑或有细条纹。叶片椭圆形至长椭圆形或披针形，先端骤然锐尖或渐尖，基部钝形至楔形，坚纸质，两面无毛，有透明腺点及黑点。聚伞花序，腋生或腋外生及顶生，具花2～3朵；花瓣粉红、深红至红黄色，倒卵形；子房圆锥形。蒴果椭圆形，棕色，无毛，被宿存的花萼包被达2/3以上。种子倒卵形，基部具爪，不对称，一侧具翅。花期4—5月，果期6月以后。

分布及生境 | 分布于广东、广西和云南；缅甸、泰国、越南、马来西亚、印度尼西亚、菲律宾等也有。生于丘陵或山地的干燥阳坡上的次生林或灌丛中。

功用 | 甘、淡、微苦，凉。健胃消滞，解暑化湿，散瘀消肿。用于急性胃肠炎，感冒，伤暑发热，黄疸，跌打肿痛，枪伤，骨鲠咽喉。

地 耳 草

Hypericum japonicum Thunb. ex Murray.

藤黄科 Guttiferae

药用部分 / **全草**

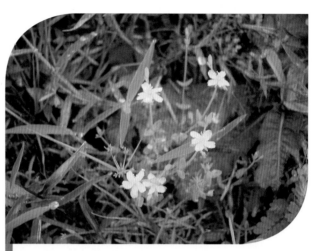

别名 | 田基黄、黄花仔、黄花草、七寸金、千下槌、四稔槌。

形态特征 | 一年生或多年生草本，高2～45厘米。茎单一或多少簇生，直立或外倾或匍地而在基部生根。叶无柄，通常卵形或卵状三角形至长圆形或椭圆形，全缘，坚纸质，具1条基生主脉和1～2对侧脉。花序具1～30花，两歧状或多少呈单歧状；花瓣白色、淡黄至橙黄色，椭圆形或长圆形；雄蕊5～30。子房1室。蒴果短圆柱形至圆球形。种子淡黄色，圆柱形，两端锐尖。花期3—8月，果期6—10月。

分布及生境 | 分布于辽宁、山东至长江以南各地区；日本、朝鲜、尼泊尔、锡金、印度、斯里兰卡、缅甸、印度尼西亚、澳大利亚、新西兰及美国也有。生于田边、沟边、草地及撂荒地上。

功用 | 甘、苦，微寒。清热解毒，消肿散瘀。用于急、慢性肝炎，早期肝硬化，阑尾炎，乙型脑炎，小儿麻痹症前期，皮肤病，毒蛇咬伤，跌打损伤，痈肿疮疖，扁桃体炎，带状疱疹。

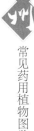
田 麻

Corchoropsis crenata Siebold & Zuccarini

椴树科 Tiliaceae

药用部分 / **全草**

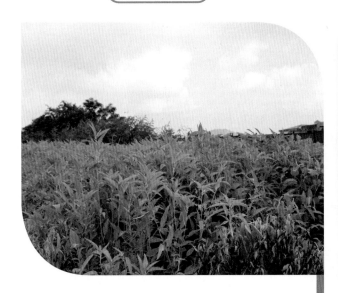

别名 | 毛果田麻、黄花喉草、野络麻。

形态特征 | 一年生草本，高40～60厘米。分枝有星状短柔毛。叶卵形或狭卵形，长2.5～6厘米，宽1～3厘米，边缘有钝牙齿，两面均密生星状短柔毛，基出脉3条；叶柄长0.2～2.3厘米；托叶钻形，长2～4毫米，脱落。花有细柄，单生于叶腋，直径1.5～2厘米；萼片5，狭窄披针形，长约5毫米；花瓣5，黄色，倒卵形；发育雄蕊15，退化雄蕊5，与萼片对生，匙状条形，长约1厘米；子房被短茸毛。蒴果角状圆筒形，长1.7～3厘米，有星状柔毛。果期秋季。

分布及生境 | 分布于东北、华北、华东、华中、华南及西南等地区；朝鲜、日本也有。

功用 | 苦，凉。平肝利湿，解毒，止血。用于疳积，带下，痈疖肿毒。外用于外伤出血。

破 布 叶

Microcos paniculata L.

椴树科 Tiliaceae

药用部分 / **叶**

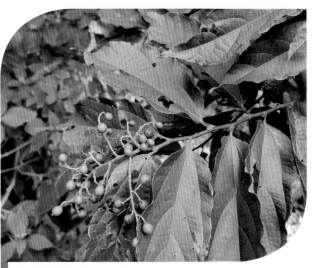

别名 | 布渣叶、麻布叶、烂布渣、布包木、破布树。

形态特征 | 灌木或小乔木，高3～12米。嫩枝有毛。叶薄革质，卵状长圆形，长8～18厘米，宽4～8厘米，先端渐尖，基部圆形，两面初时有极稀疏星状柔毛，以后变秃净，三出脉的两侧脉从基部发出，向上行超过叶片中部，边缘有细钝齿；叶柄长1～1.5厘米，被毛；托叶线状披针形。圆锥花序，顶生，长4～10厘米，被星状柔毛；苞片披针形；花柄短小；萼片外面有毛；花瓣长圆形，长3～4毫米，下半部有毛；雄蕊多数；子房球形，无毛，柱头锥形。核果近球形或倒卵形，长约1厘米；果柄短。花期6—7月。

分布及生境 | 分布于广东、广西、云南；印度尼西亚、印度及中南半岛也有。

功用 | 淡、微酸，微凉。清热，消滞，解毒。用于感冒，食滞，黄疸。可作夏季凉茶配药料。

刺蒴麻

Triumfetta rhomboidea Jacq.

椴树科 Tiliaceae

药用部分 / **全株**

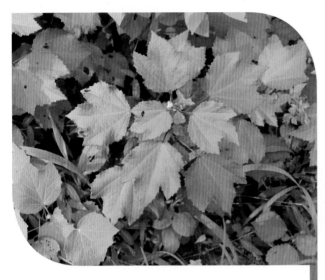

别名│黄花地桃花、黄花虱母头、密马专、黐头婆、垂桉草。

形态特征│亚灌木。嫩枝被灰褐色短茸毛。叶纸质，生于茎下部的阔卵圆形，长3～8厘米，宽2～6厘米，先端常3裂，基部圆形；生于上部的长圆形；上面有疏毛，下面有星状柔毛，基出脉3～5条，两侧脉直达裂片尖端，边缘有不规则的粗锯齿；叶柄长1～5厘米。聚伞花序，数枝腋生，花序柄及花柄均极短；萼片狭长圆形，被长毛；花瓣比萼片略短，黄色，边缘有毛；雄蕊10；子房有刺毛。果球形，不开裂，被灰黄色柔毛，具钩针刺长2毫米。种子2～6。花期夏秋季。

分布及生境│分布于云南、广西、广东、福建、台湾；亚洲及非洲热带地区也有。

功用│甘、淡，凉。解表清热，利尿散结。用于风热感冒，泌尿系结石。

中华杜英

Elaeocarpus chinensis (Gardn. et Champ.)
Hook. f. ex Benth.

杜英科 Elaeocarpaceae

药用部分 / **根**

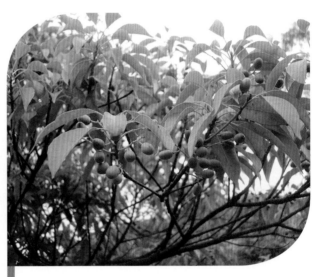

别名│华杜英、桃榅、羊屎乌。

形态特征│常绿小乔木，高3～7米。叶薄革质，卵状披针形或披针形，长5～8厘米，宽2～3厘米，下面有细小黑腺点，侧脉4～6对，在上面隐约可见，边缘有波状小钝齿；叶柄纤细，长1.5～2厘米，幼嫩时略被毛。总状花序，生于无叶的去年枝条上，长3～4厘米，花序轴有微毛；花柄长3毫米；花两性或单性；两性花：萼片披针形，花瓣5，长圆形，雄蕊8～10，子房2室，胚珠4；单性花：雄蕊的萼片与花瓣和两性花的相同，雄蕊8～10，无退化子房。核果椭圆形，长不到1厘米。花期5—6月。

分布及生境│分布于广东、广西、浙江、福建、江西、贵州、云南；老挝和越南也有。生于林中。

功用│辛，温。散瘀消肿。用于跌打肿痛。

山芝麻

Helicteres angustifolia L.

梧桐科 Sterculiaceae

药用部分 / **根或全株**

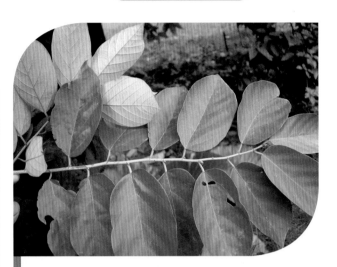

别名 | 山油麻、假油麻。

形态特征 | 小灌木，高达1米。叶狭矩圆形或条状披针形，长3.5～5厘米，宽1.51～2.5厘米，顶端钝或急尖，基部圆形，上面无毛或几无毛，下面被灰白色或淡黄色星状茸毛；叶柄长5～7毫米。聚伞花序，有2至数朵花；萼管状，5裂；花瓣5，不等大，淡红色或紫红色；雄蕊10，退化雄蕊5；子房5室，每室有胚珠约10。蒴果卵状矩圆形，长12～20毫米，宽7～8毫米，顶端急尖，密被星状毛及混生长茸毛。种子小，褐色，有椭圆形小斑点。花期几乎全年。

分布及生境 | 分布于湖南、江西、广东、广西、云南、福建、台湾；印度、缅甸、马来西亚、泰国、越南、老挝、柬埔寨、印度尼西亚、菲律宾等地区也有。生于草坡上。

功用 | 苦，寒。凉血泻火，清热解毒。用于感冒，温病高热，肺热咳嗽，肺结核，痢疾，喉痛，腮腺炎，疟疾，牙龈炎，毒蛇咬伤，刀伤出血，疮痈肿毒，乳腺炎，疮疡，湿疹。

翻白叶树

Pterospermum heterophyllum Hance

梧桐科 Sterculiaceae

药用部分 / **根、茎、叶**

别名 | 异叶翅子树、半枫荷、红半枫荷、阴阳叶、铁巴掌、半梧桐。

形态特征 | 常绿乔木。小枝被黄褐色短柔毛。叶革质，异型，生于幼树或萌蘖枝上的叶盾形，直径约15厘米，掌状3～5裂，基部截形而略近半圆形，上面几无毛，下面密被黄褐色星状短柔毛。成年树上的叶矩圆形至卵状矩圆形，长7～15厘米，宽3～10厘米，顶端钝、急尖或渐尖，基部钝、截形或斜心形，下面密被黄褐色短柔毛；托叶线状长圆形。花单生或2～4朵聚生叶腋；小苞片2～4，全缘；萼片5，狭披针形；花瓣5，白色；雄蕊15，每3枚合成一束，与5个退化雄蕊互生。蒴果木质，椭圆形，密被锈色星状柔毛。花期秋季。

分布及生境 | 分布于广东、福建、广西。生于林中。

功用 | 甘、微辛、涩，微温，气香。祛风除湿，活血消肿。用于风湿痹痛，腰肌劳损，手足酸麻无力，跌打损伤，鹤膝风，产后风瘫，感冒，外伤出血。

假苹婆

Sterculia lanceolata Cav.

梧桐科 Sterculiaceae

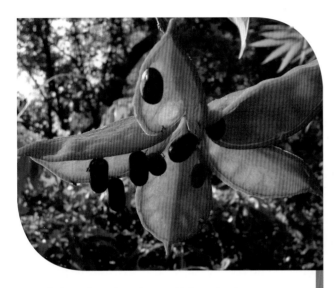

别名 | 赛苹婆、鸡冠木、山羊角、个则王。

形态特征 | 乔木，小枝幼时被毛。叶椭圆形、披针形或椭圆状披针形，长9～20厘米，宽3.5～8厘米，顶端急尖，基部钝形或近圆形，侧脉每边7～9条；叶柄长2.5～3.5厘米。圆锥花序，腋生，长4～10厘米，密集且多分枝；花淡红色，萼片5，仅于基部连合，向外开展如星状；雄花的雌雄蕊柄长2～3毫米，弯曲，花药约10；雌花的子房圆球形，花柱弯曲。蓇葖果鲜红色，长卵形或长椭圆形，长5～7厘米，宽2～2.5厘米，顶端有喙，基部渐狭，密被短柔毛。种子黑褐色，椭圆状卵形，直径约1厘米，种子2～4。花期4—6月。

分布及生境 | 分布于广东、广西、云南、贵州和四川；缅甸、泰国、越南、老挝也有。喜生于山谷溪旁。

功用 | 辛，温。散瘀止痛。用于跌打肿痛。

苹　婆

Sterculia monosperma Ventenat

梧桐科 Sterculiaceae

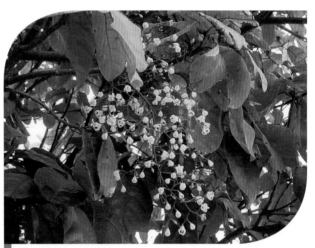

别名 | 凤眼果、七姐果。

形态特征 | 乔木，树皮褐黑色，小枝幼时略有星状毛。叶薄革质，矩圆形或椭圆形，长8～25厘米，宽5～15厘米，两面均无毛；叶柄长2～3.5厘米，托叶早落。圆锥花序，顶生或腋生，柔弱且披散，长达20厘米；花梗远比花长；萼初时乳白色，后转为淡红色，钟状，5裂，裂片条状披针形，先端渐尖且向内曲，在顶端互相粘合，与钟状萼筒等长；雄花较多，雌雄蕊柄弯曲；雌花较少，子房圆球形，花柱弯曲。蓇葖果鲜红色，厚革质，矩圆状卵形，长约5厘米，宽2～3厘米，顶端有喙，每果内有种子1～4。种子椭圆形或矩圆形，黑褐色，直径约1.5厘米。花期4—5月，但在10—11月常可见少数植株开第二次花。

分布及生境 | 分布于广东、广西、福建、云南、台湾；印度、越南、印度尼西亚也有。喜生于排水良好的肥沃的土壤，且耐荫蔽。

功用 | 甘，温。止痢，温胃，杀虫。用于痢疾、虫积腹痛，反胃吐食，疝痛。

蛇婆子

Waltheria indica L.

梧桐科 Sterculiaceae

药用部分 / 根、茎

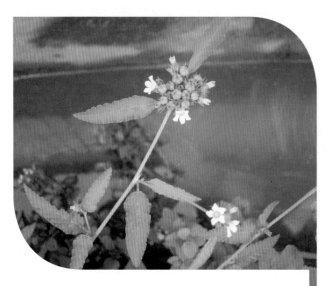

别名 | 和他草、倒地梅、山胶浊。

形态特征 | 略直立或匍匐状半灌木，长达1米。叶卵形或长椭圆状卵形，长2.5～4.5厘米，宽1.5～3厘米，边缘有小齿，两面均密被短柔毛；叶柄长0.5～1厘米。聚伞花序，腋生，头状，近于无轴或有长约1.5厘米的花序轴；萼筒状，5裂，裂片三角形；花瓣5，淡黄色；雄蕊5，花丝合生成筒状，包围着雌蕊；子房无柄，柱头流苏状。蒴果小，二瓣裂，倒卵形，长约3毫米，被毛，为宿存的萼所包围，内有种子1。花期夏秋季。

分布及生境 | 分布于台湾、福建、广东、广西、云南等；世界热带地区均有。生于山野间向阳草坡上、海边和丘陵地。

功用 | 辛、微甘、微寒。祛风利湿，清热解毒。用于风湿痹证，咽喉肿痛，湿热带下，痈肿瘰疬。

木　棉

Bombax ceiba L.

木棉科 Bombacaceae

药用部分 / 花、树皮、根

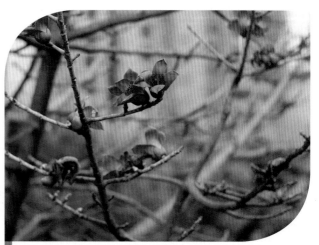

别名 | 木棉花、木棉树、英雄树、红棉、红茉莉、海桐皮。

形态特征 | 落叶乔木，高达25米。幼树的树干通常有圆锥状的粗刺。掌状复叶，小叶5～7，长圆形至长圆状披针形，全缘，两面均无毛，羽状侧脉15～17对；托叶小。花单生于枝顶叶腋，通常红色，有时橙红色；花瓣肉质，倒卵状长圆形。蒴果长圆形，钝，长10～15厘米，粗4.5～5厘米，密被灰白色长柔毛和星状柔毛。种子多数，倒卵形，光滑。花期3—4月，果实夏季成熟。

分布及生境 | 分布于云南、四川、贵州、广西、江西、广东、福建、台湾等；印度、斯里兰卡、缅甸、泰国、老挝、越南、马来西亚、印度尼西亚至菲律宾、澳大利亚也有。生于热河谷及稀树草原，也可生长在沟谷季雨林内。

功用 | 花：甘、淡，凉。清热利湿，解暑。用于肠炎，痢疾，暑天可作凉茶饮用。树皮、根：微苦，凉。树皮：祛风除湿，活血消肿；用于风湿痹痛，跌打损伤。根：散结止痛；用于胃痛，瘰疬。

黄 葵

Abelmoschus moschatus Medic.

锦葵科 Malvaceae

药用部分 / **叶、花、根**

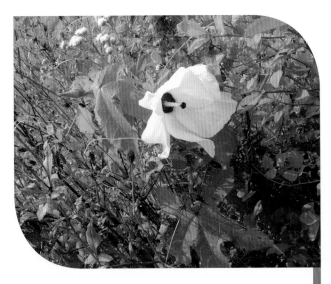

别名 | 假三稔、假洋桃、山胶播。

形态特征 | 一年生或二年生草本，高1～2米，被粗毛。叶通常掌状5～7深裂，直径6～15厘米，裂片披针形至三角形，边缘具不规则锯齿，基部心形，两面均疏被硬毛；叶柄长7～15厘米，疏被硬毛；托叶线形。花单生于叶腋间，花梗长2～3厘米，被倒硬毛；小苞片8～10，线形，长10～13毫米；花萼佛焰苞状，长2～3厘米，5裂，常早落；花黄色，内面基部暗紫色，直径7～12厘米；雄蕊柱长约2.5厘米，平滑无毛；花柱分枝5，柱头盘状。蒴果长圆形，长5～6厘米，顶端尖，被黄色长硬毛。种子肾形。花期6—10月。

分布及生境 | 分布于台湾、广东、广西、江西、湖南和云南等；越南、老挝、柬埔寨、泰国和印度也有。生于平原、山谷、溪涧旁或山坡灌丛中。

功用 | 甘，凉。解毒凉血，止痛，清热利水，润滑通便。用于痈疮肿毒，感冒发热。

磨 盘 草

Abutilon indicum (L.) Sweet

锦葵科 Malvaceae

药用部分 / **全草、根**

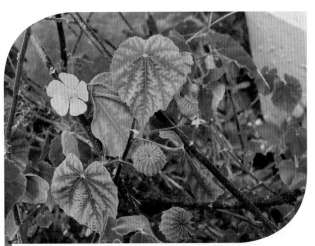

别名 | 王不留行、挨砻地堵、磨挡草、磨砻草。

形态特征 | 直立亚灌木状草本，高1～2.5米。全株被灰色短柔毛。叶卵圆形或近圆形，长3～9厘米，宽2.5～7厘米，先端短尖或渐尖，基部心形，边缘具不规则锯齿，两面均密被灰色星状柔毛；叶柄长2～4厘米；托叶钻形。花单生于叶腋，花梗近顶端具节，被灰色星状柔毛；花萼盘状，绿色，裂片5；花黄色，直径2～2.5厘米，花瓣5，长7～8毫米。果为倒圆形似磨盘，直径约1.5厘米，黑色，分果爿15～20，先端截形，具短芒，被星状长硬毛。种子肾形，被星状疏柔毛。花期7—10月。

分布及生境 | 分布于台湾、福建、广东、广西、贵州和云南等；越南、老挝、柬埔寨、泰国、斯里兰卡、缅甸、印度和印度尼西亚等热带地区也有。生于平原、海边、沙地、旷野、山坡、河谷及路旁等处。

功用 | 淡，平。益气通窍。用于耳鸣，耳聋，乳汁缺少，久热不退。孕妇慎用。

木 芙 蓉

Hibiscus mutabilis L.

锦葵科 Malvaceae

药用部分 / 叶、花、根

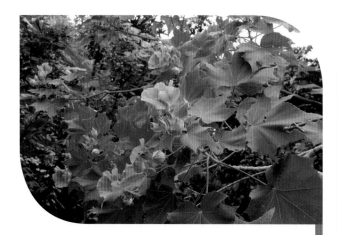

别名 木莲、拒霜、地芙蓉、芙蓉、芙蓉花、醉酒芙蓉。

形态特征 落叶灌木或小乔木，高2～5米。小枝、叶柄、花梗和花萼均密被星状毛与直毛相混的细绵毛。叶宽卵形至圆卵形或心形，直径10～15厘米，常5～7裂，裂片三角形，具钝圆锯齿，上面疏被星状细毛和点，下面密被星状细茸毛；主脉7～11条；叶柄长5～20厘米；托叶披针形，常早落。花单生于枝端叶腋间，小苞片8，线形；萼钟形，裂片5，卵形；花初开时白色或淡红色，后变深红色，直径约8厘米，花瓣近圆形，直径4～5厘米。蒴果扁球形，直径约2.5厘米，被淡黄色刚毛和绵毛，果爿5。种子肾形。花期8—10月。

分布及生境 分布于辽宁、河北、山东、陕西、安徽、江苏、浙江、江西、福建、台湾、广东、广西、湖南、湖北、四川、贵州和云南等；日本和东南亚各国也有。

功用 淡、微辛，凉。叶：消肿拔毒。花：清肺止咳。根：凉血解毒。

吊 灯 扶 桑

Hibiscus schizopetalus (Mast.) Hook. F.

锦葵科 Malvaceae

药用部分 / 根

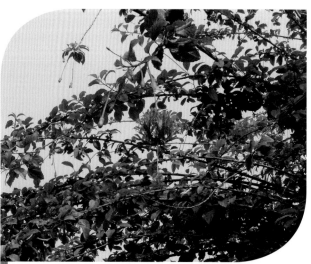

别名 吊灯花、裂瓣朱槿、裂瓣槿、风铃扶桑花、五凤花。

形态特征 常绿直立灌木，高达3米。小枝细瘦，常下垂，平滑无毛。叶椭圆形或长圆形，长4～7厘米，宽1.5～4厘米，边缘具齿缺，两面均无毛；叶柄长1～2厘米；托叶钻形，常早落。花单生于枝端叶腋间，花梗细瘦，下垂，长8～14厘米，平滑无毛或具纤毛，中部具节；小苞片5，极小，披针形，长1～2毫米，被纤毛；花萼管状，长约1.5厘米，疏被细毛，具5浅齿裂，常一边开裂；花瓣5，红色，长约5厘米，深细裂作流苏状，向上反曲；雄蕊柱长而突出，下垂，长9～10厘米，无毛；花柱枝5，无毛。蒴果长圆柱形，长约4厘米，直径约1厘米。花期全年。

分布及生境 原产东非热带地区。分布于台湾、福建、广东、广西和云南；热带地区各国均有。

功用 辛，凉。清热解毒，拔毒生肌。用于无名肿毒，骨折。

木 槿

Hibiscus syriacus L.

锦葵科 Malvaceae

药用部分／花、叶、皮、根

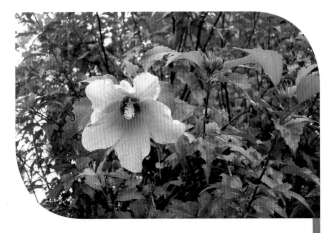

别名｜喇叭花、白花木槿、朝开暮落花、白饭花。

形态特征｜落叶灌木，高3～4米。叶菱形至三角状卵形，长3～10厘米，宽2～4厘米，具深浅不同的3裂或不裂，边缘具不整齐齿缺，下面沿叶脉微被毛或近无毛；叶柄长5～25毫米，上面被星状柔毛；托叶线形。花单生于枝端叶腋间，花梗长4～14毫米，被星状短茸毛；小苞片6～8，线形，长6～15毫米，宽1～2毫米，密被星状疏茸毛；花萼钟形，裂片5；花钟形，淡紫色，直径5～6厘米，花瓣倒卵形，长3.5～4.5厘米，外面疏被纤毛和星状长柔毛。蒴果卵圆形，直径约12毫米，密被黄色星状茸毛。种子肾形，背部被黄白色长柔毛。花期7—10月。

分布及生境｜分布于台湾、福建、广东、广西、云南、贵州、四川、湖南、湖北、安徽、江西、浙江、江苏、山东、河北、河南、陕西等。

功用｜甘、微苦，凉。叶和花，利尿消肿。皮和根，清热止血，杀虫止痒，收敛，除湿。用于痢疾，便血，肠炎，脱肛，带下，血崩，痔疮。疥癣，用根、皮煎水洗患处。

赛 葵

Malvastrum coromandelianum (L.) Gurcke

锦葵科 Malvaceae

药用部分／全草

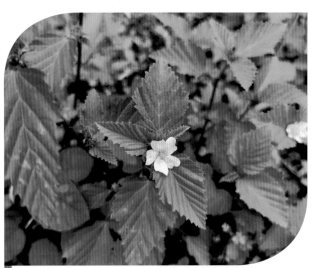

别名｜大叶黄花猛、黄花棉、黄花草。

形态特征｜亚灌木状，高达1米，疏被单毛和星状粗毛。叶卵状披针形或卵形，长3～6厘米，宽1～3厘米，边缘具粗锯齿，上面疏被长毛，下面疏被长毛和星状长毛；叶柄密被长毛；托叶披针形。花单生于叶腋，花梗被长毛；小苞片线形；萼浅杯状，5裂，裂片卵形；花黄色，直径约1.5厘米，花瓣5，倒卵形。果直径约6毫米，分果爿8～12，肾形，疏被星状柔毛，直径约2.5毫米，背部宽约1毫米，具2芒刺。

分布及生境｜原产美洲。分布于台湾、福建、广东、广西和云南等。

功用｜甘、淡，平。清热利湿，拔毒生肌。用于感冒，伤暑，黄疸，痢疾，肠炎，扁桃体炎，慢性溃疡，疔疮痈肿。用鲜根或鲜叶捣烂敷患处或煎水外洗。

拔毒散

Sida szechuensis Matsuda

锦葵科 Malvaceae

药用部分 / **全株**

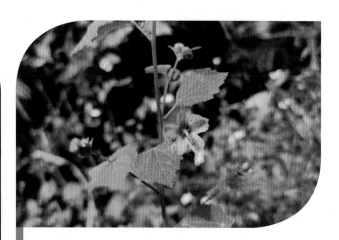

别名 | 黄花稔、单鞭救主、梅肉草、扫把麻。

形态特征 | 直立亚灌木状草本，高1～2米。分枝多，小枝被柔毛至近无毛。叶披针形，长2～5厘米，宽4～10毫米，具锯齿；叶柄长4～6毫米，疏被柔毛；托叶线形，与叶柄近等长，常宿存。花单朵或成对生于叶腋，花梗长4～12毫米，被柔毛，中部具节；萼浅杯状，裂片5；花黄色，直径8～10毫米，花瓣倒卵形，先端圆，基部狭长6～7毫米，被纤毛；雄蕊柱长约4毫米，疏被硬毛。蒴果近圆球形，分果爿4～9，但通常为5～6，顶端具2短芒，果皮具网状皱纹。花期冬春季。

分布及生境 | 分布于台湾、福建、广东、广西和云南；越南和老挝也有。生于山坡灌丛间、路旁或荒坡。

功用 | 甘、淡，平，无毒。益肝补虚，除湿理疮。用于头晕目眩，黄疸，精神疲乏，痢疾，扁桃体炎，消化不良，浮肿，湿疹，疥疮，带下，慢性溃疡。

地桃花

Urena lobata L.

锦葵科 Malvaceae

药用部分 / **根、全草**

别名 | 肖梵天花、野棉花、田芙蓉、黐（刺、痴）头婆、大叶马松子。

形态特征 | 直立亚灌木状草本，高达1米。小枝被星状茸毛。茎下部的叶近圆形，先端浅3裂，基部圆形或近心形，边缘具锯齿；中部的叶卵形；上部的叶长圆形至披针形；叶上面被柔毛，下面被灰白色星状茸毛；叶柄被灰白色星状毛；托叶线形，早落。花腋生，单生或稍丛生，淡红色，直径约15毫米；花梗被绵毛；小苞片5；花萼杯状，裂片5；花瓣5，倒卵形。果扁球形，直径约1厘米，分果爿被星状短柔毛和锚状刺。花期7—10月。

分布及生境 | 分布于广东、广西、福建、湖南、湖北、浙江、云南等；越南、柬埔寨、老挝、泰国、缅甸、印度和日本等也有。生于路边、疏林或空旷地。

功用 | 甘、淡，凉。祛风活血，清热利湿，解毒消肿。根：用于风湿关节炎，感冒，疟疾，肠炎，痢疾，小儿消化不良，带下。全草：外用于跌打损伤，骨折，毒蛇咬伤，乳腺炎。

梵 天 花

Urena procumbens L.

锦葵科 Malvaceae

药用部分 / **根、叶**

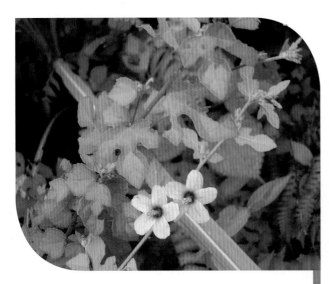

别名 | 痴头婆、卷耳草、云盖月、狗脚迹、细叶虱麻头、五月虱母头。

形态特征 | 小灌木，高80厘米。小枝被星状茸毛。叶下部生的轮廓为掌状3～5深裂，裂口深达中部以下，圆形而狭，长1.5～6厘米，宽1～4厘米，裂片菱形或倒卵形，呈葫芦状，具锯齿，两面均被星状短硬毛，叶柄被茸毛；托叶钻形，早落。花单生或近簇生，花梗长2～3毫米；小苞片长约7毫米；萼短于小苞片，或近等长；花冠淡红色，花瓣长10～15毫米。果球形，直径约6毫米，具刺和长硬毛，刺端有倒钩。种子平滑无毛。花期6—9月。

分布及生境 | 分布于广东、台湾、福建、广西、江西、湖南、浙江等。生于山坡小灌丛中。

功用 | 苦，平。祛风除湿，解毒消肿。用于风湿痹痛，肺热咳嗽，腰肌劳损，跌打肿痛，毒蛇咬伤，疮疡肿毒。

铁 苋 菜

Acalypha australis L.

大戟科 Euphorbiaceae

药用部分 / **全草**

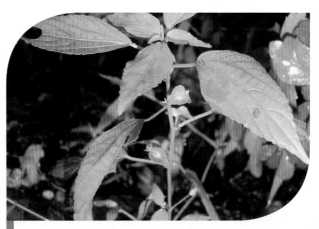

别名 | 人苋、血见愁、海蚌含珠、撮斗装珍珠、叶里含珠、野麻草。

形态特征 | 一年生草本，高20～50厘米。叶膜质，长卵形、近菱状卵形或阔披针形，长3～9厘米，宽1～5厘米，边缘具圆锯齿；基出脉3条，侧脉3对；叶柄具短柔毛；托叶披针形。雌雄花同序，花序腋生，稀顶生；雌花苞片1～4，卵状心形，花后增大，长1.4～2.5厘米，宽1～2厘米，苞腋具雌花1～3朵；雄花生于花序上部，排列呈穗状或头状，雄花苞片卵形，苞腋具雄花5～7朵，簇生。蒴果直径4毫米，具3个分果爿，果皮具疏生毛和毛基变厚的小瘤体。花果期4—12月。

分布及生境 | 我国除西部高原或干燥地区外，大部分地区均产。俄罗斯、朝鲜、日本、菲律宾、越南、老挝等也有。生于平原、空旷地等。

功用 | 苦、涩，凉。清热解毒，消积，止痢，止血。用于肠炎，细菌性痢疾，阿米巴痢疾，疳积，肝炎，疟疾，吐血，衄血，尿血，便血，子宫出血。外用于痈疽疮疡，外伤出血，湿疹，皮炎，毒蛇咬伤。

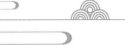

五 月 茶

Antidesma bunius (L.) Spreng.

大戟科 Euphorbiaceae

药用部分 / 根、叶

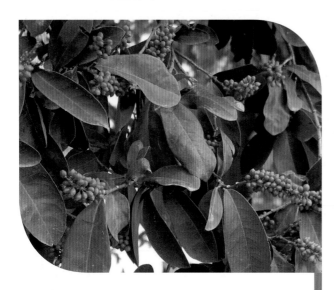

别名 | 月单树、月单。

形态特征 | 常绿乔木。叶矩圆形或倒披针状矩圆形，长6～16厘米，宽2～6厘米，革质，两面无毛，有光泽；侧脉7～11对。花小，单性，雌雄异株；花序穗状或几总状，单一或分枝，顶生或侧生，雄花花萼杯状半球形，雄蕊3，花盘肥厚，位于雄蕊之外；雌花花盘杯状，肥厚，子房无毛，1室，花柱3，顶生。核果近球形，深红色，长5～6毫米，直径约7毫米。

分布及生境 | 分布于江西、福建、湖南、广东、海南、广西、贵州、云南、西藏等；亚洲热带地区也有。生于山地疏林中。

功用 | 酸，温。收敛止泻，生津止渴，行气活血。用于腹泻，津液缺乏，食欲不振，消化不良，跌打损伤。

方叶五月茶

Antidesma ghaesembilla Gaertn.

大戟科 Euphorbiaceae

药用部分 / 叶、茎、果

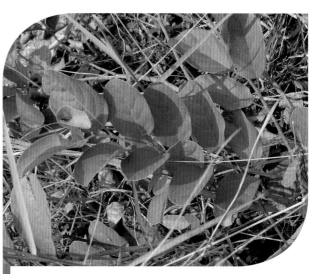

别名 | 田边木。

形态特征 | 乔木，高达10米；除叶面外，全株各部均被柔毛或短柔毛。叶片长圆形、卵形、倒卵形或近圆形，顶端圆、钝或急尖，有时有小尖头或微凹，基部圆、钝、截形或近心形；侧脉每边5～7条；叶柄长5～20毫米；托叶线形，早落。雄花黄绿色，多朵组成分枝的穗状花序，萼片通常5，有时6或7，倒卵形，雄蕊4～7，退化雌蕊倒锥形；雌花多朵组成分枝的总状花序，花梗极短，花萼与雄花的相同，子房卵圆形。核果近圆球形，直径约4.5毫米。花期3—9月，果期6—12月。

分布及生境 | 分布于广东、海南、广西、云南；印度、孟加拉国、不丹、缅甸、越南、斯里兰卡、马来西亚、印度尼西亚等也有。生于山地疏林。

功用 | 辛，温。祛风除湿。叶用于小儿头痛；茎用于通经；果用于通便，泄泻。

秋 枫

Bischofia javanica Bl.

大戟科 Euphorbiaceae

药用部分 / 根、树皮、叶

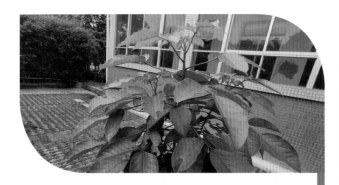

别名 | 重阳木、万年青树、赤木、茄冬、加冬。

形态特征 | 常绿乔木，高达40米。树皮灰褐色；小枝无毛。三小叶复叶；小叶卵形、矩圆形、椭圆状卵形，长7～15厘米，宽4～8厘米，纸质，幼叶沿脉被稀疏的短柔毛，侧生小叶柄长0.5～2厘米，顶生小叶柄长2～5厘米。花小，单性，雌雄异株，无花瓣；圆锥花序，腋生，雌花序较长，长15～27厘米；萼片5，覆瓦状排列；雄花雄蕊5；退化子房盾状；雌花子房3或4室，每室2枚胚珠，花柱3，不分裂。果实不开裂，球形或略扁，直径约13毫米，淡褐色。

分布及生境 | 分布于陕西、江苏、安徽、浙江、江西、福建、台湾、河南、湖北、湖南、广东、海南、广西、四川、贵州、云南等；印度、缅甸、泰国、老挝、柬埔寨、越南、马来西亚、印度尼西亚、菲律宾、日本和波利尼西亚等地也有。生于山地潮湿沟谷林中或平原栽培，尤以河边堤岸或行道树为多。

功用 | 微辛、涩，凉。行气活血，消肿解毒。根及树皮：用于风湿骨痛。叶：用于食管癌，胃癌，传染性肝炎，疳积，肺炎，咽喉炎。外用于痈疽，疮疡。

黑 面 神

Breynia fruticosa (L.) Hook. f.

大戟科 Euphorbiaceae

药用部分 / 鲜叶、干根

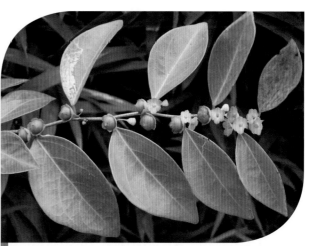

别名 | 漆臼、乌漆臼、漆舅。

形态特征 | 灌木，高1～2米。小枝浅绿色无毛。叶卵形至卵状披针形，长2.5～4厘米，宽2～3厘米，革质，两面光滑无毛，叶柄长2～4毫米。花极小，单性，雌雄同株，无花瓣，单生或2～4簇生于叶腋。花萼顶端6浅裂；雄花花萼陀螺状或半球形，雄蕊3，花丝合生；雌花花萼果期扩大呈盘状，变褐色，子房3室，每室2胚珠。蒴果圆球状，直径6～7毫米，有宿存的花萼。花期4—9月，果期5—12月。

分布及生境 | 分布于浙江、福建、广东、海南、广西、四川、贵州、云南等；越南也有。生于山坡、平地旷野灌丛中或林缘。

功用 | 苦，凉，有小毒。解热散毒，行瘀，消肿，止痒。用于泌尿系结石，急性胃肠炎，咽喉炎，疟疾，风湿性关节炎，腹股沟淋巴结肿大。跌打肿痛，蛇虫咬伤，外用鲜叶捣敷。湿疹，过敏性皮炎，漆疹，皮肤瘙痒，用枝叶煎水外洗。刀伤出血，用干叶研末敷伤口。孕妇忌服。

土蜜树

Bridelia tomentosa Bl.

大戟科 Euphorbiaceae

药用部分 / **根皮、茎、叶**

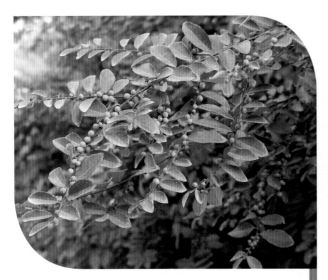

别名 | 补锅树、逼迫子、闭背树、大甜蜜、杜蜜树、桃蜜。

形态特征 | 直立灌木，高1～5米。幼枝纤细，密被锈色短柔毛。叶长椭圆形至倒卵状矩圆形，纸质；叶柄被稠密的锈色短柔毛，托叶条状披针形。花小，单性，雌雄同株，数朵簇生于叶腋，花瓣5；萼片5，镊合状排列；雄花花盘杯状，雄蕊5，花丝下部与退化子房贴生；雌花花盘坛状，包围子房；子房无毛，2室，花柱2深裂。核果卵状球形，长5～7毫米，宽约5毫米。花果期几乎全年。

分布及生境 | 分布于云南、广西、广东、台湾；越南、老挝、泰国、印度等也有。生于疏林下或灌丛中。

功用 | 淡、微苦，平。收敛止血，疏风解表，安神调经，清热解毒。用于感冒，神经衰弱，月经不调，疔疮肿毒。

鸡骨香

Croton crassifolius Geisel.

大戟科 Euphorbiaceae

药用部分 / **根**

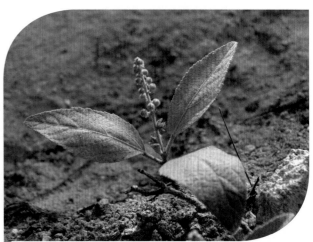

别名 | 滚地龙、黄牛香、地灵香、金线枫。

形态特征 | 灌木，高20～50厘米。一年生枝、幼叶、成长叶下面、花序和果均密被星状茸毛；老枝近无毛。叶卵形、卵状椭圆形至长圆形，顶端钝至短尖，基部近圆形至微心形，边缘有不明显的细齿；基出脉3～5条，侧脉3～5对；叶柄长2～4厘米；叶片基部中脉两侧或叶柄顶端有2枚具柄的杯状腺体；托叶钻状，早落。雌雄同株；总状花序长2.5～5厘米；苞片分裂，裂片线状；雄花簇生于花序上部，花瓣矩圆形，雄蕊约20；雌花通常数朵生于花序的基部，花瓣缺。果近球形。种子椭圆状。花期11月至翌年6月。

分布及生境 | 分布于福建、广东、广西、海南；越南、老挝、泰国也有。生于沿海丘陵山地较干旱山坡灌丛中。

功用 | 微苦、辛，温。气芳香。祛风散寒，行气止痛。用于胃寒痛，呕吐清水，胃虚嗳气，风湿性关节炎，腰腿痛，疝气痛，跌打肿痛，筋骨酸痛，瘰疬，慢性肝炎。

巴　豆

Croton tiglium L.

大戟科 Euphorbiaceae

药用部分 / 种子、叶、根

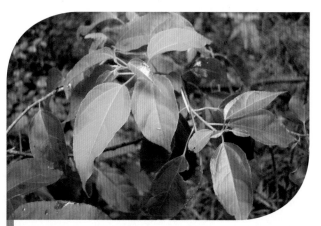

别名｜大叶双眼龙、药仔树、猛子树、药仔仁、双眼龙、江子仁。

形态特征｜乔木，高5～13米。叶纸质，卵形或椭圆形，长7～12厘米，宽3～7厘米，顶端短尖，稀渐尖，有时长渐尖，基部阔楔形至近圆形，稀微心形，边缘有细锯齿，有时近全缘，干后淡黄色至淡褐色；基出脉3条或5条，侧脉3～4对；基部两侧叶缘上各有1枚盘状腺体；叶柄长2.5～5厘米；托叶线形，早落。总状花序，顶生。蒴果椭圆状，长约2厘米，直径1.4～2厘米。种子椭圆状。花期4—6月。

分布及生境｜分布于浙江、福建、江西、湖南、广东、海南、广西、贵州、四川和云南等；亚洲南部、东南部各国也有。生于村旁或山地疏林中。

功用｜种子：辛，热，有大毒。泻下祛积，逐水消肿。用于寒积停滞，胸腹胀满。外用于恶疮疥癣，疣痣，白喉，疟疾，肠梗阻。根、叶：辛，温，有毒。根：温中散寒，祛风活络；用于风湿性关节炎，跌打肿痛，毒蛇咬伤。叶：外用于冻疮，并可杀孑孓、蝇蛆。

毛 果 巴 豆

Croton lachnocarpus Benth.

大戟科 Euphorbiaceae

药用部分 / 根、叶

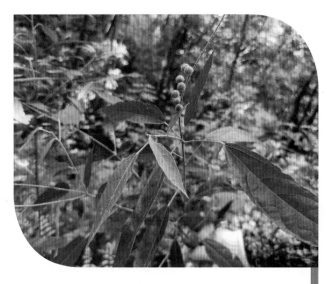

别名｜细叶双眼龙、桃叶双眼龙、山辣蓼叶、山辣子、狗尿藤、下山虎。

形态特征｜灌木，高1～2米。幼枝被灰黄色星状毛。叶互生，矩圆形或卵状矩圆形，长4～10厘米，宽1.5～4厘米，顶端锐尖，基部下面近叶柄处有2具柄的盘状腺体，两面被星状毛，老时上面无毛，边缘有钝锯齿，并有具柄的小腺体。总状花序顶生，雄花花瓣矩圆形，有雄蕊10～12；雌花花瓣小，钻形，子房被曲柔毛，花柱3，2裂。蒴果扁球形，直径6～10毫米，有星状毛和长柔毛。

分布及生境｜分布于江西、湖南、贵州、广东、广西。生于山地疏林或灌丛中。

功用｜辛、苦，温，有小毒。祛风湿，散瘀止痛，解蛇毒。用于关节肿痛，肌肉痹痛，跌打损伤，蛇咬伤。

飞 扬 草

Euphorbia hirta L.

大戟科 Euphorbiaceae

药用部分 / 全草

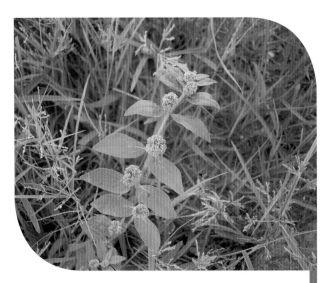

别名 | 大飞扬草、大乳草、大乳汁。

形态特征 | 一年生草本。茎单一，自中部向上分枝或不分枝，被褐色或黄褐色的多细胞粗硬毛。叶对生，披针状长圆形、长椭圆状卵形或卵状披针形；边缘与中部以上有细锯齿，中部以下较少或全缘；叶面绿色，叶背灰绿色，有时具紫色斑，两面均具柔毛。花序多数，于叶腋处密集成头状；总苞钟状；雄花数枚；雌花1。蒴果三棱状，被短柔毛，成熟时分裂为3个分果爿。花果期6—12月。

分布及生境 | 分布于江西、湖南、福建、台湾、广东、广西、海南、四川、贵州和云南；世界热带和亚热带地区均有。生于路旁、草丛、灌丛及山坡，多见于沙质土。

功用 | 苦、酸，凉。清热解毒，通乳，渗湿，止痒。用于急性肠炎，细菌性痢疾，淋病，尿血，肺痈，乳痈，疔疮，肿毒，湿疹，脚癣，皮肤瘙痒。

铁 海 棠

Euphorbia milii Ch. des Moulins

大戟科 Euphorbiaceae

药用部分 / 根、茎、叶、花

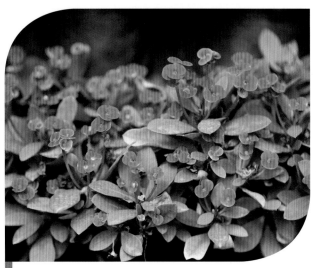

别名 | 麒麟花、老虎簕、狮子簕、万年刺。

形态特征 | 多刺直立或稍攀缘性灌木，高可达1米；刺硬而锥状，长1～2.5厘米。叶通常生于嫩枝上，倒卵形至矩圆状匙形，黄绿色，长2.5～5厘米，早落，顶端圆而具凸尖，基部渐狭，楔形，无柄。杯状花序每2～4个生于枝端，排列成具长花序梗的二歧聚伞花序；总苞钟形，顶端5裂，腺体4，无花瓣状附属物，总苞基部具2苞片，苞片鲜红色，倒卵状圆形，直径10～12毫米；子房3室。蒴果扁球形。花果期全年。

分布及生境 | 原产非洲。我国南方各地栽培。常见于公园、植物园和庭院中。

功用 | 辛，平，有小毒。破积攻坚，化瘀排脓，消痈解毒。用于鱼口，便毒，对口疮。花有止血作用。

一 品 红

Euphorbia pulcherrima Willd. et Kl.

大戟科 Euphorbiaceae

药用部分 / 全株

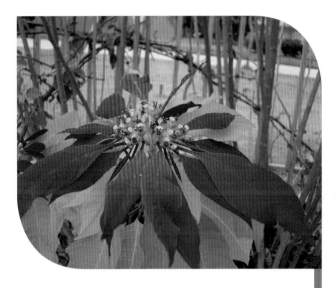

别名 | 猩猩木、圣诞树、报年红。

形态特征 | 具乳汁灌木。叶互生，卵状椭圆形、长椭圆形或披针形，长6～25厘米，宽4～10厘米，先端渐尖或急尖，基部楔形或渐狭，绿色，边缘全缘或浅裂或波状浅裂；无托叶。花序数个聚伞排列于枝顶；苞叶5～7，窄椭圆形，长3～7厘米，全缘，稀浅波状分裂，朱红色；总苞坛状，淡绿色；腺体常1，极少2，黄色，常压扁，呈两唇状；雄花多数，常伸出总苞之外；雌花1。蒴果，三棱状圆形，平滑无毛；种子卵状，灰色或淡灰色，近平滑，无种阜。花果期10月至翌年4月。

分布及生境 | 原产中美洲。世界各地栽培。

功用 | 苦、涩，凉，有小毒。调经止血，接骨消肿。用于月经过多，跌打损伤，外伤出血，骨折。

红 背 桂

Excoecaria cochinchinensis Lour.

大戟科 Euphorbiaceae

药用部分 / 全株

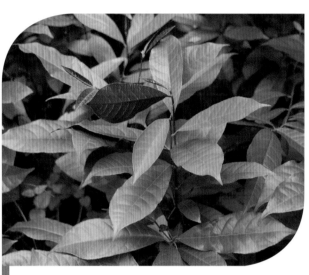

别名 | 红背桂花、叶背红、金琐玉、箭毒木、天青地红。

形态特征 | 常绿灌木，高达1米；枝无毛，具多数皮孔。叶近对生，具柄，纸质，矩圆形和倒披针状矩圆形，长7～12厘米，宽2～4厘米，先端长尖，基部渐狭，两面秃净，上面绿色背面紫红色，边缘有小锯齿，叶柄长约5毫米。穗状花序，近顶生，雄花序长1～2厘米，雌花序极短，具花数朵，萼片三角形倒卵状，花柱长，外弯而先端卷曲，紧贴于子房上。花期几乎全年。

分布及生境 | 分布于台湾、广东、广西、云南等；亚洲东南部各国均有。生于丘陵灌丛中。

功用 | 辛、微苦，平，有小毒。通经活络，止痛。用于麻疹，腮腺炎，扁桃体炎，心绞痛，肾绞痛，腰肌劳损。

毛果算盘子

Glochidion eriocarpum Champ. ex Benth.

大戟科 Euphorbiaceae

药用部分 / **根、叶、果实**

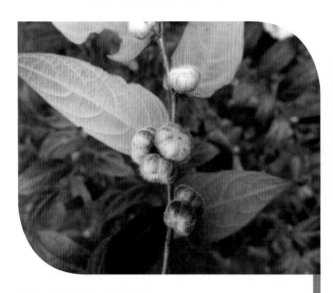

别名 | 漆大姑、磨子果。

形态特征 | 灌木，高达5米。小枝密被淡黄色、扩展的长柔毛。叶片纸质，卵形、狭卵形或宽卵形，长4～8厘米，宽1.5～3.5厘米，两面均被长柔毛，下面毛被较密；侧脉每边4～5条；叶柄被柔毛；托叶钻状。花单生或2～4朵簇生于叶腋内；雌花生于小枝上部，雄花则生下部。蒴果扁球状，直径8～10毫米，具4～5条纵沟，密被长柔毛，顶端具圆柱状稍伸长的宿存花柱。花果期几乎全年。

分布及生境 | 分布于江苏、福建、台湾、湖南、广东、海南、广西、贵州和云南等；越南也有。生于山坡、山谷灌丛中或林缘。

功用 | 苦、涩，平。清热利湿，解毒止痒。根：用于肠炎，痢疾。叶：外用于生漆过敏，水田皮炎，皮肤瘙痒，荨麻疹，湿疹，剥脱性皮炎。

算 盘 子

Glochidion puberum (L.) Hutch.

大戟科 Euphorbiaceae

药用部分 / **根、叶、果实**

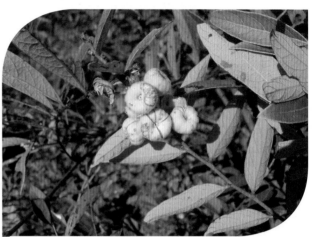

别名 | 野南瓜、柿子椒、狮子滚球、山南瓜、山金瓜、山冬瓜。

形态特征 | 落叶灌木，高1～2米。小枝密生短柔毛。叶互生，有短柄或几无柄；叶片椭圆形或椭圆状披针形，长3～6厘米，宽1.5～3.5厘米，表面疏生柔毛或近于无毛，背面密生短柔毛。花数朵簇生于叶腋；雄花有雄蕊3；雌花萼片卵状，密生短柔毛，子房通常5～8室，花柱合生。蒴果扁球形，直径约1.5厘米，有纵沟，外面有茸毛。花期5—6月，果期8—9月。

分布及生境 | 分布于陕西、甘肃、江苏、安徽、浙江、江西、福建、台湾、河南、湖北、湖南、广东、海南、广西、四川、贵州、云南和西藏等。生于山坡、溪旁灌丛中或林缘。

功用 | 淡、微苦，凉。根：清热利湿，收敛固涩。叶：消肿止痒，用于急性胃肠炎，消化不良，痢疾，肝炎，喉痛，带下，风湿痹痛，感冒，跌打损伤，脉管炎，湿疹。果：用于疟疾，疝气，淋浊，腰痛。

白 背 叶

Mallotus apelta (Lour.) Muell. Arg.

大戟科 Euphorbiaceae

药用部分 / 全株

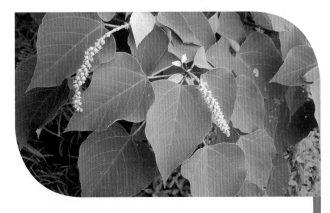

别名 | 白小娘、白意根、白燕根、白面子、白山苎、假苎叶。

形态特征 | 灌木或小乔木，高1～4米。小枝、叶柄和花序均密被淡黄色星状柔毛，散生橙黄色颗粒状腺体。叶互生，卵形或阔卵形，稀心形，长和宽均6～16(～25)厘米，边缘具疏齿，散生橙黄色颗粒状腺体；基出脉5条；基部近叶柄处有褐色斑状腺体2个。花雌雄异株，雄花序为开展的圆锥花序或穗状，雄花多朵簇生于苞腋；雌花序穗状，稀有分枝。蒴果近球形，密生被灰白色星状毛的软刺，软刺线形，黄褐色或浅黄色。种子近球形，褐色或黑色，具皱纹。花期6—9月，果期8—11月。

分布及生境 | 分布于云南、广西、湖南、江西、福建、广东和海南；越南也有。生于山坡或山谷灌丛中。

功用 | 微苦、涩，平。益气固脱，健脾祛湿，柔肝活血。用于脾脏肿大，慢性肝炎，早期肝硬化，痢疾，脱肛，子宫下垂，疝气痛，带下，产后风瘫。跌打损伤，外伤出血，用鲜根皮或叶捣烂敷患处。果实有毒。

石 岩 枫

Mallotus repandus (Willd.) Muell. Arg.

大戟科 Euphorbiaceae

药用部分 / 根、茎、叶

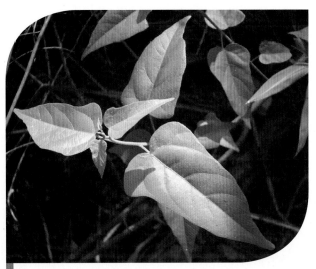

别名 | 山龙眼、雌雄草、鸡啼香、鸡骨树、糠木麻、倒挂茶、倒挂金钩。

形态特征 | 攀缘状灌木。嫩枝、叶柄、花序和花梗均密生黄色星状柔毛。叶互生，纸质或膜质，卵形或椭圆状卵形，长3.5～8厘米，宽2.5～5厘米，全缘或波状，嫩叶两面均被星状柔毛，成长叶仅下面叶脉腋部被毛和散生黄色颗粒状腺体；基出脉3条，有时稍离基，侧脉4～5对；叶柄长2～6厘米。花雌雄异株，总状花序或下部有分枝；雄花序顶生，稀腋生；雌花序顶生，长5～8厘米。蒴果具2～3个分果爿，直径约1厘米，密生黄色粉末状毛和具颗粒状腺体。花期3—5月，果期8—9月。

分布及生境 | 分布于广西、广东、海南和台湾；亚洲东南部和南部各国也有。生于山地疏林中或林缘。

功用 | 微辛，温。祛风活血，舒筋止痛。用于风湿性关节炎，腰肌劳损，产后风瘫。

叶 下 珠

Phyllanthus urinaria L.

大戟科 Euphorbiaceae

药用部分 / **全草**

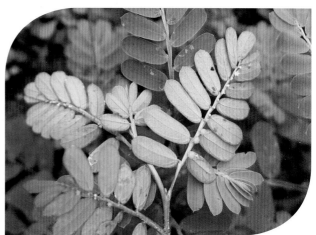

别名｜日开夜闭、珍珠草、叶后珠、假油甘、田油甘、小号油柑仔、油柑草、五时合。

形态特征｜一年生草本，高10～60厘米。茎通常直立，基部多分枝；枝具翅状纵棱，上部被纵列疏短柔毛。叶片纸质，因叶柄扭转而呈羽状排列，长圆形或倒卵形，顶端圆、钝或急尖而有小尖头，下面灰绿色，近边缘或边缘有1～3列短粗毛；叶柄极短；托叶卵状披针形。花雌雄同株；雄花2～4朵簇生于叶腋，通常仅上面1朵开花；雌花单生于小枝中下部的叶腋内。蒴果圆球状。花期4—6月，果期7—11月。

分布及生境｜分布于华北、华东、华中、华南、西南等地区；印度、斯里兰卡、日本及中南半岛等也有。通常生于旷野平地、旱田、山地路旁或林缘。

功用｜微苦、甘，凉。清热解毒，消积利尿。用于肝炎，黄疸，肾炎水肿，泌尿系感染，疳积，结膜炎，夜盲，感冒，痢疾，疮疖，蛇头疔，毒蛇咬伤。

木 薯

Manihot esculenta Crantz

大戟科 Euphorbiaceae

药用部分 / **根、叶**

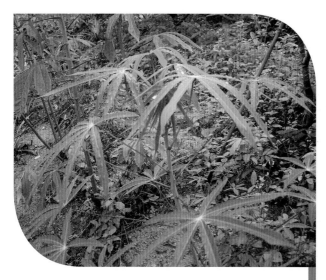

别名｜树薯、番薯树、树番薯。

形态特征｜直立亚灌木，高1.5～3米。块根圆柱状，肉质。叶互生，长10～20厘米，掌状3～7深裂或全裂，裂片披针形至矩圆状披针形，全缘，渐尖；叶柄长约30厘米。花单性，雌雄同株，无花瓣；圆锥花序，顶生及腋生；花萼钟状，5裂，黄白而带紫色；花盘腺体5枚；雄花具雄蕊10，2轮；雌花子房3室；花柱3，下部合生。蒴果椭圆形，长1.5厘米，有纵棱6条。

分布及生境｜原产巴西。分布于福建、台湾、广东、海南、广西、贵州和云南等；世界热带地区均有。

功用｜苦，寒，有小毒。拔毒消肿。用于疮疡肿毒，疥癣。

蓖 麻

Ricinus communis L.

大戟科 Euphorbiaceae

药用部分 / 根、种子、叶

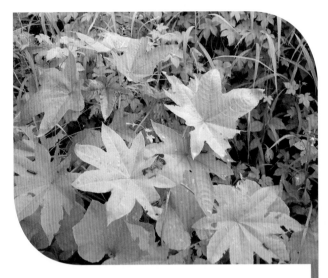

别名 | 红（白）蓖麻。

形态特征 | 亚灌木，幼嫩部分被白粉。叶互生，圆形，盾状着生，直径15～60厘米，或更大，掌状中裂，裂片5～11，卵状披针形至矩圆形，顶端渐尖，边缘有锯齿。花单性，同株，无花瓣，圆锥花序，与叶对生，长10～30厘米或更长，下部雄花，上部雌花。蒴果球形，长1～2厘米，有软刺。种子矩圆形，光滑有斑纹。

分布及生境 | 原产于非洲。分布于我国各地。生于旷野平地、旱田、山地路旁、林缘、村旁疏林或河流两岸冲积地。

功用 | 甘、辛，平，有小毒。根：祛风除湿，活血，消肿；用于风湿性关节炎，风瘫，四肢酸软麻痹，癫痫。种子：滑大便；胎衣不下、难产，用种仁捣敷涌泉；子宫脱垂、脱肛，用种仁捣敷百会。叶：拔毒消肿，只作外敷；盗汗，用叶煎水外洗；风湿性关节炎，痈疮，枪弹或钉刺入肉不出，单用鲜叶或配他药捣烂敷患处。

山 乌 桕

Triadica cochinchinensis Lour.

大戟科 Euphorbiaceae

药用部分 / 叶、根皮

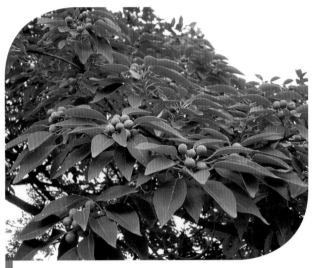

别名 | 山柳乌桕、红心乌桕、红心虹、红心杏、红心郎。

形态特征 | 落叶乔木，高达18米。叶椭圆状卵形，纸质，全缘，长3～10厘米，宽2～5厘米，下面粉绿色；叶柄细长，长2～7.5厘米，顶端有腺体2。花单性，雌雄同株，无花瓣及花盘；穗状花序，顶生，长4～9厘米；雄花花萼杯状，顶端不整齐齿状裂，雄蕊2，极少3；雌花生在花序的近基部。蒴果球形，黑色，直径1～1.5厘米。花期4—6月。

分布及生境 | 分布于云南、四川、贵州、湖南、广西、广东、江西、福建、浙江、台湾等；印度、缅甸、老挝、越南、马来西亚和印度尼西亚也有。生于山谷或山坡混交林中。

功用 | 苦，寒，有小毒。逐水消肿，解热毒，祛疳积。用于肾炎水肿，肝硬化腹水，痈疮，跌打肿痛。孕妇及体虚者忌服。

乌　桕

Triadica sebifera (L.) Small

大戟科 Euphorbiaceae

药用部分／根二层皮、树皮、叶

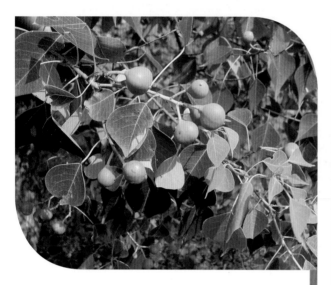

别名│木子树、柏子树、腊子树、米柏、糠柏、多果乌桕。

形态特征│落叶乔木，高达15米；各部具乳状汁液。叶互生，纸质，叶片菱形、菱状卵形或稀有菱状倒卵形，全缘；叶柄顶端具2腺体。花单性，雌雄同株，聚集成顶生、长6～12厘米的总状花序。蒴果梨状球形，成熟时黑色，具3颗种子，分果爿脱落后而中轴宿存。花期4—8月。

分布及生境│分布于黄河以南各地，北达陕西、甘肃；日本、越南、印度及欧洲、美洲、非洲也有。生于山旷野、塘边或疏林中。

功用│苦，微温，有小毒。清热利湿，拔毒消肿。用于水肿，大小便不利，水煎服。痈疮，乳腺炎，蛇咬伤，每用鲜叶适量捣烂外敷患处。疥癣，湿疹，皮炎，煎水洗。

油　桐

Vernicia fordii (Hemsl.) Airy Shaw

大戟科 Euphorbiaceae

药用部分／根、叶、花、果壳、种子

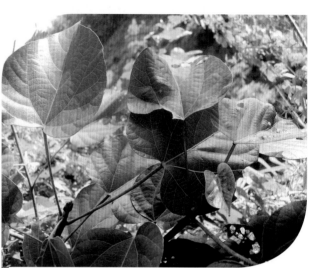

别名│三年桐。

形态特征│落叶乔木，高达10米。叶卵圆形，长8～18厘米，宽6～15厘米，顶端短尖，基部截平至浅心形，全缘，稀1～3浅裂；掌状脉5～7条；叶柄与叶片近等长，几无毛，顶端有2枚扁平、无柄腺体。花雌雄同株，先叶或与叶同时开放；花瓣白色，有淡红色脉纹，倒卵形，长2～3厘米，宽1～1.5厘米，基部爪状。核果近球状，直径4～8厘米，果皮光滑。种子3～8，种皮木质。花期3—4月，果期8—9月。

分布及生境│分布于陕西、河南、江苏、安徽、浙江、江西、福建、湖南、湖北、广东、海南、广西、四川、贵州、云南等；越南也有。生于丘陵山地。

功用│甘、微辛，寒，有毒。吐风痰，消肿毒，利二便。用于风痰喉痹，瘰疬，疥癣，烫伤，脓疱疮，丹毒，食积腹胀，大小便不通。

木 油 桐

Vernicia montana Lour.

大戟科 Euphorbiaceae

药用部分 / 种子、叶、根

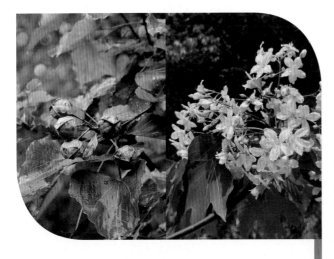

别名 | 千年桐、桐油树、木油树。

形态特征 | 落叶乔木，高达20米。叶阔卵形，长8～20厘米，宽6～18厘米，顶端短尖至渐尖，基部心形至截平，全缘或2～5裂。裂缺常有杯状腺体，两面初被短柔毛，成长叶仅下面基部沿脉被短柔毛，掌状脉5条；叶柄长7～17厘米，无毛，顶端有2枚具柄的杯状腺体。花序生于当年生已发叶的枝条上，雌雄异株或有时同株异序；花瓣白色或基部紫红色且有紫红色脉纹，倒卵形，长2～3厘米，基部爪状。核果卵球状，直径3～5厘米，具3条纵棱，棱间有粗疏网状皱纹。种子3，种子扁球状，种皮厚，有疣突。花期4—5月。

分布及生境 | 分布于浙江、江西、福建、台湾、湖南、广东、海南、广西、贵州、云南等；越南、泰国、缅甸也有。生于林中。

功用 | 苦，寒，有毒。收敛止痛，杀蛭止痒。用于疥癣，烫火伤，消肿祛毒，痈疮，可用叶、根煎水外洗，或外涂桐油。

牛 耳 枫

Daphniphyllum calycinum Benth.

虎皮楠科 Daphniphyllaceae

药用部分 / 根、叶

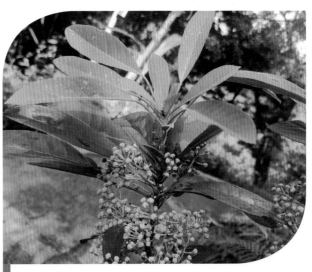

别名 | 南岭虎皮楠、牛耳风、牛耳公。

形态特征 | 常绿灌木或小乔木，高可达6米。单叶近轮生；革质，长圆状椭圆形或长圆状倒卵圆形，长10～15厘米，宽4～7厘米，基部钝或圆形，先端钝或近短尖，边缘背卷；叶柄长短不一，长可达6厘米，通常愈至上部的柄愈短。花单性，雌雄异株，无花瓣；总状花序，腋生，但因花开之前其叶脱落，所以盛开的花序常见于叶丛之下。核果卵状，具突起，基部有萼宿存。种子1。花期4—7月，果期6—8月。

分布及生境 | 分布于广西、广东、福建、江西等；越南和日本也有。生于疏林或灌丛中。

功用 | 根：辛、苦，凉。散瘀，消肿止痛，抗蛇毒。用于跌打肿痛，喉肿痛，毒蛇咬伤。（果和果核、树叶、树皮均有毒，用时宜慎。）

鼠　刺

Itea chinensis Hook. et Arn.

鼠刺科 Iteaceae

药用部分 / **根、花**

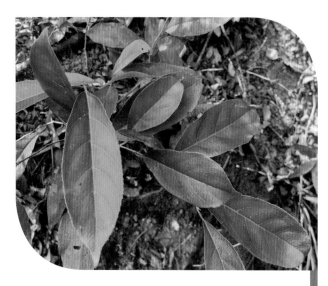

别名 | 老鼠刺。

形态特征 | 常绿小乔木。叶互生，薄革质，倒卵形或矩圆状倒卵形，长7～13厘米，宽3～6厘米，近全缘或上半部多少有小锯齿，两面无毛，侧脉5对；叶柄长1～2厘米。总状花序腋生，长3～7厘米，花序轴和花梗通常有微柔毛；花两性，白色；花萼5裂，裂片狭披针形；花瓣5，长约2.5毫米；雄蕊5，长于花瓣；子房上位。蒴果长圆状披针形，长6～9毫米，被微毛，具纵条纹。花期3—5月，果期5—12月。

分布及生境 | 分布于福建、湖南、广东、广西、云南和西藏；印度东部、不丹、越南和老挝也有。生于山地、山谷、疏林、路边及溪边。

功用 | 苦，温。祛风除湿，滋补强壮，止咳，解毒，消肿。

常　山

Dichroa febrifuga Lour.

绣球花科 Hydrangeaceae

药用部分 / **根**

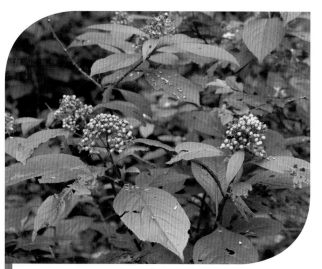

别名 | 土常山、黄常山、鸡骨常山。

形态特征 | 落叶灌木，高可达2米。茎枝圆形，有节，幼时被棕黄色短毛，叶对生，椭圆形，广披针形或长方状倒卵形，长5～17厘米，宽2～6厘米，先端渐尖，基部楔形，边缘有锯齿，幼时两面均疏被棕黄色短毛；叶柄长1～2厘米。伞房花序，着生于枝顶或上部的叶腋；花瓣5～6，蓝色，长圆状披针形或卵形。浆果圆形，直径5～6毫米，蓝色，有宿存萼和花柱。花期6—7月，果期8—9月。

分布及生境 | 分布于陕西、甘肃、江苏、安徽、浙江、江西、福建、台湾、湖北、湖南、广东、广西、四川、贵州、云南和西藏；印度、越南、缅甸、马来西亚、印度尼西亚、菲律宾和日本也有。生于湿林中。

功用 | 苦，寒，有小毒。截疟，催吐痰涎，清热利水。用于疟疾，痰积，打伤瘀血。老人，孕妇忌服。

绣　球

Hydrangea macrophylla (Thunb.) Ser.

虎耳草科 Saxifragaceae

药用部分 / 叶

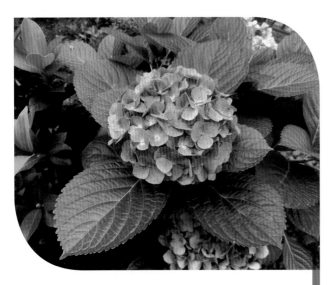

别名｜八仙花、粉团花、玉粉团、绣球花。

形态特征｜落叶灌木。小枝粗壮，有明显的皮孔与叶迹。叶大而稍厚，对生，椭圆形至宽卵形，长7～20厘米，宽4～10厘米，先端短渐尖，基部宽楔形，边缘除基部外有粗锯齿，无毛或有时背脉上有粗毛，上面鲜绿色，下面黄绿色；叶柄长1～3厘米。伞房花序，顶生，球形，直径可达20厘米；花梗有柔毛；花极美丽，白色、粉红色或变为蓝色，全部是不孕花，萼片4；萼片宽卵形或圆形，长1～2厘米。花期6—8月。

分布及生境｜分布于山东、江苏、安徽、浙江、福建、河南、湖北、湖南、广东及其沿海岛屿、广西、四川、贵州、云南等；日本、朝鲜也有。生于山谷溪旁或山顶疏林中。

功用｜苦、微辛，寒，有小毒。抗疟，消热。用于疟疾，心热惊悸，烦躁。

梅

Armeniaca mume Sieb.

蔷薇科 Rosaceae

药用部分 / 未熟之果（乌梅）、花

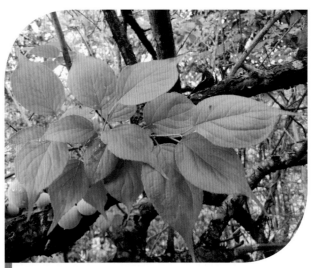

别名｜青竹梅、酸梅。

形态特征｜落叶乔木，高达10米。小枝细长，无毛。叶宽卵形或卵形，长4～10厘米，宽2～5厘米，边缘有细密锯齿，幼时两面有短柔毛，逐渐脱落，或仅在下面沿叶脉有短柔毛；叶柄长约1厘米，近顶端有2腺体。花1～2朵，直径2～2.5厘米；花梗短或几无梗；萼筒钟状，有短柔毛，裂片卵形；花瓣白色或淡红色，味香，倒卵形。核果近球形，两边扁，有沟，直径2～3厘米，黄色或带绿色，有短柔毛，味酸；核卵圆形，有蜂窝状孔穴。

分布及生境｜分布于我国各地，长江流域以南各省多；日本和朝鲜也有。

功用｜酸、涩，温。敛肺涩肠，生津止渴，驱虫安蛔。用于久咳，泻痢，下血，蛔厥，蛔虫病，反胃，噎膈，呕吐，口渴，喉头骨鲠。

蛇　莓

Duchesnea indica (Andr.) Focke

蔷薇科 Rosaceae

药用部分 / **全草**

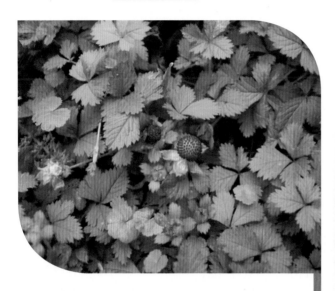

别名 | 倒地梅、菠仔草、宝珠草、蛇菠。

形态特征 | 多年生草本。匍匐茎多数，长30～100厘米，有柔毛，在节处生不定根。基生叶数个，茎生叶互生，均为三出复叶；叶柄长1～5厘米，有柔毛；托叶窄卵形到宽披针形，长5～8毫米；小叶片倒卵形至棱状长圆形，长2～3厘米，宽1～3厘米，边缘有钝锯齿。花单生于叶腋；直径1.5～2.5厘米；花瓣5，倒卵形，黄色，先端圆钝。瘦果卵形，长约1.5毫米，光滑或具不明显突起，鲜时有光泽。花期6—8月，果期8—10月。

分布及生境 | 分布于辽宁以南各地；从阿富汗东达日本，南达印度、印度尼西亚，在欧洲及美洲均有。生于山坡、河岸、草地、潮湿的地方。

功用 | 甘、酸，寒，有小毒。清热解毒，消瘀散肿。用于跌打损伤，红肿出血或化脓，毒蛇咬伤，伤口溃烂，疔肿，湿疹，黄疸性肝炎，瘰疬，咳嗽，喉痛。孕妇忌服。

枇　杷

Eriobotrya japonica (Thunb.) Lindl.

蔷薇科 Rosaceae

药用部分 / **果实、花、叶、根**

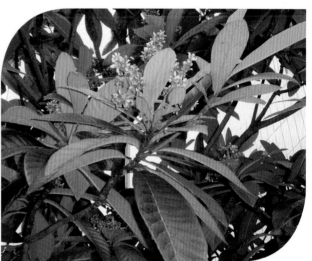

别名 | 巴叶、卢桔、卢橘、金丸。

形态特征 | 常绿小乔木，高可达10米。小枝密生锈色或灰棕色茸毛。叶片革质，披针形、长倒卵形或长椭圆形，长10～30厘米，宽3～10厘米，边缘有锯齿，表面皱，背面及叶柄密生锈色茸毛。圆锥花序，花多而紧密；花序梗、花柄、萼筒密生锈色茸毛；花白色，芳香。梨果近球形或长圆形，黄色或橘黄色，外有锈色柔毛，后脱落，果实大小、形状因品种不同而异。花期10—12月，果期翌年5—6月。

分布及生境 | 分布于甘肃、陕西、河南、江苏、安徽、浙江、江西、湖北、湖南、四川、云南、贵州、广西、广东、福建、台湾；日本、印度、越南、缅甸、泰国、印度尼西亚也有。

功用 | 苦、甘、酸，凉。润肺和胃，降气化痰。用于咳嗽多痰，吐血，衄血，气促，呕吐，口渴。

大 叶 桂 樱

Prunus zippeliana (Miq.) Yü

蔷薇科 Rosaceae

药用部分 / **叶、果**

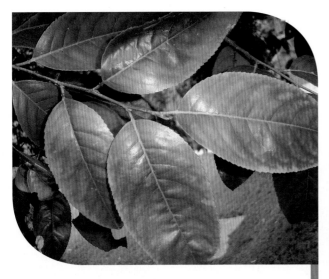

别名｜大叶野樱、大叶樱。

形态特征｜常绿乔木，高10～25米。小枝灰褐色至黑褐色，具明显小皮孔。叶片革质，宽卵形至椭圆状长圆形或宽长圆形，长10～19厘米，宽4～8厘米，叶边具稀疏或稍密粗锯齿，齿顶有黑色硬腺体；叶柄有1对扁平的基腺；托叶早落。总状花序，单生或2～4个簇生于叶腋，被短柔毛；花瓣近圆形，白色；雄蕊20～25。果实长圆形或卵状长圆形，顶端急尖并具短尖头；黑褐色，无毛，核壁表面稍具网纹。花期7—10月，果期冬季。

分布及生境｜分布于甘肃、陕西、湖北、湖南、江西、浙江、福建、台湾、广东、广西、贵州、四川、云南；日本、越南也有。生于石灰岩山地阳坡杂木林中或山坡混交林下。

功用｜甘，温。止痢，止咳平喘。用于痢疾，寒嗽，寒性哮喘。

桃

Prunus persica L.

蔷薇科 Rosaceae

药用部分 / **花瓣、核仁、果实、枝条**

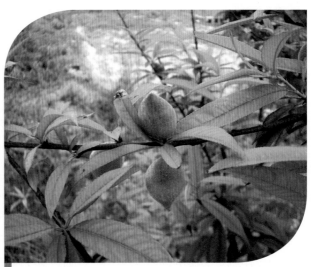

别名｜桃树、桃花。

形态特征｜落叶小乔木，高4～8米。叶卵状披针形或矩圆状披针形，长8～12厘米，宽3～4厘米，边缘具细密锯齿，两面无毛或下面脉腋间有髯毛，叶柄长1～2厘米，无毛，有腺点。花单生，先叶开放，近无柄，直径2.5～3.5厘米；萼筒钟状，有短柔毛，裂片卵形；花瓣粉红色，倒卵形或矩圆状卵形。核果卵球形，直径5～7厘米，有沟，有茸毛，果肉多汁，离核或黏核，不开裂；核表面具沟孔和皱纹。

分布及生境｜分布于我国各地；世界各地均有。

功用｜苦、甘，平。祛瘀血，缓下，通经。用于瘀血，便血，便秘，月经不行，下腹部胀痛，高血压，单纯性阑尾炎，子宫肌瘤，吐血，疟疾，跌打肿痛。

李

Prunus salicina Lindl.

蔷薇科 Rosaceae

药用部分 / 根、种仁、叶、果、树脂

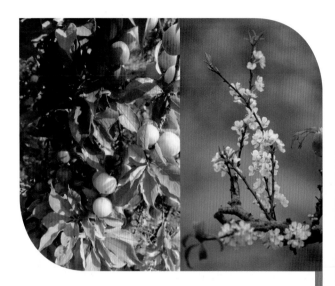

别名 | 嘉应子。

形态特征 | 落叶乔木。叶长圆倒卵形、长椭圆形，稀长圆卵形，长6～12厘米，宽3～5厘米，边缘有圆钝重锯齿，常混有单锯齿，幼时齿尖带腺，侧脉6～10对；叶柄顶端有2个腺体或无，有时在叶片基部边缘有腺体。花通常3朵并生；花直径1.5～2.2厘米；花瓣白色，长圆倒卵形，先端啮蚀状，基部楔形，有明显带紫色脉纹，具短爪。核果球形、卵球形或近圆锥形，直径3.5～5厘米，栽培品种可达7厘米，黄色或红色，有时为绿色或紫色，果梗凹陷，顶端微尖，基部有纵沟，外被蜡粉。花期4月，果期7—8月。

分布及生境 | 分布于陕西、甘肃、四川、云南、贵州、湖南、湖北、江苏、浙江、江西、福建、广东、广西和台湾；世界各地均有。生于山坡灌丛中、山谷疏林中或水边、沟底、路旁等处。

功用 | 苦、涩，寒。镇痛利尿，祛瘀活血。用于痢疾，消渴，劳伤，内伤，吐血，跌打肿痛。

豆　梨

Pyrus calleryana Dcne.

蔷薇科 Rosaceae

药用部分 / 根、叶、枝、果实

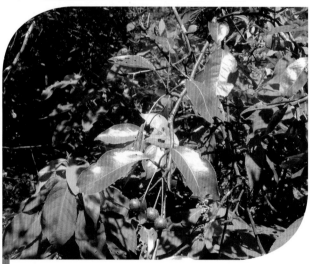

别名 | 鸟梨、铁梨树、棠梨树。

形态特征 | 落叶乔木，高3～5米。小枝幼时有茸毛，后脱落。叶片宽卵形或卵形，少数长椭圆状卵形，长4～8厘米，宽3～6厘米，顶端渐尖，基部宽楔形至近圆形，边缘有细钝锯齿，两面无毛。伞形总状花序，具花6～12朵；花序梗、花柄无毛；花白色，直径2～2.5厘米。梨果近球形，直径约1厘米，褐色，有斑点，萼片脱落。花期4月，果期8—9月。

分布及生境 | 分布于山东、河南、江苏、浙江、江西、安徽、湖北、湖南、福建、广东、广西；越南也有。喜温暖潮湿气候，生于山坡、平原或山谷杂木林中。

功用 | 涩、微甘，凉。润肺止咳，清热解毒。用于肺燥咳嗽，急性结膜炎。

石 斑 木

Rhaphiolepis indica (L.) Lindl.

蔷薇科 Rosaceae

药用部分 / **根、叶**

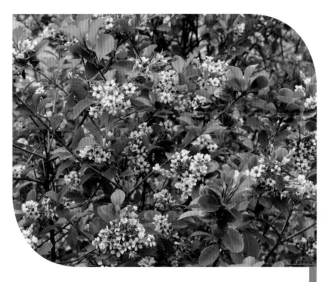

别名 | 春花、车轮梅。

形态特征 | 常绿灌木，高可达4米。幼枝初被褐色茸毛，以后逐渐脱落近于无毛。叶片集生于枝顶、卵形、长圆形，稀倒卵形或长圆披针形，先端圆钝，急尖、渐尖或长尾尖，基部渐狭连于叶柄，边缘具细钝锯齿。顶生圆锥花序或总状花序，总花梗和花梗被锈色茸毛，花瓣5，白色或淡红色，倒卵形或披针形。果实球形，紫黑色，直径约5毫米，果梗短粗，长5～10毫米。花期4月，果期7—8月。

分布及生境 | 分布于安徽、浙江、江西、湖南、贵州、云南、福建、广东、广西、台湾；日本、老挝、越南、柬埔寨、泰国和印度尼西亚也有。生于山坡、路边或溪边灌木林中。

功用 | 苦、涩，寒。清热，消肿止痛。用于痈疖红肿疼痛，乳痈，跌打损伤。

月 季 花

Rosa chinensis Jacq.

蔷薇科 Rosaceae

药用部分 / **根、花、叶**

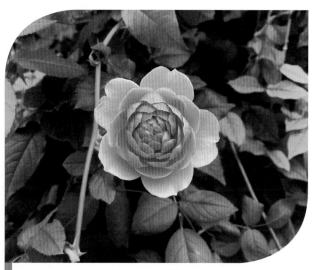

别名 | 月月红、月月花、玫瑰、月季。

形态特征 | 有刺灌木，或呈蔓状与攀缘状。常绿或落叶灌木，直立，茎具钩刺或无刺，也有几乎无刺的。小枝绿色，小叶3～5，多数羽状复叶，宽卵形或卵状长圆形，长2.5～6厘米，叶缘有锯齿；托叶与叶柄合生，全缘或具腺齿，顶端分离为耳状。花朵常簇生，稀单生，花色甚多，色泽各异，径4～5厘米，多为重瓣也有单瓣者。果卵球形或梨形，长1～2厘米，萼片脱落。花期4—10月。

分布及生境 | 原产我国。世界各地栽培。

功用 | 甘，温。活血，消肿解毒，调经止痛。用于慢性腰腿痛，痛经，月经不调，水煎服或研末冲酒服；月经过多，赤白带下，水煎服；瘰疬，脚膝肿痛，跌打损伤，用嫩叶捣烂敷患处。

惠州 常见药用植物图鉴

金樱子

Rosa laevigata Michx.

蔷薇科 Rosaceae

药用部分 / 根、果、叶

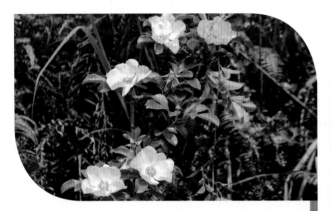

别名 | 山石榴、大金樱、糖果子、倒贴刺。

形态特征 | 常绿蔓性灌木。小枝除有钩状皮刺外，密生细刺。小叶3，少数5，椭圆状卵形或披针状卵形，长2～7厘米，宽1.5～4.5厘米，边缘有细锯齿，背面沿中脉有细刺；叶柄、叶轴有小皮刺或细刺；托叶线形，和叶柄分离，早落。花单生于侧枝顶端，白色，直径5～9厘米；花柄和萼筒外面密生细刺。果近球形或倒卵形，长2～4厘米，有细刺，顶端有长而外反的宿存萼片。花期5月，果期9—10月。

分布及生境 | 分布于陕西、安徽、江西、江苏、浙江、湖北、湖南、广东、广西、台湾、福建、四川、云南、贵州等。喜生于向阳的山野、田边、溪畔灌丛中。

功用 | 果：甘、淡，平。固精缩尿，涩肠止泻。用于遗精滑精，遗尿尿频，崩漏带下，久泻久痢。根：甘、淡、涩，平。固肾涩精，祛风除湿。用于肾虚遗精，带下，月经不调，子宫脱垂，胃痛，慢性肾炎，风湿性关节炎，腰腿痛，腰肌劳损。叶：甘、酸，凉。拔毒排脓。用于疮疖脓肿，水火烫伤。

粗叶悬钩子

Rubus alceifolius Poir.

蔷薇科 Rosaceae

药用部分 / 根、叶

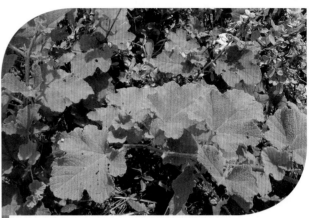

别名 | 老虎泡、粗叶虎泡簕。

形态特征 | 攀缘灌木；全株密被锈色茸毛，枝、叶柄和花序柄有小钩刺。单叶互生，心状卵形或心状圆形，大小很不相等，直径5～15厘米，不规则的3～7浅裂，裂片通常圆钝，有不规则的小齿，基部耳廓状心形，上面绿色，被粗毛及圆泡状小突起点或平坦，下面浅黄带绿色，密被灰色或锈色绵毛及长柔毛，叶脉锈色，基出脉5～7条；托叶2枚，羽状深裂或不规则撕裂。花白色，成顶生和腋生的圆锥花序或总状花序，少数为腋生头状花序，有淡黄色茸毛；苞片大，似托叶。聚合果近球形，径约1.5厘米，肉质，熟时鲜红色。花期7—8月，果期11—12月。

分布及生境 | 分布于江西、湖南、江苏、福建、台湾、广东、广西、贵州、云南；缅甸、印度尼西亚、菲律宾、日本也有。生于山坡、丘陵、路旁、旷野灌丛中。

功用 | 甘、淡，平。祛瘀活血，清热止血。用于急、慢性肝炎，肝脾肿大，行军性血红蛋白尿症，乳腺炎，口腔炎，外伤出血。

茅 莓

Rubus parvifolius L.

蔷薇科 Rosaceae

药用部分 / 全株

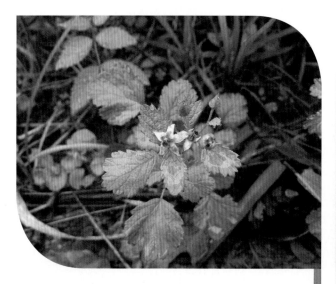

别名｜蛇泡簕、虎姆根、虎姆刺。

形态特征｜落叶灌木，有短柔毛及倒生皮刺。单数羽状复叶，小叶通常3，有时5，小叶菱状宽卵形至宽倒卵形，长2.5～5厘米，宽2～5厘米，有不整齐粗锯齿，上面疏生柔毛，背面密生白色茸毛；叶柄、叶轴有柔毛及小皮刺。伞房花序，顶生或腋生，具花数朵；总花序梗和花柄密生柔毛及小皮刺；花红色或紫红色，直径约1厘米。聚合果球形，直径不到1厘米，红色。花期5—6月，果期7—8月。

分布及生境｜分布于黑龙江、吉林、辽宁、山西、陕西、甘肃、湖北、湖南、江西、安徽、山东、江苏、浙江、福建、台湾、广东、广西、四川和贵州等；日本、朝鲜也有。生于山坡杂木林下、向阳山谷、路旁或荒野。

功用｜淡、涩、凉。疏风清热，凉血止痛。用于感冒发热，跌打肿痛，吐血，便血，湿火骨痛，牙痛，腮腺炎。

锈 毛 莓

Rubus reflexus Ker.

蔷薇科 Rosaceae

药用部分 / 根、果

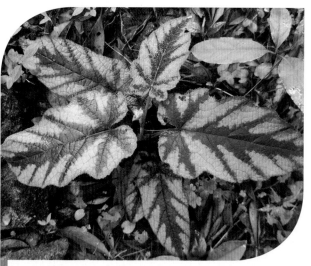

别名｜山佛手、小桔公。

形态特征｜攀缘灌木。枝被锈色茸毛，疏生小刺。单叶，心状长卵形，上面无毛，下面密被锈色茸毛，沿叶脉有长茸毛，边缘3～5裂，有不整齐粗锯齿或重锯齿；叶柄被茸毛，疏生小刺；托叶倒卵形，被长柔毛。花数朵团聚腋生或组成顶生总状花序，总花梗和花梗密被锈色长柔毛；苞片与托叶类似，花白色，花萼外面密被锈色长柔毛和茸毛，萼片卵形，顶端掌状分裂；花瓣长圆形，与萼片等长；雄蕊短，花丝宽扁。果近球形，深红色。花期6—7月，果期8—9月。

分布及生境｜分布于江西、湖南、浙江、福建、台湾、广东、广西、贵州。生于山坡、山谷灌丛或疏林中。

功用｜果：微苦、辛、平；活血止血，补肾接骨；用于跌打损伤，外伤出血，陈旧性骨折。根：苦、涩、酸、平；祛风除湿，活血通络；用于风寒湿痹，四肢关节痛，中风偏瘫，肢体麻木，活动障碍。

空 心 蔗

Rubus rosaefolius Smith

蔷薇科 Rosaceae

药用部分 / 根、叶

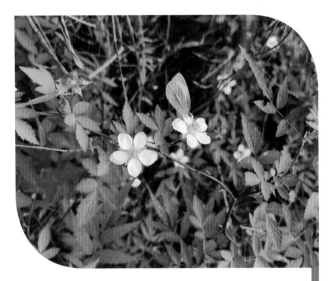

别名 七姐妹、蔷薇莓、空壳树、三月泡。

形态特征 灌木。小枝具扁平皮刺，嫩枝密被白茸毛。奇数羽状复叶，互生；总叶柄长4～12厘米；小托叶2；小叶5～7，长圆状披针形，长3～5.5厘米，宽1.2～2厘米，边缘有重锯齿，两面具浅黄色腺点。花1～2朵，顶生或腋生，直径2～3厘米；花瓣5，白色，长于萼片。聚合果球形或卵形，长1～1.5厘米，成熟后红色。花期3—5月，果期6—7月。

分布及生境 分布于江西、湖南、安徽、浙江、福建、台湾、广东、广西、四川和贵州；印度、缅甸、泰国、老挝、越南、柬埔寨、日本、大洋洲、非洲、马达加斯加也有。生于山地杂木林内阴处、草坡或高山腐殖质土壤上。

功用 淡、涩，平。清热消肿，止咳止血，祛风除湿。用于肺热咳嗽、百日咳、咯血，盗汗，牙痛，筋骨痹痛，跌打损伤，皮肤湿痒。外用于烧烫伤。

海 红 豆

Adenanthera microsperma Teijsmann & Binnendijk

含羞草科 Mimosaceae

药用部分 / 种子

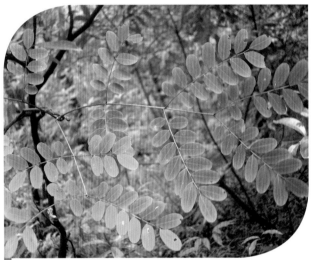

别名 相思格、孔雀豆、红豆。

形态特征 落叶乔木。二回羽状复叶，具短柄；叶柄和叶轴被微柔毛，无腺体；羽片3～5对，小叶4～7对，互生，长圆形或卵形，长2.5～3.5厘米，宽1.5～2.5厘米。总状花序，单生于叶腋或在枝顶排成圆锥花序；花小，白色或淡黄色，有香味。荚果狭长圆形，盘旋，长10～20厘米，宽1.2～1.4厘米，开裂后果瓣旋卷。种子近圆形至椭圆形。花期4—7月，果期7—10月。

分布及生境 分布于云南、贵州、广西、广东、福建和台湾；缅甸、柬埔寨、老挝、越南、马来西亚、印度尼西亚也有。生于山沟、溪边、林中。

功用 微苦、辛，微寒，有小毒。疏风清热，燥湿止痒，润肤养颜。用于面部黑斑，痤疮，齇鼻，面游风，花斑癣。

楹 树

Albizia chinensis (Osbeck) Merr.

含羞草科 Mimosaceae

药用部分 / **树皮**

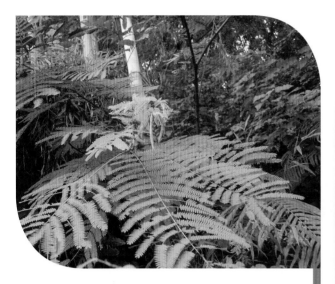

别名 | 中华楹。

形态特征 | 落叶乔木，高达30米。小枝被黄色柔毛。二回羽状复叶，羽片6～12对；总叶柄基部和叶轴上有腺体；小叶20～40对，无柄，长椭圆形，长6～10毫米，宽2～3毫米，先端渐尖，基部近截平，具缘毛，下面被长柔毛。头状花序，具花10～20朵，生于长短不同、密被柔毛的总花梗上，再排成顶生的圆锥花序；花绿白色或淡黄色，密被黄褐色茸毛。荚果扁平，长10～15厘米，宽约2厘米。花期3—5月，果期6—12月。

分布及生境 | 分布于福建、湖南、广东、广西、云南、西藏；南亚、东南亚也有。多生于林中，亦见于旷野，但以谷地、河溪边等地方最适宜其生长。

功用 | 淡、涩，平。固涩止泻，收敛生肌。用于肠炎腹泻，痢疾，外伤出血，疮疡溃烂。

猴 耳 环

Archidendron clypearia (Jack) I. C. Nielsen

含羞草科 Mimosaceae

药用部分 / **枝、叶**

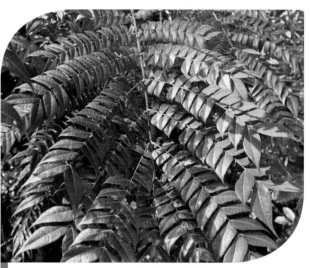

别名 | 三不正、洗头树、蛟龙树、尿桶公、围涎树、鸡心树。

形态特征 | 乔木。小枝有显明的棱角，疏生黄色短细柔毛。二回羽状复叶，羽片4～6对；叶柄中部以下具1个腺体；在叶轴上每对羽片间具1个腺体；小叶轴上面通常在3～5对小叶间具1个腺体；小叶6～16对，对生，近不等的四边形，长1.3～8.5厘米，宽7～32毫米，基部近截形，偏斜。头状花序，排列成聚伞状或圆锥状，腋生或顶生；花白色或淡黄色。荚果条形，旋转呈环状，外缘呈波状。花期2—6月，果期4—8月。

分布及生境 | 分布于浙江、福建、台湾、广东、广西、云南；亚洲热带地区均有。生于林中。

功用 | 微苦、涩，凉。清热解毒，祛湿敛疮。外用于水火烫伤，烂脚，湿疹，痈疮疖肿。

亮叶猴耳环

Archidendron lucidum (Benth.) I. C. Nielsen

含羞草科 Mimosaceae

药用部分 / 枝叶

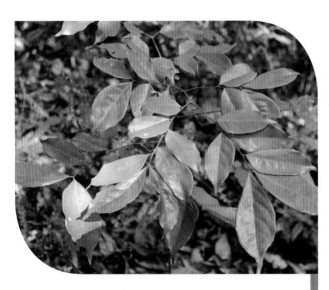

别名 | 雷公凿、亮叶围涎树、钻地龙。

形态特征 | 常绿乔木。二回羽状复叶，羽片1～2对；总叶柄近基部、每对羽片下和小叶片下的叶轴上均有圆形而凹陷的腺体，下部羽片通常具2～3对小叶，上部羽片具4～5对小叶；小叶斜卵形或长圆形，长5～11厘米，宽2～4.5厘米，顶生的一对最大，对生，余互生且较小。头状花序球形，具花10～20朵，排成腋生或顶生的圆锥花序；花瓣白色。荚果旋卷呈环状，宽2～3厘米，边缘在种子间缢缩。种子黑色，长约1.5厘米，宽约1厘米。花期4—6月，果期7—12月。

分布及生境 | 分布于浙江、台湾、福建、广东、广西、云南、四川等；印度和越南也有。生于林中或林缘灌丛中。

功用 | 微苦、辛，凉，有小毒。祛风消肿，凉血解毒，收敛生肌。用于风湿骨痛，跌打损伤，烫火伤，溃疡。

榼　藤

Entada phaseoloides (L.) Merr.

含羞草科 Mimosaceae

药用部分 / 藤、种子

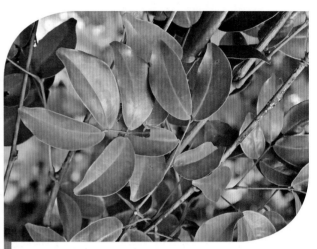

别名 | 榼藤子、过岗扁龙、眼镜豆、天香藤，皮带藤、脊龙、扁龙。

形态特征 | 常绿木质大藤本。茎扭旋。二回羽状复叶，长10～25厘米；羽片通常2对，顶生1对羽片变为卷须；小叶2～4对，对生，革质，长椭圆形或长倒卵形，长3～9厘米，宽1.5～4.5厘米。穗状花序，长15～25厘米，单生或排成圆锥花序式，被疏柔毛；花细小，白色，密集，略有香味。荚果长达1米，宽8～12厘米，弯曲，扁平，木质，成熟时逐节脱落，每节内有1颗种子。种子近圆形，直径4～6厘米，扁平，暗褐色。花期3—6月，果期8—11月。

分布及生境 | 分布于台湾、福建、广东、广西、云南、西藏等；东半球热带地区广布。生于山涧或山坡混交林中，攀缘于乔木上。

功用 | 甘、微涩，微温。活血祛风，壮腰固肾。用于风湿痹痛，腰肌劳损，跌打损伤，病后虚弱，贫血。种子、树皮、根皮有毒。茎皮浸出液能催吐下泻。

含羞草

Mimosa pudica L.

含羞草科 Mimosaceae

药用部分 / 全草

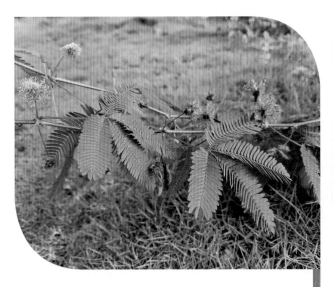

别名 | 知羞草、怕丑草。

形态特征 | 亚灌木，分枝多，遍体散生倒刺毛和锐刺。叶为二回羽状复叶，羽片2～4个，掌状排列，小叶14～48，长圆形，长0.6～1.1厘米，宽1.5～2毫米，边缘及叶脉有刺毛。头状花序，长圆形，2～3个生于叶腋；花淡红色。荚果扁平，长1.2～2厘米，宽约0.4厘米，边缘有刺毛，有3～4荚节，每荚节有1颗种子，成熟时荚节脱落。花期9月。

分布及生境 | 原产美洲热带地区。分布于台湾、福建、广东、广西、云南等；现广布于世界热带地区。生于旷野荒地、灌丛中。

功用 | 甘、微苦，凉，有小毒。清热，利尿，消炎，散瘀。用于急性结膜炎，肠炎，胃炎，泌尿系结石，感冒，疟疾，疳积，跌打肿痛。

龙 须 藤

Bauhinia championii Benth.

苏木科 Caesalpiniaceae

药用部分 / 藤茎、种子、叶

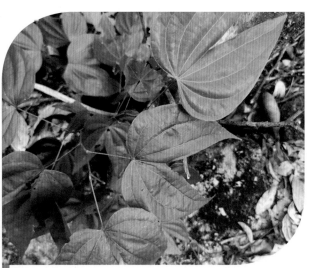

别名 | 乌鸦坈、燕鸟尾、乌鸦藤、白蝶藤、羊蹄树。

形态特征 | 落叶藤本，蔓长3～10米。茎卷须不分枝，常2枚对生。单叶互生，叶片阔卵形或心形，先端2浅裂或不裂，裂片尖，基出脉5～7条。花两性，白色，较小，集生成总状花序，总状花序狭长，腋生，有时与叶对生或数个聚生于枝顶而成复总状花序，花瓣白色，具瓣柄，瓣片匙形。荚果扁平，长5～8厘米。花期6—10月，果期7—12月。

分布及生境 | 分布于浙江、台湾、福建、广东、广西、江西、湖南、湖北和贵州；印度、越南和印度尼西亚也有。生于丘陵灌丛或山地疏林和密林中。

功用 | 涩，凉。祛风除湿，通经活血，止痛，健脾理气。用于风湿性关节炎，腰腿痛，跌打损伤，胃痛，疳积。水煎服或浸酒服。

羊 蹄 甲

Bauhinia purpurea L.

苏木科 Caesalpiniaceae

药用部分 / **树皮**

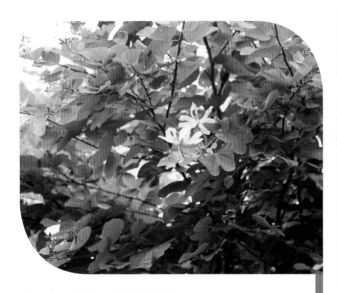

别名 | 玲甲花、紫花羊蹄甲。

形态特征 | 乔木，高7～10米。叶硬纸质，近圆形，长10～15厘米，宽9～14厘米，基部浅心形，先端分裂达叶长的1/3～1/2；基出脉9～11条；叶柄长3～4厘米。总状花序，侧生或顶生，有时2～4个生于枝顶而成复总状花序；萼佛焰状；花瓣桃红色，倒披针形，长4～5厘米，具脉纹和长的瓣柄；能育雄蕊3～4，花丝与花瓣等长。荚果带状，扁平，长12～25厘米，宽2～2.5厘米，略呈弯镰状，成熟时开裂。种子近圆形，扁平。花期9—11月，果期翌年2—3月。

分布及生境 | 分布于我国南部；印度、斯里兰卡及中南半岛也有。

功用 | 为强壮剂、杀肠虫剂。用于消化不良。外用于烫伤及脓疮洗涤剂。

宫粉羊蹄甲

Bauhinia variegata L.

苏木科 Caesalpiniaceae

药用部分 / **叶、根、树皮、花**

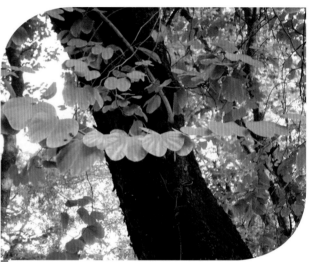

别名 | 宫粉紫荆、洋紫荆。

形态特征 | 落叶乔木；幼嫩部分常被灰色短柔毛。叶近革质，广卵形至近圆形，宽度常超过长度，基部浅至深心形，有时近截形，先端2裂达叶长的1/3，裂片阔，钝头或圆；基出脉9～13条。总状花序，侧生或顶生，极短缩，多少呈伞房花序式，少花，被灰色短柔毛；总花梗短而粗；花大，近无梗；花瓣倒卵形或倒披针形，具瓣柄，紫红色或淡红色，杂以黄绿色及暗紫色的斑纹；能育雄蕊5，长约4厘米；退化雄蕊1～5，丝状。荚果带状，扁平，具长柄及喙；种子10～15。花期全年，3月最盛。

分布及生境 | 分布于我国南部；印度及中南半岛也有。

功用 | 树皮：苦、涩，平。健脾燥湿。用于消化不良，急性胃肠炎。叶：淡，平。润肺止咳。用于咳嗽，便秘。花：淡，凉。消炎。用于肺炎，支气管炎。根：止血，健脾。用于咯血，消化不良。

南 天 藤

Caesalpinia crista L.

苏木科 Caesalpiniaceae

药用部分 / 叶

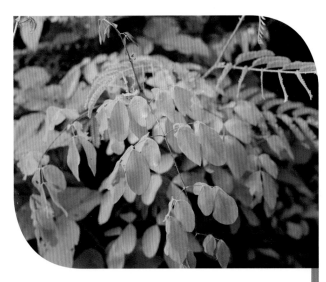

别名 | 假老虎簕、华南云实。

形态特征 | 木质藤本，长达10米；茎皮和叶轴有倒钩刺。二回羽状复叶长20～30厘米；羽片2～3对，有时4对，对生；小叶4～6对，对生，具短柄，革质，卵形或椭圆形。总状花序，复排列成顶生、疏松的大型圆锥花序；花芳香；花瓣5，黄色，上面一片具红色斑纹。荚果斜阔卵形，革质，肿胀，具网脉，先端有喙。种子1，扁平。花期4—7月，果期7—12月。

分布及生境 | 分布于云南、贵州、四川、湖北、湖南、广西、广东、福建和台湾；印度、泰国、柬埔寨、越南、日本及马来半岛也有。生于山地林中。

功用 | 苦，凉。祛瘀止痛，清热解毒。用于急、慢性胃炎，胃溃疡，痈疮疖肿。

腊 肠 树

Cassia fistula L.

苏木科 Caesalpiniaceae

药用部分 / 果实

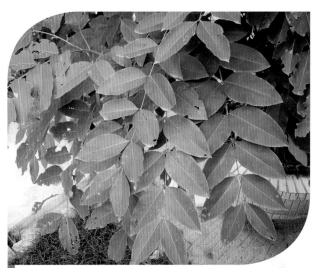

别名 | 阿勃勒、波斯皂荚、牛角树、阿里勃勒、大解树。

形态特征 | 落叶乔木，高达15米。一回偶数羽状复叶，叶长30～40厘米，有小叶3～4对；小叶对生，薄革质，阔卵形，卵形或长圆形，长8～13厘米，宽3.5～7厘米。总状花序，长达30厘米或更长，疏散，下垂；花与叶同时开放，直径约4厘米；花瓣黄色，倒卵形。荚果圆柱形，长30～60厘米，直径2～2.5厘米，黑褐色。花期6—8月，果期10月。

分布及生境 | 原产印度、缅甸和斯里兰卡。世界热带、亚热带地区均有栽培。

功用 | 苦，大寒。清热通便，化滞止痛。用于便秘，胃脘痛，疳积。

望 江 南

Senna occidentalis (L.) Link

苏木科 Caesalpiniaceae

药用部分 / **茎、叶、种子**

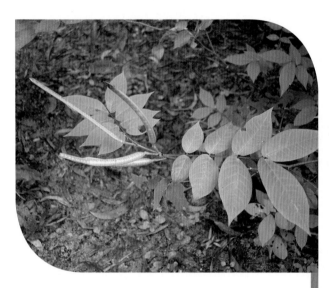

别名│茳芒决明、羊角豆、野扁豆。

形态特征│灌木或半灌木，高1～2米。叶互生，双数羽状复叶；叶柄上面近基部有1个腺体；小叶6～10，对生，卵形或卵状披针形，长2～6厘米，宽1～2厘米，边缘有细毛。伞房状总状花序，顶生或腋生，花少数；花瓣5，黄色。荚果条形，扁，长10～13厘米，宽1厘米，近无毛，沿缝线边缘增厚，中间棕色，边缘淡黄棕色。花期4—8月，果期6—10月。

分布及生境│原产美洲热带地区。现广布于世界热带和亚热带地区。生于河边滩地、旷野或丘陵的灌木林或疏林中，也是村边荒地习见植物。

功用│甘、苦，平，有毒。清热平肝解郁，清肝明目润肠。茎、叶用于头晕头痛，胁肋胀痛；种子用于腹胀，下痢，便秘；茎叶外用于蛇伤。

决 明

Senna tora (L.) Roxb.

苏木科 Caesalpiniaceae

药用部分 / **种子**

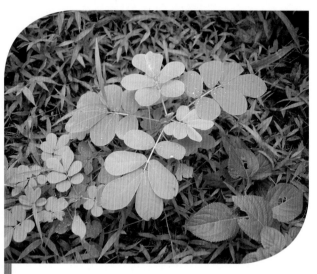

别名│草决明、小决明、假花生。

形态特征│一年生草本，高1～2米。一回偶数羽状复叶，长4～8厘米，叶轴上每对小叶间有棒状的腺体1枚；小叶3对，纸质，倒心形或倒卵状长椭圆形，长2～6厘米，宽1.5～2.5厘米。花通常2朵聚生；花瓣5，黄色。荚果纤细，近线形，有四直棱，两端渐尖，长达5厘米，宽3～4毫米。种子菱形，光亮。花果期8—11月。

分布及生境│原产美洲热带地区。现世界热带、亚热带地区广泛分布。生于山坡、旷野及河滩沙地上。

功用│甘、苦、咸，微寒。清热明目，润肠通便。用于目赤涩痛，羞明多泪，头痛眩晕，目暗不明，大便秘结。

凤 凰 木

Delonix regia (Boj.) Raf.

苏木科 Caesalpiniaceae

药用部分 / **树皮**

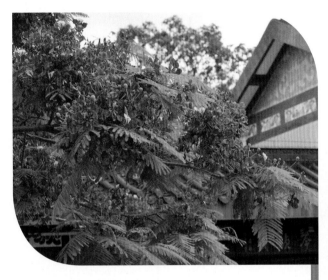

格 木

Erythrophleum fordii Oliv.

苏木科 Caesalpiniaceae

药用部分 / **种子**

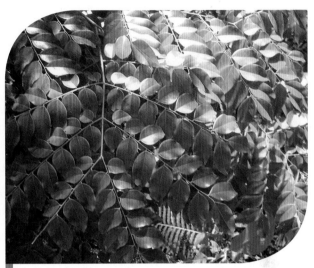

别名 金凤、番金凤、红花楹、火树。

形态特征 落叶乔木,高达20米或更高。二回羽状复叶,叶长20~60厘米,羽片30~40个,每羽片有小叶40~80;小叶长椭圆形,长7~8毫米,宽2.5~3毫米,两端圆。花排成顶生或腋生的总状花序;萼长2.5~2.9厘米,基部合生成短筒1萼齿5,长椭圆形,先端骤急尖;花瓣红色,有黄色及白色花斑,近圆形,有长爪,连爪长约3.5~5.5厘米,宽约3厘米;雄蕊10,分离,红色;子房近无柄,有多数胚珠。荚果条形,长可达50厘米,宽约5厘米,下垂,木质,具多数种子。花期5月,果期10月。

分布及生境 原产马达加斯加。世界热带地区均有。

功用 甘、淡、寒。平肝潜阳。用于肝热型高血压,眩晕,心烦不宁。

别名 铁木、孤坟柴、赤叶木。

形态特征 常绿乔木,高达30米。嫩枝和幼芽被铁锈色短柔毛。叶互生,二回羽状复叶,无毛;羽片通常3对,对生或近对生,小叶互生,卵形或卵状椭圆形,全缘。由穗状花序所排成的圆锥花序长15~20厘米;总花梗上被铁锈色柔毛;花瓣5,淡黄绿色。荚果长圆形,扁平,厚革质,有网脉。种子长圆形,稍扁平,种皮黑褐色。花期5—6月,果期8—10月。

分布及生境 分布于广西、广东、福建、台湾、浙江等;越南也有。生于山地林中。

功用 辛,平。益气活血。用于心气不足。种子、树皮有毒,含格木碱,能刺激心脏。人食之后会出现中毒现象。

华 南 皂 荚

Gleditsia fera (Lour.) Merr.

苏木科Caesalpiniaceae

药用部分 / **果实**

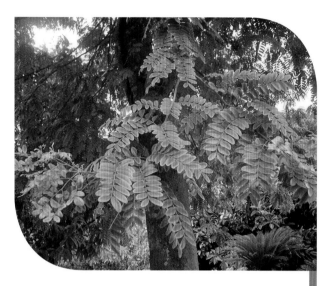

别名 | 华南皂角。

形态特征 | 落叶乔木；刺粗壮，具分枝。一回羽状复叶，长11～18厘米；小叶5～9对，纸质至薄革质，斜椭圆形至菱状长圆形，边缘具圆齿，有时为浅钝齿。花杂性，绿白色，数朵组成小聚伞花序，再由多个聚伞花序组成腋生或顶生，总状花序。荚果扁平，劲直或稍弯，偶有扭转，果瓣革质，嫩果密被棕黄色短柔毛，先端具2～5毫米长的喙。种子多数。花期4—5月，果期6—12月。

分布及生境 | 分布于江西、湖南、福建、台湾、广东和广西；越南也有。生于山地缓坡、山谷林中或村旁路边阳处。

功用 | 苦、辛，温，有小毒。豁痰开窍，杀虫散结。用于中风昏迷，口噤不语，疥疮，顽癣。

毛 相 思 子

Abrus pulchellus subsp. mollis Verdc.

蝶形花科Papilionaceae

药用部分 / **除去荚果（因种子有毒）的干燥全株**

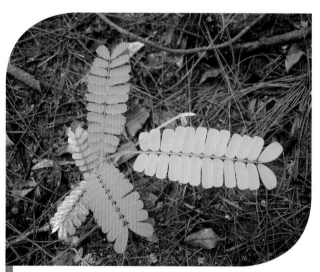

别名 | 金不换、毛鸡骨草、油甘藤、蜻蜓藤。

形态特征 | 藤本。茎疏被黄色长柔毛。一回羽状复叶，小叶10～16对，膜质，长圆形，最上部两枚常为倒卵形，长1～2.5厘米，宽0.5～1厘米，上面被疏柔毛，下面密被白色长柔毛。总状花序，腋生；花冠粉红色或淡紫色。荚果长圆形，扁平，长3～6厘米，宽0.8～1厘米，密被白色长柔毛，顶端具喙。种子4～9。花期8月，果期9月。

分布及生境 | 分布于福建、广东、广西；中南半岛也有。生于山谷、路旁疏林、灌丛中。

功用 | 甘、微苦，凉。清热解毒，疏肝止痛。用于黄疸，胁肋不舒，胃脘胀痛，急、慢性肝炎，乳腺炎。

链 荚 豆

Alysicarpus vaginalis (L.) Candolle

蝶形花科 Papilionaceae

药用部分 / **全草**

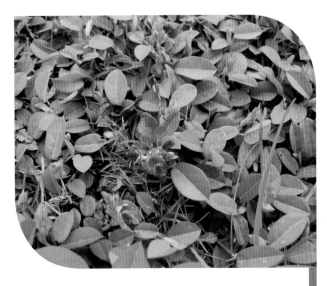

别名 ｜ 蟋蟀草、地豆草、假地豆草。

形态特征 ｜ 多年生草本。茎平卧或上部直立，高30～90厘米，无毛或稍被短柔毛。叶仅有单小叶；托叶线状披针形，干膜质；小叶形状及大小变化很大，茎上部小叶通常为卵状长圆形、长圆状披针形至线状披针形，长3～6.5厘米，宽1～2厘米，下部小叶为心形、近圆形或卵形，长1～3厘米，宽约1厘米。总状花序，腋生或顶生，具花6～12朵；花冠紫蓝色。荚果扁圆柱形，长1.5～2.5厘米，宽2～2.5毫米，荚节4～7。花期9月，果期9—11月。

分布及生境 ｜ 分布于福建、广东、海南、广西、云南和台湾等；广布于东半球热带地区。多生于空旷草坡、旱田边、路旁或海边沙地。

功用 ｜ 甘，凉。清肝热，清心火。用于眼目赤痛，口腔溃烂肿胀。

香花鸡血藤

Callerya dielsiana (Harms) P. K. Loc ex
Z. Wei & Pedley

蝶形花科 Papilionaceae

药用部分 / **茎**

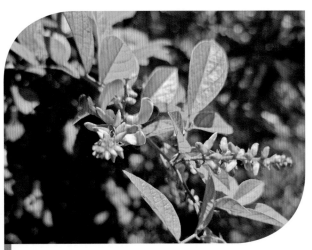

别名 ｜ 山鸡血藤、香花崖豆藤、血风根、老人根、狄氏鸡血藤。

形态特征 ｜ 攀缘灌木。羽状复叶；小叶5，长椭圆形、披针形或卵形，长5～15厘米，宽2.5～5厘米，先端钝，基部圆形，下面疏生短柔毛或无毛；叶柄、叶轴有短柔毛；小托叶锥形，与小叶柄几等长。圆锥花序，顶生，长达15厘米，密生黄褐色茸毛，花单生于序轴的节上；萼钟状，密生锈色毛；花冠紫色，长1.2～2厘米。荚果条形，长7～12厘米，宽约2厘米，近木质，密生黄褐色茸毛。花期5—6月，果期11—12月。

分布及生境 ｜ 分布于浙江、江西、福建、湖北、湖南、广东、广西、四川、贵州、云南。生于山坡杂木林缘或灌丛中。

功用 ｜ 苦，温。补血，活血，祛风。用于贫血，闭经，风湿性关节炎，体虚浮肿，久积风软，筋骨酸痛。根部可做杀虫剂。

大猪屎豆

Crotalaria assamica Benth.

蝶形花科 Papilionaceae

药用部分 / **根、叶**

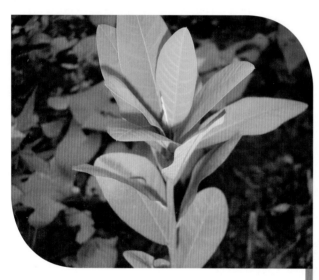

别名 | 大叶猪屎豆、凸尖野百合、大猪屎青。

形态特征 | 直立高大草本，高达1.5米；茎枝粗壮，圆柱形，被锈色柔毛。单叶，叶纸质，倒披针形或长椭圆形，先端钝圆，具细小短尖，基部楔形，长5～15厘米，宽2～4厘米。总状花序，顶生或腋生，具花20～30朵；花冠黄色。荚果长圆形，长4～6厘米，径约1.5厘米，果颈长约5毫米。种子20～30。花果期5—12月。

分布及生境 | 分布于台湾、广东、海南、广西、贵州和云南；中南半岛和南亚也有。生于山坡路边及山谷草丛中。

功用 | 淡，微凉。清热解毒，凉血降压，利水。用于小儿头疮，口疮，牙痛，肺热咳嗽咯血，跌打损伤，外伤出血，水肿，肾结石，膀胱炎，风湿骨痛。

猪 屎 豆

Crotalaria pallida Ait.

蝶形花科 Papilionaceae

药用部分 / **全株**

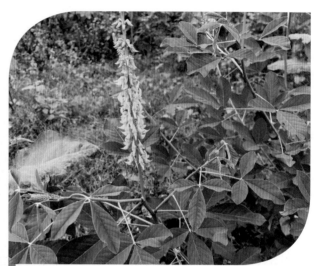

别名 | 猪屎青、土沙苑。

形态特征 | 多年生草本或呈灌木状。三出复叶，柄长2～4厘米；小叶长圆形或椭圆形，长3～6厘米，宽1.5～3厘米，先端钝圆或微凹，基部阔楔形，上面无毛，下面略被丝光质短柔毛。总状花序，顶生，长达25厘米，具花10～40朵；花冠黄色，伸出萼外。荚果长圆形，长3～4厘米，径5～8毫米，幼时被毛，成熟后脱落，果瓣开裂后扭转。种子20～30。花果期9—12月。

分布及生境 | 分布于长江以南各地；印度、斯里兰卡、缅甸、泰国、越南、柬埔寨、老挝、马来西亚、日本及太平洋群岛、大洋洲也有。生于山坡草地、水旁、灌丛或林中。

功用 | 苦、甘，寒。清热解毒，消肿止痛。预防腮腺炎，流行性乙型脑炎，喉痛。外用于毒蛇咬伤，跌打肿痛，痈疖。

藤黄檀

Dalbergia hancei Benth.

蝶形花科 Papilionaceae

药用部分 / **根、茎**

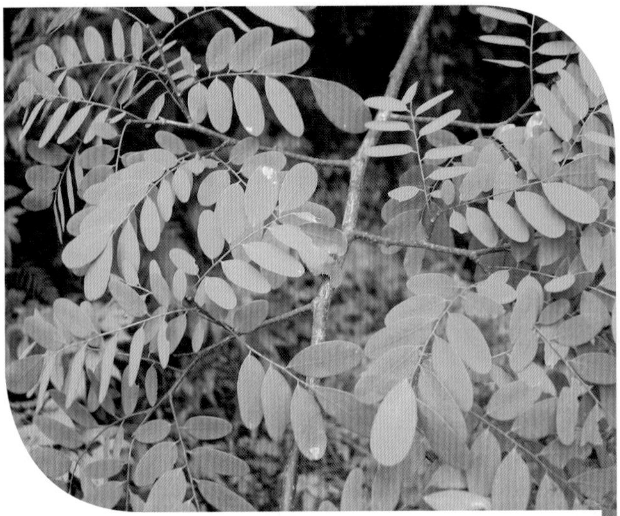

别名｜檀树、梣果藤、藤檀、藤香、红香藤、大香藤。

形态特征｜藤本。幼枝疏生白色柔毛，有时枝条变成钩状或螺旋状。羽状复叶；小叶9～13，矩圆形，长10～22毫米，宽5～8毫米，先端钝，微缺，基部楔形或圆形，下面疏生平贴柔毛；托叶早落。圆锥花序，腋生，花微小；花冠白色。荚果矩圆形，扁平，长3～7厘米，宽约1.2厘米。种子1～4，种子肾形。花期4—5月。

分布及生境｜分布于安徽、浙江、江西、福建、广东、海南、广西、四川、贵州。生于山坡灌丛中或山谷溪旁。

功用｜辛，温。理气止痛。茎用于胃痛，腹痛，胸胁痛。根用于腰腿痛、关节痛。

降香

Dalbergia odorifera T. Chen

蝶形花科 Papilionaceae

药用部分 / **根、心材**

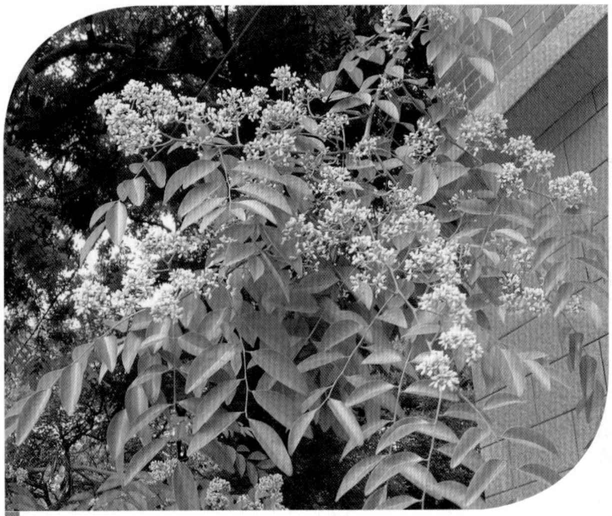

别名｜降香黄檀、花梨木、花梨母、降香檀。

形态特征｜半落叶乔木，高10～25米，胸径可达80厘米。一回奇数羽状复叶，长15～26厘米；小叶7～13，近纸质，卵形或椭圆形，长3.5～8厘米，宽1.5～4厘米。圆锥花序，腋生，由多数聚伞花序组成，长4～10厘米；花淡黄色或乳白色；花瓣近等长，均具爪。荚果舌状，长椭圆形，扁平，不开裂，长5～8厘米，宽1.5～1.8厘米，果瓣革质，有种子部分明显隆起。通常种子1，稀2。种子肾形。

分布及生境｜原产海南。热带、亚热带地区均有栽培。

功用｜辛，温。活血，止痛，止血。用于脘腹疼痛，肝郁胁痛，胸痹刺痛，跌打损伤，外伤出血。

假地豆

Grona heterocarpos (L.) H. Ohashi et K. Ohashi

蝶形花科 Papilionaceae

药用部分 / **全株**

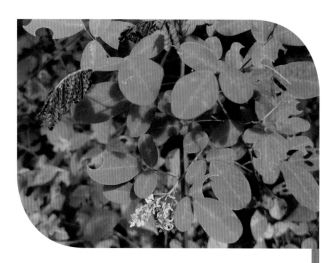

别名 异果山绿豆、大叶青、假花生、山土豆、山地豆、稗豆。

形态特征 半灌木或小灌木，高1～3米。嫩枝有疏长柔毛。小叶3；顶生小叶椭圆形至宽倒卵形，长2.5～6厘米，宽1.3～2.5厘米，上面无毛，下面有白色长柔毛，侧生小叶较小；叶柄长2厘米，有柔毛；托叶披针形，长约7毫米。圆锥花序，腋生，花序轴有淡黄色开展长柔毛；花萼宽钟状，萼齿宽披针形，短于萼筒或等长；花冠紫色，长约5毫米。荚果长12～25毫米，宽约3毫米，有4～9荚节，有小钩状毛，腹缝线直，背缝线波状。

分布及生境 分布于长江以南各地；印度、斯里兰卡、缅甸、泰国、越南、柬埔寨、老挝、马来西亚、日本及太平洋群岛、大洋洲也有。生于山坡草地、水旁、灌丛或林中。

功用 苦、甘、寒。清热解毒，消肿止痛。预防腮腺炎，流行性乙型脑炎，喉痛。外用于毒蛇咬伤，跌打肿痛，痈疖。

刺　桐

Erythrina variegata L.

蝶形花科 Papilionaceae

药用部分 / **树皮、根皮、叶**

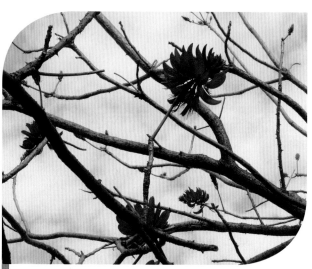

别名 山芙蓉、空桐树。

形态特征 落叶乔木。树皮灰色，有圆锥形刺。羽状复叶，小叶3，常密集枝端；小叶膜质，宽卵形或菱状卵形，长宽15～30厘米；基脉3条，侧脉5对；小叶柄基部有一对腺体状的托叶。总状花序，顶生，长10～16厘米，上有密集、成对着生的花；花萼佛焰苞状；花冠红色。荚果黑色，肥厚，种子间略缢缩，长15～30厘米，宽2～3厘米。种子1～8。花期3月，果期8月。

分布及生境 分布于台湾、福建、广东、广西等；马来西亚、印度尼西亚、柬埔寨、老挝、越南也有。生于树旁或近海溪边。

功用 苦，平。祛风湿，通经络。用于风湿腰腿痛，疳积，蛔虫病。

大叶千斤拔

Flemingia macrophylla (Willd.) Prain.

蝶形花科 Papilionaceae

药用部分 / **根**

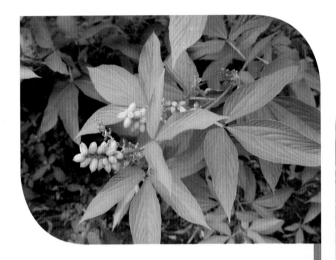

别名 | 千斤红、企枝（硬枝）钉地根、直千斤拔。

形态特征 | 直立半灌木，高1～3米。小叶3，顶生小叶宽披针形，长6～20厘米，宽2.5～9厘米，先端尖，具短尖，基部圆楔形，上面几无毛，下面沿叶脉有黄色柔毛，基出脉3条，侧生小叶较小；叶柄有狭翅，有短栗毛。总状花序，腋生，花多而密，序轴及花梗均密生淡黄色短柔毛；花冠紫红色，长约1厘米。荚果椭圆形，长约1.5厘米，褐色，有短柔毛。种子1～2，球形，黑色。花期7—9月。

分布及生境 | 分布于云南、贵州、四川、江西、福建、台湾、广东、海南、广西；印度、孟加拉国、缅甸、老挝、越南、柬埔寨、马来西亚、印度尼西亚也有。常生于旷野草地上或灌丛中，山谷路旁和疏林阳处亦有生长。

功用 | 淡、涩、甘、平。舒筋活络，祛风除痰，祛瘀活血，行气固肾，清热利水。用于风湿性关节炎，腰腿痛，偏瘫痿痹，跌打损伤，四肢酸软无力，痈疽，瘰疬大热，咽喉肿痛。

千 斤 拔

Flemingia prostrata C. Y. Wu

蝶形花科 Papilionaceae

药用部分 / **根**

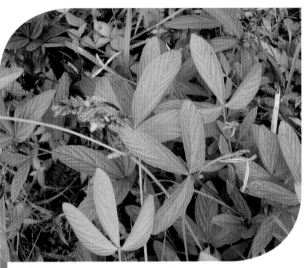

别名 | 钻地风、老鼠尾、一条根、吊马墩、吊马桩、蔓千斤拔、蔓性千斤拔、土黄鸡。

形态特征 | 直立或披散亚灌木。叶具指状3小叶；小叶厚纸质，长椭圆形或卵状披针形，偏斜长4～9厘米，宽1.7～3厘米，上面被疏短柔毛，背面密被灰褐色柔毛；基出脉3条，侧脉及网脉在上面多少凹陷，下面凸起，侧生小叶略小。总状花序，腋生，通常长2～2.5厘米，各部密被灰褐色至灰白色柔毛；花冠紫红色。荚果椭圆状，长7～8毫米，宽约5毫米，被短柔毛。花果期夏秋季。

分布及生境 | 分布于云南、四川、贵州、湖北、湖南、广西、广东、海南、江西、福建和台湾；菲律宾也有。常生于平地旷野或山坡路旁草地上。

功用 | 微苦、甘、平。壮筋骨，祛瘀积。用于跌打损伤，风湿骨痛，四肢酸软无力，黄疸。

鸡眼草

Kummerowia striata (Thunb.) Schindl.

蝶形花科 Papilionaceae

药用部分 / **根**

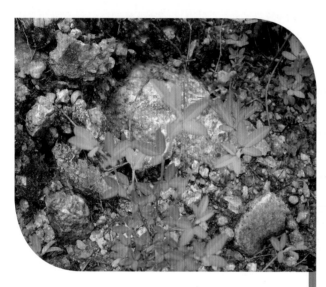

别名 | 人字草、三叶人字草、掐不齐、老鸦须、铺地锦、白斑鸠窝。

形态特征 | 小灌木，高1米左右，全株有平铺白色茸毛。复叶互生，小叶3，倒卵状矩圆形，长1~2厘米，宽0.5~1厘米，先端截形，有短尖，基部宽楔形；侧生小叶较小。总状花序，腋生，花少，黄白色。荚果卵圆形，长3~4毫米。种子1。花期8—9月，果期10—11月。

分布及生境 | 分布于我国东北、华北、华中及南部各地区。生于路旁、山坡、林下草丛等处。

功用 | 甘、淡，微寒。清热解毒，活血，利湿止泻。用于胃肠炎，痢疾，肝炎，夜盲症，泌尿系感染，跌打损伤，疔疮疖肿。

美丽胡枝子

Lespedeza thunbergii subsp. *formosa* (Vogel) H. Ohashi

蝶形花科 Papilionaceae

药用部分 / **全株**

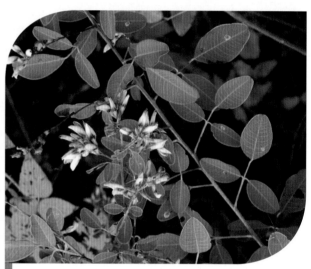

别名 | 白花羊牯草。

形态特征 | 落叶灌木，高可达2米。复叶3小叶，叶轴长3~7厘米，小叶椭圆状或卵状椭圆形，先端急尖或钝圆，背面密被白柔毛。总状花序，较叶轴长，单生或排成圆锥状，总花梗及小花梗均被白色柔毛，花紫红色。荚果卵形或矩圆形，长5~12厘米，稍偏斜，先端有短尖，被锈毛。花期7—9月，果期9—10月。

分布及生境 | 分布于河北、陕西、甘肃、山东、江苏、安徽、浙江、江西、福建、河南、湖北、湖南、广东、广西、四川、云南等；朝鲜、日本、印度也有。生于山坡、路旁及林缘灌丛中。

功用 | 微苦、涩，凉。凉血止血。用于肺结核咯血，肺热咯血，痈疮疖肿，血崩。

毛 排 钱 树

Phyllodium elegans (Lour.) Desv.

蝶形花科Papilionaceae

药用部分 / **根、叶**

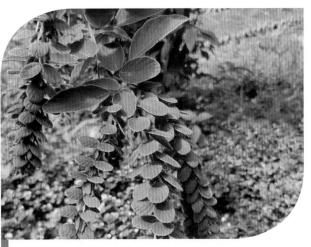

别名 连里尾树、毛排钱草、鳞狸鳞。

形态特征 灌木，高0.5～1.5米。茎、枝和叶柄均密被黄色茸毛。羽状三出复叶，小叶革质，顶生小叶卵形、椭圆形至倒卵形，长7～10厘米，宽3～5厘米，侧生小叶斜卵形，长比顶生小叶短约50%，两面均密被茸毛。花通常4～9朵组成伞形花序，生于叶状苞片内，叶状苞片排列成总状圆锥花序状，苞片与总轴均密被黄色茸毛，花冠白色或淡绿色。荚果通常长1～1.2厘米，宽3～4毫米，密被银灰色茸毛。花期7—8月，果期10—11月。

分布及生境 分布于福建、广东、海南、广西和云南等；泰国、柬埔寨、老挝、越南、印度尼西亚也有。生于平原、丘陵荒地或山坡草地、疏林或灌丛中。

功用 淡、涩，凉，有小毒。清热利湿，祛瘀活血，软坚散结。用于感冒发热，疟疾，肝炎，肝硬化腹水，血吸虫病，肝脾肿大，风湿疼痛，跌打损伤。

白花油麻藤

Mucuna birdwoodiana Tutch.

蝶形花科Papilionaceae

药用部分 / 藤茎

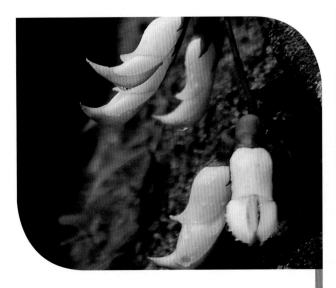

别名 勃氏黎豆、格血龙、白花黎豆。

形态特征 常绿大型木质藤本。老茎外皮灰褐色，断面淡红褐色，断面先流白汁，2～3分钟后有血红色汁液形成。叶为3小叶片组成的复叶，互生，革质；托叶小，卵形。总状花序，成串下垂，长30～38厘米，具花20～30朵，花灰白色。果木质，带形，长30～45厘米，宽3.5～4.5厘米，厚1～1.5厘米，近念珠状，密被红褐色短茸毛。种子5～13，深紫黑色，近肾形。花期4—6月，果期6—11月。

分布及生境 分布于江西、福建、广东、广西、贵州、四川等。生于山地阳处，路旁，溪边，常攀缘在乔木、灌木上。

功用 微苦、涩，平。补血，通经络，强筋骨。用于贫血，白细胞减少症，月经不调，腰腿痛。

排钱树

Phyllodium pulchellum (L.) Desv.

蝶形花科 Papilionaceae

药用部分 / **根、叶**

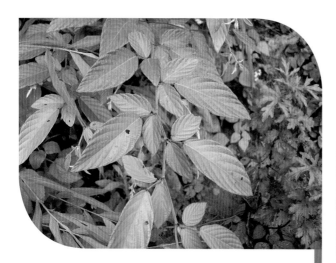

别名 | 排钱草、掌牛奴、虎尾金钱、午时合、阿婆钱。

形态特征 | 直立亚灌木，高0.5～1.5米。枝圆柱形，柔弱，被柔毛。羽状三出复叶，具柄；小叶革质，顶端小叶长圆形，长6～12厘米，侧生小叶比顶生小叶小60%，上面绿色，无毛，或两面均有柔毛。总状花序，顶生或侧生，长8～30厘米，由多数伞形花序组成，每一伞形花序隐藏于2个圆形的叶状苞片内，形成排成串的铜钱，故名"排钱草"；花冠蝶形，白色。荚果长圆形，无毛或有柔毛，边缘具睫毛，通常有2节，先端有喙。花期7—9月，果期9—11月。

分布及生境 | 分布于福建、江西南部、广东、海南、广西、云南和台湾；印度、斯里兰卡、缅甸、泰国、越南、老挝、柬埔寨、马来西亚、澳大利亚也有。生于丘陵荒地、路旁或山坡疏林中。

功用 | 淡、涩、凉，有小毒。清热解毒，活血散瘀，利尿。用于感冒，急、慢性肝炎，脾脏肿大，跌打肿痛，腰扭伤，产后感冒。孕妇忌服。

葛

Pueraria montana var. *lobata* Maesen et S. M. Almeida

蝶形花科 Papilionaceae

药用部分 / **根、花**

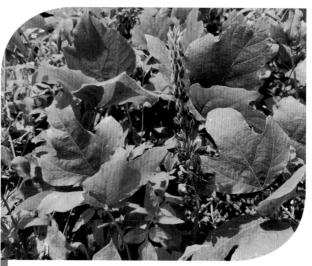

别名 | 葛花、野葛花、葛根、干葛。

形态特征 | 粗壮藤本，长可达8米，全体被黄色长硬毛。茎基部木质，有粗厚的块状根。复叶具小叶3；小叶三裂，偶尔全缘，顶生小叶宽卵形或斜卵形，上面被淡黄色、平伏的疏柔毛。总状花序，长15～30厘米，中部以上有颇密集的花；花冠长10～12毫米，紫色，旗瓣倒卵形。荚果长椭圆形，扁平，被褐色长硬毛。花期9—10月，果期11—12月。

分布及生境 | 分布于我国各地，除新疆、青海和西藏外；东南亚至澳大利亚也有。生于山地林中。

功用 | 根：甘、辛，平。清热解毒，生津止渴，透发麻疹。用于外感风寒，头痛口渴，麻疹未透，肠炎，痢疾，早期突发性耳聋。花：甘，平。解毒止渴。用于酒醉烦渴，水煎服。

绿　豆

Vigna radiata (L.) Wilczek.

蝶形花科Papilionaceae

药用部分 / **种子**

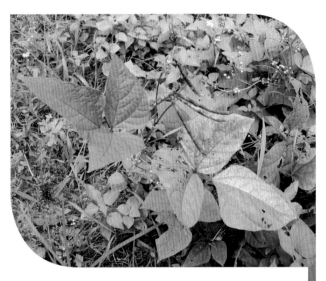

别名｜青小豆、菉豆、植豆。

形态特征｜一年生直立或顶端微缠绕草本，高约60厘米，被短褐色硬毛。三出复叶，互生；小叶3，阔卵形至菱状卵形，侧生小叶偏斜，长6～10厘米，宽2.5～7.5厘米。总状花序，腋生，总花梗短于叶柄或近等长；花绿黄色。荚果圆柱形，长6～8厘米，宽约6毫米，成熟时黑色，被疏褐色长硬毛。种子绿色或暗绿色，长圆形。花期6—7月，果期8月。

分布及生境｜分布于我国各地；世界各热带、亚热带地区均有。

功用｜甘，寒。清热祛暑，祛风消肿，解毒利尿。用于食物中毒，中暑烦热，泻痢，肿胀，痈肿，热毒，尿闭，中丹石药毒。

蕈　树

Altingia chinensis (Champ.) Oliv. ex Hance

金缕梅科 Hamamelidaceae

药用部分 / **根**

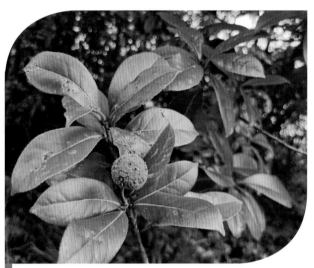

别名｜阿丁枫、老虎斑。

形态特征｜常绿乔木，高达20米。单叶，革质，倒卵状矩圆形，长7～13厘米，宽3～4.5厘米。雄花短穗状花序，长约1厘米，常多个排成圆锥花序。雌花头状花序，单生或数个排成圆锥花序，具花15～26朵。头状果序近于球形，基底平截，宽1.7～2.8厘米，不具宿存花柱。种子多数，褐色有光泽。

分布及生境｜分布于广东、广西、贵州、云南东南部、湖南、福建、江西、浙江；越南也有。

功用｜辛，温。祛风湿，通经络。用于风湿痹痛，四肢麻木，跌打损伤。

枫 香 树

Liquidambar formosana Hance

金缕梅科 Hamamelidaceae

药用部分 / **果实、叶、树脂、根**

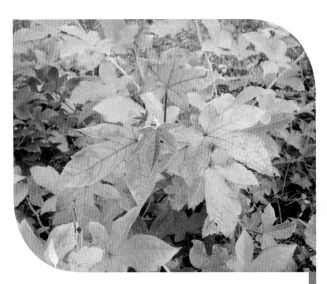

别名 | 枫树、路路通、山枫树脂。

形态特征 | 落叶乔木，高达30米。单叶，薄革质，阔卵形，掌状3裂，中央裂片较长，先端尾状渐尖；两侧裂片平展；基部心形；掌状脉3～5条；边缘有锯齿，齿尖有腺状突。雄性短穗状花序常多个排成总状。雌性头状花序具花24～43朵。头状果序圆球形，木质，直径3～4厘米；蒴果下半部藏于花序轴内，有宿存花柱及针刺状萼齿。种子多数，褐色，多角形或有窄翅。

分布及生境 | 分布于我国秦岭及淮河以南各地；越南、老挝和朝鲜也有。多生于平地、村落附近及低山的次生林。

功用 | 根：苦，温。祛风止痛。用于风湿性关节炎，牙痛。叶、果、树脂：苦，平。叶：祛风除湿，行气止痛。用于肠炎，痢疾，胃痛。外用于毒蜂螫伤，皮肤湿疹。果：祛风活络，利水通经。用于关节痹痛，麻木拘挛，水肿胀满，乳少闭经。树脂：芳香开窍，化痰止痛。

檵 木

Loropetalum chinense (R. Br.) Oliv.

金缕梅科 Hamamelidaceae

药用部分 / **全株**

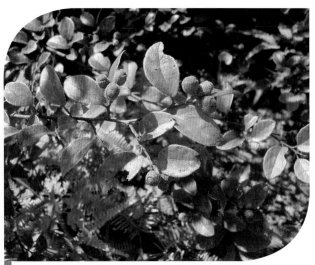

别名 | 檵花、白花檵木、白彩木、大叶檵木。

形态特征 | 灌木或小乔木，高达12米。小枝有锈色星状毛。叶革质，卵形，长1.5～6厘米，宽1.5～2.5厘米，顶端锐尖，基部偏斜而圆，全缘，下面密生星状柔毛；叶柄长2～5毫米。苞片线形，萼筒有星状毛，萼齿卵形；花瓣白色，线形，长1～2厘米；雄蕊4，花丝极短，退化雄蕊与雄蕊互生，鳞片状。蒴果褐色，近卵形，长约1厘米，有星状毛，2瓣裂，每瓣2浅裂。种子长卵形，长4～5毫米。花期5月，果期8月。

分布及生境 | 分布于我国中部、南部及西南部；日本、印度也有。生于向阳的丘陵及山地，亦常出现在马尾松林及杉林下。

功用 | 苦、涩，平。舒筋活血，祛瘀生新，行气止血，解热止泻。用于血瘀闭经，跌打损伤，外伤出血，痢疾，肺结核，中暑，腹泻。

红 花 荷

Rhodoleia championii Hook. f.

金缕梅科 Hamamelidaceae

药用部分 / 叶

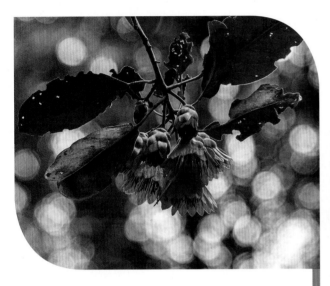

别名 | 红苞木。

形态特征 | 常绿乔木。单叶，互生，常集生枝顶，厚革质，卵形，长7～13厘米，宽4.5～6.5厘米，先端钝或略尖，基部阔楔形，有三出脉，上面深绿色，发亮，下面灰白色，无毛，干后有多数小瘤状突起；叶柄长3～5.5厘米。头状花序，长3～4厘米，常弯垂；花序柄长2～3厘米，有鳞状小苞片5～6，总苞片卵圆形，先端平截；花瓣匙形，红色。头状果序宽2.5～3.5厘米，具蒴果5个；蒴果卵圆形，长1.2厘米，无宿存花柱，果皮薄木质，干后上半部4片裂开；种子扁平，黄褐色。花期3—4月。

分布及生境 | 分布于广东、广西、香港。生于山地林中。

功用 | 辛，温。活血化瘀。用于寒凝血脉之出血症，刀伤出血。

半 枫 荷

Semiliquidambar cathayensis Chang

金缕梅科 Hamamelidaceae

药用部分 / 叶

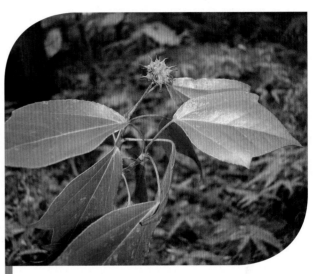

别名 | 金缕半枫荷。

形态特征 | 常绿乔木。叶互生，簇生于枝顶，革质，异型，不分裂的叶片卵状椭圆形，长8～13厘米，宽3.5～6厘米；先端渐尖，尾部长1～1.5厘米；基部阔楔形或近圆形，稍不等侧；或为掌状3裂，中央裂片长3～5厘米，两侧裂片卵状三角形；边缘有具腺锯齿；掌状脉3条。雄花的短穗状花序常数个排成总状，花被全缺，雄蕊多数。雌花的头状花序单生。头状果序直径2.5厘米，具蒴果22～28个，宿存萼齿比花柱短。花期3—4月，果期9—10月。

分布及生境 | 分布于江西、广西、贵州、广东。

功用 | 涩，苦，温。祛风止痛，通络，止血。用于风湿痹痛，外伤出血。

惠州

常见药用植物图鉴

垂　柳

Salix babylonica L.

杨柳科 Salicaceae

药用部分 / 枝、叶、树皮、根皮、须根

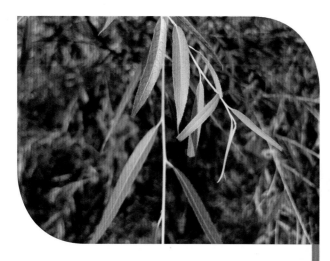

别名 | 柳树、柳。

形态特征 | 落叶乔木。树皮灰黑色，不规则开裂。小枝细长下垂，淡黄褐色。叶互生，披针形或条状披针形，长8～16厘米，先端渐长尖，基部楔形，具细锯齿，托叶披针形。花序先叶开放，或与叶同时开放；雄花序长1.5～3厘米，有短梗，雄蕊2，花药红黄色；雌花序长2～5厘米，有梗，基部具小叶3～4，子房椭圆形。蒴果长3～4毫米，带绿黄褐色。花期3—4月，果期4—5月。

分布及生境 | 分布于长江流域和黄河流域；亚洲、欧洲、美洲各国均有。

功用 | 苦，寒。清热解毒，祛风利湿。叶：用于慢性气管炎，尿道炎，膀胱炎，膀胱结石，高血压。外用于关节肿痛，痈疽肿毒，皮肤瘙痒，灭蛆，杀孑孓。枝、根皮：用于带下，风湿性关节炎。外用于烧烫伤。须根：用于风湿拘挛、筋骨疼痛，湿热带下及牙龈肿痛。树皮：外用于黄水疮。

杨　梅

Morella rubra Lour.

杨梅科 Myricaceae

药用部分 / 果实、树皮、根皮

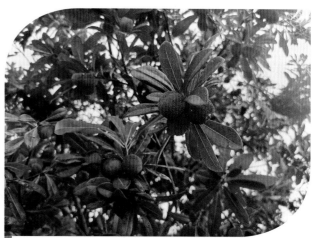

别名 | 山杨梅、朱红、珠蓉、树梅。

形态特征 | 常绿乔木。树皮灰色；小枝近于无毛。叶革质，倒卵状披针形、倒卵形或长椭圆形，长6～11厘米，宽1.5～3厘米，全缘，背面密生金黄色腺体。花单性异株；雄花序穗状，单生或数条丛生于叶腋，长1～2厘米；雌花序单生于叶腋。核果球形，直径10～15毫米，有小疣状突起，熟时深红色、紫红色或白色，味甜酸。花期4月，果期6—7月。

分布及生境 | 分布于江苏、浙江、台湾、福建、江西、湖南、贵州、四川、云南、广西和广东；日本、朝鲜和菲律宾也有。生于山坡或山谷林中，喜酸性土壤。

功用 | 果实：甘、酸，温，无毒。生津，健胃，解酒，止呕。用于痢疾，心胃气痛，霍乱。根皮、树皮：苦、辛、涩，温。收敛。用于霍乱吐泻，痢疾，腹泻，痔疮出血，牙痛，恶疮疥癣，刀伤，筋骨酸痛。种仁：辛、苦，微温。利水消肿，敛疮。用于脚气，牙疳。

朴　树

Celtis sinensis Pers.

榆科 Ulmaceae

药用部分 / **树皮、根皮、叶**

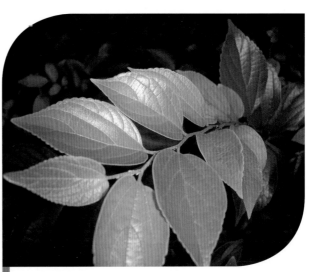

别名｜朴子树、小叶牛筋树。

形态特征｜落叶乔木，高达20米。当年生小枝密生毛。单叶，互生，质厚，阔卵形或圆形，中上部边缘有锯齿；三出脉，侧脉在6对以下，不直达叶缘，叶面无毛，叶脉沿背疏生短柔毛。叶柄长约1厘米。花杂性同株；雄花簇生于当年生枝下部叶腋；雌花单生于枝上部叶腋，1～3朵聚生。核果近球形，熟时橙红色，核果表面有凹点及棱背，单生或2个并生。花期4月，果熟期10月。

分布及生境｜分布于山东、河南、江苏、安徽、浙江、福建、江西、湖南、湖北、四川、贵州、广西、广东、台湾。多生于路旁、山坡、林缘。

功用｜根皮：苦、辛，平。祛风透疹，消食止泻。用于麻疹透发不畅，消化不良，食积泻痢，跌打损伤。叶：微苦，凉。清热，凉血，解毒。用于漆疮，荨麻疹。根皮：辛、苦，平。祛风透疹，消食化带。用于麻疹透发不畅，消化不良。

柯

Lithocarpus glaber (Thunb.) Nakai

壳斗科 Fagaceae

药用部分 / **树皮韧皮部（白皮）**

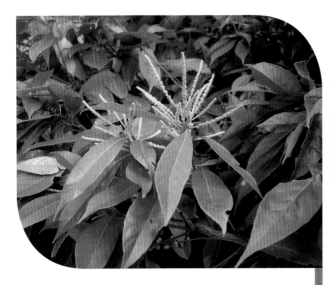

别名｜石栎、椆。

形态特征｜常绿乔木。单叶，互生，长椭圆状披针形或披针形，长8～12厘米，宽2.5～4厘米，全缘或近顶端有时具几枚钝齿，下面老时无毛，略带灰白色，侧脉6～8对；叶柄长1～1.5厘米。雄花序轴有短茸毛。果序比叶短，轴细，有短茸毛；壳斗杯形，近无柄，包围坚果基部，直径0.8～1厘米，高0.5～0.6厘米；坚果卵形或倒卵形，直径1～1.5厘米，长1.4～2.1厘米，略被白粉，基部和壳斗愈合；果脐内陷，直径3～5毫米。花期7—11月。

分布及生境｜分布于秦岭南坡以南各地；日本也有。生于坡地杂木林中。

功用｜辛，平，有小毒。用于大腹水病。

山 黄 麻

Trema tomentosa (Roxb.) Hara

榆科 Ulmaceae

药用部分 / **根、叶**

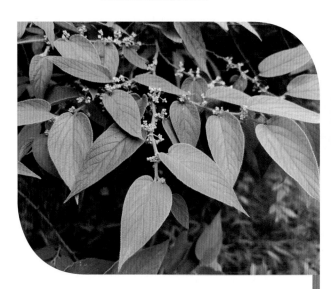

别名 | 麻桐树、麻络木、山麻、母子树、麻布树。

形态特征 | 小乔木。单叶，互生，纸质或薄革质，宽卵形或卵状矩圆形，稀宽披针形，先端渐尖至尾状渐尖，稀锐尖，基部心形，明显偏斜，边缘有细锯齿，两面近于同色，基出脉3条，侧生的一对达叶片中上部。雄花序长2～4.5厘米；雄花几乎无梗；雌花具短梗。核果宽卵珠状，压扁，成熟时具不规则的蜂窝状皱纹，褐黑色或紫黑色，具宿存的花被。种子阔卵珠状，压扁，两侧有棱。花期3—6月，果期9—11月。

分布及生境 | 分布于福建、台湾、广东、海南、广西、四川、云南和西藏；非洲、锡金、不丹、尼泊尔、印度、斯里兰卡、孟加拉国、缅甸、印度尼西亚、日本及南太平洋诸岛也有。生于河谷和山坡混交林中，或空旷的山坡。

功用 | 涩，平。散瘀，消肿，止血。用于跌打肿痛，外伤出血。

波 罗 蜜

Artocarpus heterophyllus Lam.

桑科 Moraceae

药用部分 / **树液（树脂）、果仁、果实**

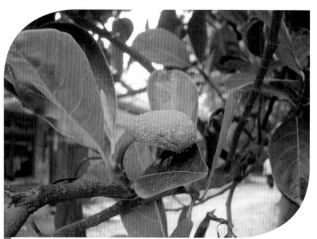

别名 | 树波罗、木波罗、牛肚子果。

形态特征 | 常绿乔木。全体有乳汁，有板状根。单叶，旋状排列；叶片厚革质，倒卵状椭圆形或倒卵形，长7～25厘米，宽3～12厘米，全缘或3裂（萌生枝或幼枝上叶）。花单性，雌雄异株；雄花序顶生或腋生，圆柱形，长5～8厘米，直径2.5厘米，幼时包藏于托叶内；雌花序圆柱形或长圆形，生于树干或主枝上的球形花托内。聚合果长圆形、椭圆形或倒卵形，成熟时长25～60厘米，宽25～50厘米，表面有六角形的瘤状突起，内有很多黄色肉质的花被。花期春、夏季，果期夏、秋季。

分布及生境 | 分布于广东、海南、广西、云南；尼泊尔、锡金、不丹、马来西亚也有。

功用 | 树液：淡，涩。散结消肿，止痛。用于疮疖红肿，急性淋巴结炎，湿疹。用树液涂患处。果仁：甘，平。滋养益气，生津止渴，通乳。用于产后乳少或乳汁不通，脾胃虚弱。果实：甘、微酸，平，无毒。生津，止渴，助消化。

白 桂 木

Artocarpus hypargyreus Hance

桑科 Moraceae

药用部分 / 根、叶

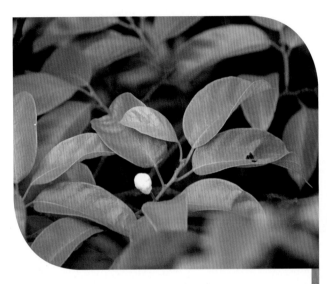

别名 | 大红蛇、将军树、红杉。

形态特征 | 常绿乔木。树皮深紫色，片状剥落；幼枝被白色紧贴柔毛。单叶，互生，革质，椭圆形至倒卵形，长8～15厘米，宽4～7厘米，全缘，幼树之叶常为羽状浅裂，表面深绿色，背面绿色或绿白色，被粉末状柔毛，侧脉每边6～7条，在背面明显凸起。花序单生于叶腋。聚花果近球形，直径3～4厘米，浅黄色至橙黄色，表面被褐色柔毛，微具乳头状突起；果柄长3～5厘米，被短柔毛。花期春夏季。

分布及生境 | 分布于广东、海南、福建、江西、湖南、云南东南部。生于常绿阔叶林中。

功用 | 根：甘、淡、涩，温。通经活血，祛瘀生新。用于风湿性关节炎，月经不调，痈疮疔肿，无名肿毒。孕妇忌服。叶：淡、微苦，寒。清热解毒，消肿。用于肺热咽喉肿痛。

桂 木

Artocarpus parvus Gagnep.

桑科 Moraceae

药用部分 / 果、根

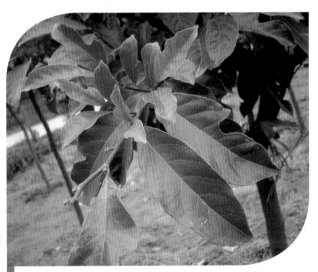

别名 | 红桂木、狗果、夏暑果。

形态特征 | 常绿乔木。树皮黑褐色，纵裂。单叶，互生，革质，长圆状椭圆形至倒卵椭圆形，长7～15厘米，宽3～7厘米，全缘或具不规则浅疏锯齿，两面均无毛，侧脉6～10对，嫩叶干时黑色；叶柄长5～15毫米；托叶披针形，早落。雄花序头状，倒卵圆形至长圆形；雌花序近头状。聚花果近球形，表面粗糙被毛，直径约5厘米，成熟红色，肉质，干时褐色，苞片宿存；小核果10～15颗。总花梗长1.5～5毫米。花期4—5月。

分布及生境 | 分布于广东、海南、广西等。生于中海拔湿润的杂木林中。

功用 | 果：甘、酸，平。清肺止咳，活血止血。用于肺结核咯血，支气管炎，鼻衄，吐血，咽喉肿痛。根：辛，微温。健胃行气，活血祛风。用于胃炎，食欲不振，风湿痹痛，跌打损伤。

二色波罗蜜

Artocarpus styracifolius Pierre

桑科 Moraceae

药用部分 / **根**

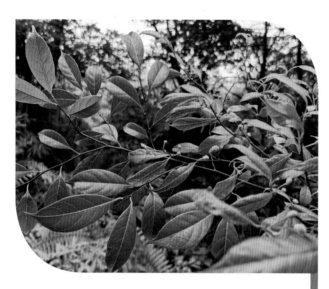

别名 | 木皮、奶浆果、小叶胭脂树、小叶胭脂、二色菠萝蜜。

形态特征 | 常绿乔木。叶互生，排成2列，纸质，长圆形或倒卵状披针形，有时椭圆形，长4～8厘米，宽2.5～3厘米，先端渐尖为尾状，基部楔形，略下延至叶柄，全缘（幼枝的叶常分裂或在上部有浅锯齿），背面被苍白色粉末状毛，侧脉4～7对。花雌雄同株，花序单生于叶腋。聚花果球形，直径约4厘米，表面着生很多弯曲、圆柱形长达5毫米的圆形突起；核果球形。花期秋初，果期秋末冬初。

分布及生境 | 分布于广东、海南、广西、云南；越南、老挝也有。常生于林中。

功用 | 甘，温。祛风除湿，舒筋活血。用于风湿性关节炎，腰肌劳损，慢性腰腿痛，半身不遂，跌打损伤，扭挫伤。

藤　构

Broussonetia kaempferi Sieb.

桑科 Moraceae

药用部分 / **茎皮、根**

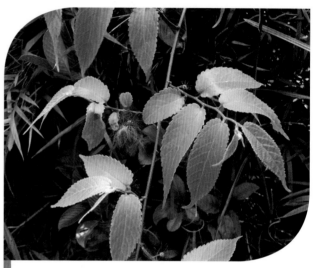

别名 | 蔓构、小黄构。

形态特征 | 蔓生藤状灌木。单叶，互生，螺旋状排列，近对称的卵状椭圆形，长3.5～8厘米，宽2～3厘米，先端渐尖至尾尖，边缘锯齿细，不裂，稀为2～3裂；叶柄长8～10毫米。花雌雄异株，雄花序短穗状，长1.5～2.5厘米，花序轴约1厘米；雄花花被片4～3，裂片外面被毛，雄蕊4～3，花药黄色，椭圆球形，退化雌蕊小；雌花集生为球形头状花序。聚花果直径1厘米，花柱线形，延长。花期4—6月，果期5—7月。

分布及生境 | 分布于浙江、湖北、湖南、安徽、江西、福建、广东、广西、云南、四川、贵州、台湾等。多生于山谷灌丛中或沟边山坡路旁。

功用 | 淡，平。止咳化痰。用于风火牙痛，哮喘，百日咳。

构

Broussonetia papyrifera (L.) L'Hér. ex Vent.

桑科 Moraceae

药用部分 / 树皮、乳汁、叶、果实

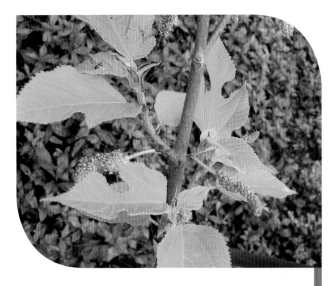

别名 | 楮、角树、谷木藂。

形态特征 | 落叶乔木，高10～20米。单叶互生、对生或轮生，广卵形至长椭圆状卵形，先端渐尖，基部心形，两侧常不相等，边缘具粗锯齿，不分裂或3～5裂，小树之叶常有明显分裂，表面粗糙，疏生糙毛，背面密被茸毛，基生叶脉三出，侧脉6～7对；叶柄长2.5～8厘米，密被糙毛。花雌雄异株；雄花序为柔荑花序；雌花序球形头状。聚花果直径1.5～3厘米，成熟时橙红色，肉质。花期4—5月，果期6—7月。

分布及生境 | 分布于我国各地；锡金、缅甸、泰国、越南、马来西亚、日本、朝鲜也有。

功用 | 果实：甘，寒。补肾，强筋骨，明目，利尿。用于腰膝酸软，肾虚目昏，阳痿，水肿。叶：甘，凉。清热，凉血，利湿，杀虫。用于鼻衄，肠炎，痢疾。皮：甘，平。利尿消肿，祛风除湿。用于水肿，筋骨酸痛，外用于神经性皮炎及癣症。

无 花 果

Ficus carica L.

桑科 Moraceae

药用部分 / 果实、根、叶

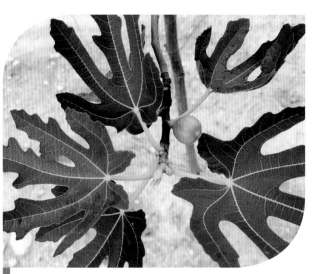

别名 | 蜜果、文先果、奶浆果、树地瓜、映日果、明目果。

形态特征 | 落叶灌木，高3～10米。单叶互生，厚纸质，广卵圆形，长宽近相等，10～20厘米，通常3～5裂，小裂片卵形，边缘具不规则钝齿，表面粗糙，背面密生细小钟乳体及灰色短柔毛，基部浅心形，基生侧脉3～5条，侧脉5～7对；叶柄长2～5厘米；托叶卵状披针形，长约1厘米。雌雄异株，雄花和瘿花同生于一榕果内壁。榕果单生于叶腋，大而梨形，直径3～5厘米，顶部下陷，成熟时紫红色或黄色，基生苞片3，卵形；瘦果透镜状。花果期5—7月。

分布及生境 | 原产于地中海沿岸。分布于我国南北各地；现土耳其至阿富汗均有。

功用 | 甘，平，无毒。清热润肠，开胃。用于痔疮肿痛，咳嗽声嘶，咽喉刺痛，肠热大便燥结，小便浑浊。

常
见
药
用
植
物
图
鉴

黄毛榕

Ficus esquiroliana Lévl.

桑科 Moraceae

药用部分 / **根皮**

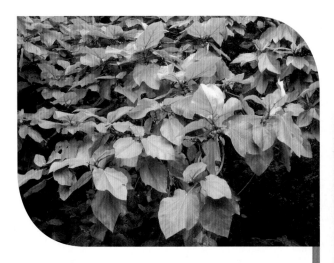

别名 | 老虎掌、老鸦风、大赦婆树、毛棵。

形态特征 | 灌木或小乔木。幼枝中空，被褐黄色硬长毛。单叶互生，纸质，广卵形，长17～27厘米，宽12～20厘米，急渐尖，具长约1厘米尖尾，基部浅心形，表面疏生糙伏状长毛，背面被长约3毫米褐黄色波状长毛，以中脉和侧脉稠密，余均密被黄色和灰白色绵毛，基生侧脉每边3条，侧脉每边5～6条，边缘有细锯齿，齿端被长毛；叶柄长5～11厘米，疏生长硬毛；托叶披针形，长1～1.5厘米，早落。榕果腋生，圆锥状椭圆形，直径20～25毫米，表面疏被或密生浅褐长毛，顶部脐状突起瘦果斜卵圆形，表面有瘤体。花期5—7月，果期7月。

分布及生境 | 分布于西藏、四川、贵州、云南、广西、广东、海南、台湾；越南、老挝、泰国的北部也有。生于林中。

功用 | 甘，平。健脾益气，活血祛风。用于气血虚弱，子宫下垂，脱肛，水肿，风湿痹痛，便溏泄泻。

天仙果

Ficus erecta Thunb.

桑科 Moraceae

药用部分 / **根**

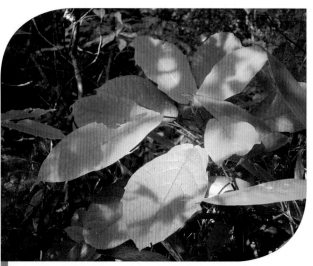

别名 | 比氏榕、鹿饭、毛天仙果。

形态特征 | 灌木，高2～3米。小枝、叶脉和叶柄幼时均被疏柔毛；枝有托叶残留的痕迹。叶互生，倒卵状披针形，先端通常渐尖，尖端有时长1厘米以上，全缘或上部呈浅波状或有不规则的缺齿。隐头花序（榕果），单生于叶腋，梨形或近球形，成熟时紫红色，外面有小瘤体，顶端有脐状突起，基部渐狭成一短柄；雄花、瘿花同生于一花序托中，雌花生在另一花序托内。瘦果。花期4—7月。

分布及生境 | 分布于广东、广西、贵州、湖北、湖南、江西、福建、浙江、台湾；日本、越南也有。生于山坡林下或溪边。

功用 | 甘、微辛，温。补中益气，祛风除湿，解毒消肿，通乳。用于劳伤乏力，风湿性关节炎，脱肛，月经不调，带下，跌打损伤。

水 同 木

Ficus fistulosa Reinw. ex Bl.

桑科 Moraceae

药用部分 / 根皮、叶

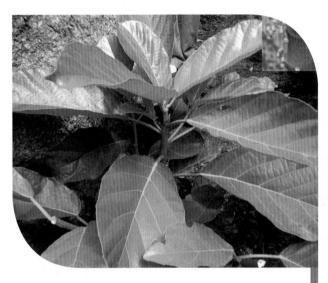

别名 哈氏榕、尖刀树、水同榕。

形态特征 常绿乔木。单叶互生，纸质，倒卵形至长圆形，长 10～20 厘米，宽 4～7 厘米，侧脉 6～9 对；叶柄长 1.5～4 厘米；托叶卵状披针形，长约 1.7 厘米。榕果簇生于老干发出的瘤状枝上，近球形，直径 1.5～2 厘米，光滑，成熟橘红色，不开裂；雄花和瘿花生于同一榕果内壁，雌花生于另一植株榕果内。瘦果近斜方形，表面有小瘤体，花柱长，棒状。花期 5—7 月。

分布及生境 分布于广东、香港、广西、云南；锡金、印度东北部、孟加拉国、缅甸、泰国、越南、马来西亚、印度尼西亚、菲律宾、文莱也有。生于溪边岩石上或森林中。

功用 甘，凉。补气，润肺，活血，渗湿利水。用于五劳七伤，跌打损伤，小便不利，湿热腹泻。

台 湾 榕

Ficus formosana Maxim.

桑科 Moraceae

药用部分 / 根、叶

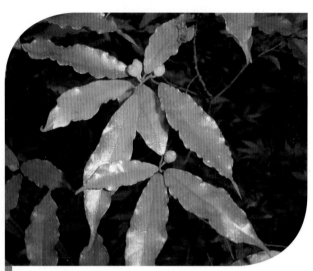

别名 小银茶匙。

形态特征 灌木，高 1.5～3 米。单叶，互生，倒披针形，长 4～11 厘米，宽 1.5～3.5 厘米，全缘或在中部以上有疏钝齿裂，顶部渐尖，中部以下渐窄，至基部呈狭楔形。榕果单生于叶腋，卵状球形，直径 6～9 毫米，成熟时绿色带红色，顶部脐状突起，基部收缩为纤细短柄；雄花散生榕果内壁，花被片 3～4，雄蕊 2，稀为 3；瘿花，花被片 4～5，舟状，子房球形；雌花花被片 4，花柱长，柱头漏斗形。瘦果球形。花期 4—7 月。

分布及生境 分布于台湾、浙江、福建、江西、湖南、广东、海南、广西、贵州；越南也有。多生于溪沟旁湿润处。

功用 微涩，辛。祛风利湿，清热解毒。用于腰痛，黄疸，疟疾，百日咳，背痛，乳痈，乳汁不足，齿龈炎，毒蛇咬伤。

粗 叶 榕

Ficus hirta Vahl

桑科 Moraceae

药用部分 / **根、花序托**

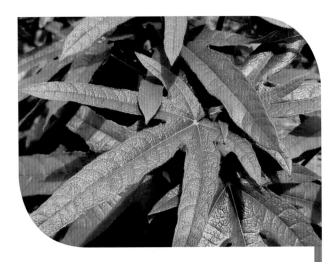

别名｜大果佛掌榕、三指佛掌榕、短毛佛掌榕、掌叶榕、佛掌榕。

形态特征｜灌木。嫩枝中空，小枝、叶和榕果均被金黄色开展的长硬毛。单叶互生，纸质，多型，长椭圆状披针形或广卵形，长10～25厘米，边缘具细锯齿，有时全缘或3～5深裂，表面疏生贴伏粗硬毛，背面密或疏生开展的白色或黄褐色绵毛和糙毛。榕果成对腋生或生于已落叶枝上，球形或椭圆球形，无梗或近无梗，直径10～15毫米。瘦果椭圆球形，表面光滑，花柱贴生于一侧微凹处，细长，柱头棒状。

分布及生境｜分布于云南、贵州、广西、广东、海南、湖南、福建、江西；尼泊尔、锡金、不丹、印度东北部、越南、缅甸、泰国、马来西亚、印度尼西亚也有。常见于村寨附近旷地或山坡林边，或附生于其他树干。

功用｜甘、微苦，温。健脾补肺，行气利湿。用于肺痨咳嗽，盗汗，肢倦无力，食少腹胀，水肿，风湿痹痛，肝炎，带下，产后无乳。

对 叶 榕

Ficus hispida L. f.

桑科 Moraceae

药用部分 / **根、叶、果、皮**

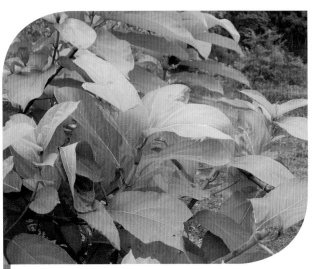

别名｜大种牛奶树、牛奶子。

形态特征｜小乔木。单叶，通常对生，厚纸质，卵状长椭圆形或倒卵状矩圆形，长10～25厘米，宽5～10厘米，全缘或有钝齿，顶端急尖或短尖，基部圆形或近楔形，表面粗糙，被短粗毛，背面被灰色粗糙毛，侧脉6～9对；托叶2，卵状披针形。榕果腋生或生于落叶枝上，或老茎发出的下垂枝上，陀螺形，成熟时黄色，直径1.5～2.5厘米，散生侧生苞片和粗毛。花果期6—7月。

分布及生境｜分布于广东、海南、广西、云南、贵州；尼泊尔、锡金、不丹、印度、泰国、越南、马来西亚至澳大利亚也有。生于沟谷潮湿地带。

功用｜淡，凉。清热利湿，消积化痰。用于感冒，气管炎，消化不良，痢疾，风湿性关节炎。

榕　树

Ficus microcarpa L.f.

桑科 Moraceae

药用部分 / 叶、气根

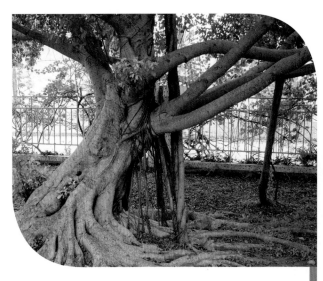

别名｜小叶榕、小果榕、细叶榕、细果榕。

形态特征｜常绿乔木，老树常有锈褐色气根。单叶，互生，薄革质，狭椭圆形，长4～8厘米，宽3～4厘米，全缘；托叶披针形。榕果成对腋生或生于已落叶枝叶腋，成熟时黄或微红色，扁球形，直径6～8毫米；雄花、雌花、瘿花同生于一榕果内。瘦果卵圆形。花期5—6月。

分布及生境｜分布于台湾、浙江、福建、广东、广西、湖北、贵州、云南；斯里兰卡、印度、缅甸、泰国、越南、马来西亚、菲律宾、日本、巴布亚新几内亚、澳大利亚等也有。

功用｜微苦、涩，凉。清热解表，发汗透疹。用于感冒，扁桃体炎，结膜炎，疟疾，百日咳，麻疹不透。煎水外洗可治湿疹，阴痒。

琴 叶 榕

Ficus pandurata Hance

桑科 Moraceae

药用部分 / 根、叶

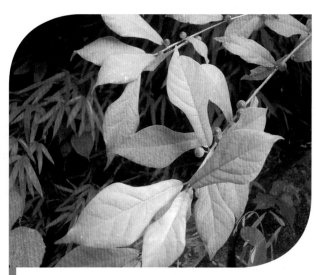

别名｜牛母乳根，倒吊葫芦。

形态特征｜小灌木，高1～2米。叶纸质，提琴形或倒卵形，长4～8厘米，先端急尖有短尖，基部圆形至宽楔形，中部缢缩，基生侧脉2，侧脉3～5对；托叶披针形，迟落。榕果单生于叶腋，鲜红色，椭圆形或球形，直径6～10毫米，顶部脐状突起；雄花生榕果内壁口部；瘿花、雌花花被片3～4。花期6—8月。

分布及生境｜分布于广东、海南、广西、福建、湖南、湖北、江西、安徽、浙江；越南也有。生于山地、旷野、灌丛或林下。

功用｜甘，温。祛风除湿。用于肾湿腰痛，小便赤白浊，带下。

薜 荔

Ficus pumila L.

桑科 Moraceae

药用部分 / 果、枝、叶

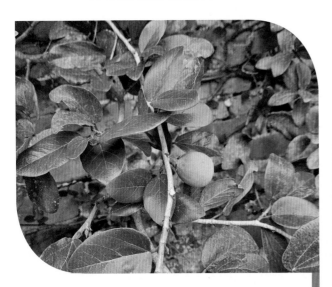

别名 | 木馒头、凉粉果、水馒头、搭壁藤。

形态特征 | 常绿攀缘或匍匐灌木；全株含乳汁。叶异型、二型；在不生花序托的枝上叶小而薄，心状卵形，基部偏斜，几无柄，长约2.5厘米；在生花序托的枝上叶较大而厚，革质，卵状椭圆形，网脉凸起，长3～9厘米，顶端钝，表面无毛，背面有短毛，网脉明显，凸起呈蜂窝状。隐花果（榕果）单生于叶腋，梨形或倒卵形，长约5厘米，径约3厘米，有短柄。花期4—5月，果熟期10月。

分布及生境 | 分布于福建、江西、浙江、安徽、江苏、台湾、湖南、广东、广西、贵州、云南、四川和陕西；日本、越南也有。

功用 | 淡、涩、微凉。通经络，下乳汁，消恶疮。不育幼枝潮汕地区作络石藤用，用于风湿性关节炎。果壳：用于乳汁缺少，痈疮肿毒，睾丸炎，精索炎。孕妇慎用。

笔 管 榕

Ficus subpisocarpa Gagnepain

桑科 Moraceae

药用部分 / 根、叶

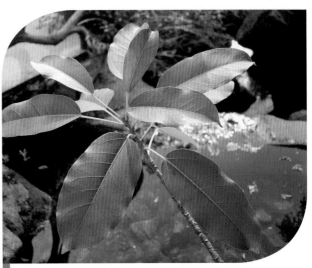

别名 | 笔管树、漆娘舅、鸟榕、雀榕。

形态特征 | 落叶乔木，有时有气根。单叶互生或簇生，近纸质，椭圆形至长圆形，长10～15厘米，宽4～6厘米，边缘全缘或微波状，侧脉7～9对；叶柄长3～7厘米；托叶膜质，微被柔毛，披针形，长约2厘米，早落。榕果单生或成对或簇生于叶腋或生无叶枝上，扁球形，直径5～8毫米，成熟时紫黑色，顶部微下陷；雄花、瘿花、雌花生于同一榕果内。花期4—6月。

分布及生境 | 分布于台湾、福建、浙江、海南、云南；缅甸、泰国、越南、老挝、柬埔寨、马来西亚也有。常见于平原或村庄。

功用 | 甘、微苦，平。清热解毒。用于漆疮，鹅口疮，乳腺炎。

斜 叶 榕

Ficus tinctoria subsp. *gibbosa* (Bl.) Corner

桑科 Moraceae

药用部分 / **树皮**

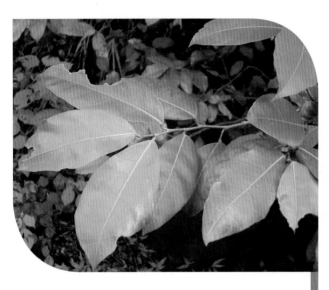

别名 | 歪叶榕。

形态特征 | 乔木或附生。单叶，互生，革质，变异大，卵状椭圆形或近菱形，两侧极不相等，在同一树上有全缘的也有具角棱和角齿的，大小幅度相差很大，大树叶一般长不到13厘米，宽不到5厘米，而附生的叶长超过13厘米，宽5～6厘米，质薄，侧脉5～7对，干后黄绿色。榕果径6～8毫米。花果期6—7月。

分布及生境 | 分布于台湾、海南、广东、广西、贵州、云南、西藏、福建；泰国、缅甸、马来西亚西部、印度尼西亚也有分布。生于山谷湿润林中或岩石上。

功用 | 苦，寒。清热利湿，解毒。用于感冒，高热惊厥，泄泻，痢疾，目赤肿痛。

变 叶 榕

Ficus variolosa Lindl. ex Benth.

桑科 Moraceae

药用部分 / **根**

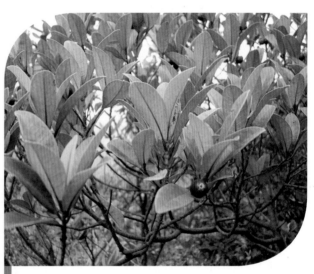

别名 | 牛乳树。

形态特征 | 灌木或小乔木。单叶，互生，薄革质，狭椭圆形至椭圆状披针形，长5～12厘米，宽1.5～4厘米，全缘，侧脉7～15对，与中脉略成直角展出；托叶长三角形，长约8毫米。榕果成对或单生于叶腋，球形，直径10～12毫米，表面有瘤体，顶部苞片脐状突起；瘿花子房球形；雌花生另一植株榕果内壁，花被片3～4，子房肾形，花柱侧生，细长。瘦果表面有瘤体。花期12月至翌年6月。

分布及生境 | 分布于浙江、江西、福建、广东、广西、湖南、贵州、云南；越南、老挝也有。常生于溪边、林下潮湿处。

功用 | 微苦、辛，温。补脾健胃，祛风除湿。用于脾虚泄泻，风湿麻痹，四肢无力，劳力过度。

黄 葛 树

Ficus virens Ait.

桑科 Moraceae

药用部分 / **根、叶**

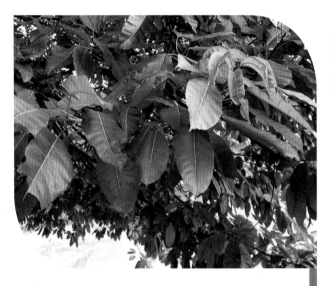

别名 大叶榕、黄葛榕、黄桷树、绿黄葛树。

形态特征 落叶或半落叶乔木。单叶互生，矩圆形，长10～15厘米，宽4～7厘米，全缘，侧脉7～10对；叶柄长2.5～5厘米；托叶披针形，长约1厘米，早落。花序托单生或成对生于叶腋，或3～4个簇生于老枝上，近球形，无梗，直径5～8毫米，带白色，有红晕与红色小斑点，熟时黄色；基生苞片3；雄花、瘿花、雌花生于同一花序托中；雄花花被片3，雄蕊1；瘿花及雌花花被片4。瘦果微有皱纹。花期5—6月。

分布及生境 分布于云南、广东、海南、广西、福建、台湾和浙江；不丹、缅甸、泰国、越南等也有。生于林中。

功用 根：微辛，凉。祛风除湿，清热解毒。叶：涩，平。消肿止痛。用于跌打肿痛，急性关节炎，湿疹，疥癣。

桑

Morus alba L.

桑科 Moraceae

药用部分 / **全株**

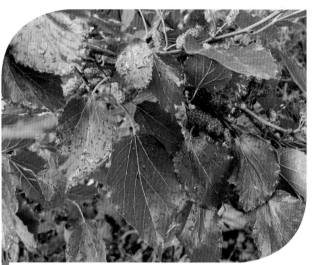

别名 桑树、桑垂。

形态特征 落叶灌木或小乔木，高达15米。树皮灰黄色或黄褐色；幼枝有毛。叶卵形或阔卵形，长5～15厘米，宽4～8厘米，顶端尖或钝，基部圆形或近心形，边缘有粗锯齿或多种分裂，表面无毛有光泽，背面绿色，脉上有疏毛，腋间有毛；叶柄长1～2.5厘米。花单性异株，穗状花序；雄花花被片4，雄蕊4，中央有不育蕊；雌花花被片4，无花柱或极短，柱头2裂，宿存。聚花果（桑葚），黑紫色或白色。花期4—5月，果熟期6—7月。

分布及生境 分布于我国中部和北部；朝鲜、日本、蒙古国、俄罗斯、印度、越南及中亚、欧洲等地也有。

功用 桑白皮：甘，寒。泻肺利水。用于肺热咳嗽，皮肤水肿。桑枝：苦，平。祛风湿。用于风湿性关节炎，腰腿痛。桑叶：甘，寒。散风热。用于风热感冒，咳嗽。桑葚：甘、酸，温。补肝肾。用于慢性肝炎贫血，神经衰弱。

苎 麻

Boehmeria nivea (L.) Gaudich.

荨麻科 Urticaceae

药用部分 / **根、叶**

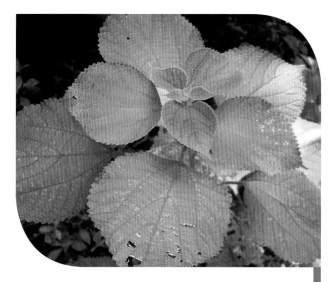

别名 | 山苎、苎叶、苎根。

形态特征 | 亚灌木或灌木，高0.5～1.5米。单叶，互生，通常圆卵形或宽卵形，长6～15厘米，宽4～11厘米，边缘在基部之上有牙齿，上面稍粗糙，疏被短伏毛，下面密被雪白色毡毛。圆锥花序，腋生，或植株上部的为雌性，其下的为雄性，或同一植株的全为雌性。瘦果近球形，光滑，基部突缩成细柄。花期8—10月。

分布及生境 | 分布于云南、贵州、广西、广东、福建、江西、台湾、浙江、湖北、四川、甘肃、陕西、河南；越南、老挝也有。生于山谷林边或草坡。

功用 | 根：甘，寒。清热利尿，凉血安胎。用于感冒发热，麻疹高烧，尿路感染，肾炎水肿，孕妇腹痛，胎动不安，先兆流产；外用于跌打损伤，骨折，疮疡肿毒。叶：甘，凉。止血，解毒。外用于创伤出血，虫、蛇咬伤。

糯 米 团

Gonostegia hirta (Bl.) Miq.

荨麻科 Urticaceae

药用部分 / **全草**

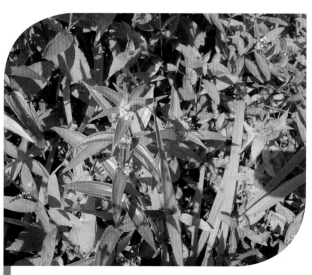

别名 | 糯米草、小粘药、红头带、猪粥菜、蚌巢草、大拳头、糯米莲、糯米藤。

形态特征 | 多年生草本。单叶交互对生，草质或纸质，宽披针形至狭披针形、狭卵形，稀卵形或椭圆形，边缘全缘，基出脉3～5条；托叶钻形。团伞花序，腋生，通常两性，有时单性，雌雄异株。瘦果卵球形，长约1.5毫米，白色或黑色。花期5—9月。

分布及生境 | 分布于我国南方各地；亚洲热带和亚热带地区也有。生于林中、沟边草地。

功用 | 甘、微苦，凉。清热解毒，健脾消积，利湿消肿，散瘀止血。用于乳痈，肿毒，痢疾，消化不良，食积腹痛，带下，水肿，小便不利。

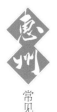

小叶冷水花

Pilea microphylla (L.) Liebm.

荨麻科 Urticaceae

药用部分 / **全草**

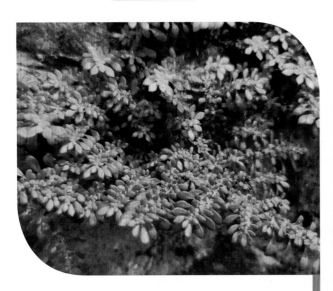

别名 | 透明草、小叶冷水麻。

形态特征 | 纤细小草本。茎肉质，高3～17厘米。叶小，同对的不等大，倒卵形至匙形，长3～7毫米，宽1.5～3毫米。雌雄同株，有时同序，聚伞花序密集成近头状，具梗，稀近无梗；雄花花被片4，雄蕊4；雌花花被片3，稍不等长，果时中间的一枚长圆形，稍增厚。瘦果卵形，熟时变褐色。花期夏秋季，果期秋季。

分布及生境 | 原产南美洲热带地区。分布于我国广东、广西、福建、江西、浙江和台湾；亚洲、非洲热带地区也有。常生于路边石缝和墙上阴湿处。

功用 | 淡、涩，凉。清热解毒。用于痈疮肿毒，无名肿毒。

雾 水 葛

Pouzolzia zeylanica (L.) Benn.

荨麻科 Urticaceae

药用部分 / **全草**

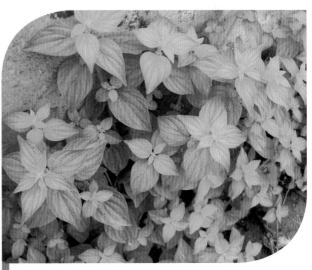

别名 | 石珠、石珠仔。

形态特征 | 多年生草本。叶对生，叶卵形或宽卵形，长1.2～3.8厘米，宽0.8～2.6厘米，边缘全缘，两面有疏伏毛，或有时下面的毛较密，侧脉1对；叶柄长0.3～1.6厘米。花两性，团伞花序。瘦果卵球形，淡黄白色，上部褐色，或全部黑色，有光泽。花期秋季。

分布及生境 | 分布于云南、广西、广东、福建、江西、浙江、湖北、湖南等；亚洲热带地区广布。生于草地、田边、沟边。

功用 | 甘、苦，凉。解毒消肿，排脓，清温热。用于疮，疽，乳痈，风火牙痛，肠炎，痢疾，尿路感染。

秤 星 树

Ilex asprella (Hook. et Arn.) Champ. ex Benth.

冬青科 Aquifoliaceae

药用部分 / **根、叶**

别名 | 梅叶冬青、岗梅、山甘草、山梅、了哥饭、乌鸦饭、柴秤星。

形态特征 | 落叶灌木。老枝部分有皮孔。单叶，互生，膜质，卵形或卵状椭圆形，长3～7厘米，宽1.5～3厘米，侧脉6～8对；叶柄长3～8毫米。花白色，雌雄异株，雄花2～3枚簇生或单生于叶腋或鳞片腋内。果球形，直径5～6毫米，熟时黑色。花期3月，果期4—10月。

分布及生境 | 分布于浙江、江西、福建、台湾、湖南、广东、广西、香港等；菲律宾群岛也有。生于山地疏林中或路旁灌丛中。

功用 | 甘、苦，凉。清热解毒，生津止渴。根用于感冒，高热烦躁，扁桃体炎，咽喉炎，气管炎，百日咳，肠炎，痢疾等。叶用于跌打肿痛，或做清凉饮料。

毛 冬 青

Ilex pubescens Hook. et Arn.

冬青科 Aquifoliaceae

药用部分 / **根、叶**

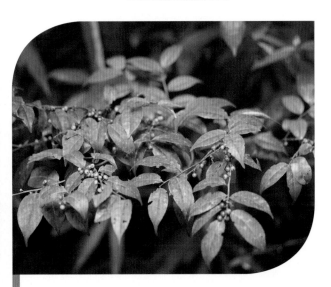

别名 | 毛披树、水火药、山冬青、乌毛丁。

形态特征 | 常绿灌木。单叶互生，膜质或纸质，卵形、椭圆形或卵状长椭圆形，长2～5.5厘米，宽1～2.5厘米，边缘具稀疏小突齿或近全缘。雌雄异株；花序簇生；花粉红色或白色。核果浆果状，球形，直径约0.4厘米，熟时红色。花期5—7月，果期7—8月。

分布及生境 | 分布于安徽、浙江、江西、福建、台湾、湖南、广东、海南、香港、广西和贵州。生于山坡常绿阔叶林中或林缘、灌丛中及溪旁、路边。

功用 | 苦、涩，寒。活血通脉，消肿止痛，清热解毒。用于心绞痛，心肌梗死，血栓闭塞性脉管炎，中心性视网膜炎，扁桃体炎，咽喉炎，小儿肺炎，冻疮。

铁 冬 青

Ilex rotunda Thunb.

冬青科 Aquifoliaceae

药用部分 / **树皮**

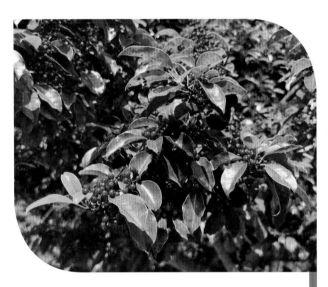

别名 | 救必应、白银树皮、山熊胆。

形态特征 | 常绿乔木。单叶，互生，薄革质或纸质，卵形、倒卵形或椭圆形，长4～9厘米，宽1.8～4厘米，全缘，稍反卷。聚伞花序或伞形状花序，具花4～13朵，单生于当年生枝的叶腋内；花白色。果近球形或稀椭圆形，成熟时红色，宿存花萼平展，宿存柱头厚盘状。花期4月，果期8—12月。

分布及生境 | 分布于江苏、安徽、浙江、江西、福建、台湾、湖北、湖南、广东、香港、广西、海南和云南等；朝鲜、日本和越南也有。生于山坡常绿阔叶林中和林缘。

功用 | 苦，凉。解热消炎，理气止痛，止血。用于急性胃肠炎，胃痛，腹痛，痛经，湿火骨痛，发热，痈疮疔肿，烫火伤，外伤出血。

青 江 藤

Celastrus hindsii Benth.

卫矛科 Celastraceae

药用部分 / **根**

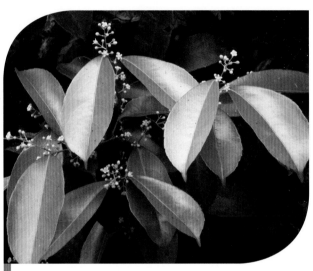

别名 | 夜茶藤、黄果藤。

形态特征 | 常绿藤本。单叶互生，叶纸质或革质，干后常灰绿色，长方窄椭圆形至椭圆倒披针形，长7～14厘米，宽3～6厘米，边缘具疏锯齿，侧脉5～7对，侧脉间小脉密而平行呈横格状。顶生聚伞圆锥花序，长5～14厘米，腋生花序近具花1～3朵，花5数；花淡绿色。蒴果近球状或稍窄，假种皮橙红色。花期5—7月，果期7—10月。

分布及生境 | 分布于江西、湖北、湖南、贵州、四川、台湾、福建、广东、海南、广西、云南和西藏；越南、缅甸、印度、马来西亚也有。生于灌丛或山地林中。

功用 | 辛，苦，平。通经，利尿。用于闭经，小便不利。

扶芳藤

Euonymus fortunei (Turcz.) Hand.-Mazz.

卫矛科 Celastraceae

药用部分 / **茎、叶**

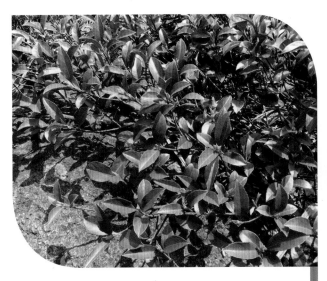

别名｜爬行卫矛、胶东卫矛、文县卫矛、胶州卫矛、常春卫矛。

形态特征｜常绿藤本灌木。单叶，对生，薄革质，椭圆形、长方椭圆形或长倒卵形，宽窄变异较大，可窄至近披针形，长3.5～8厘米，宽1.5～4厘米，边缘齿浅不明显。聚伞花序，3～4次分枝；花白绿色。蒴果粉红色，果皮光滑，近球状，假种皮鲜红色，全包种子。花期6月，果期10月。

分布及生境｜分布于江苏、浙江、安徽、江西、湖北、湖南、广东、广西等。生于林中。

功用｜苦、甘，温。散瘀止血，舒筋活络。用于咯血，月经不调，功能性子宫出血，风湿性关节炎。外用于跌打损伤，骨折，创伤出血。

中华卫矛

Euonymus nitidus Benth.

卫矛科 Celastraceae

药用部分 / **全株**

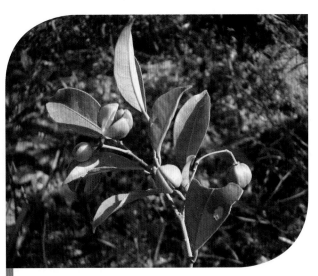

别名｜华卫矛、杜仲藤、假杜仲、矩叶卫矛。

形态特征｜常绿灌木。单叶，对生，革质，常略有光泽，倒卵形、长方椭圆形或长方阔披针形，长4～13厘米，宽2～5.5厘米，近全缘。聚伞花序1～3次分枝，3～15朵花；花白色或黄绿色，花4数。蒴果三角卵圆状，直径8～17毫米；种子阔椭圆状，棕红色，假种皮橙黄色，全包种子，上部两侧开裂。花期3—5月，果期6—10月。

分布及生境｜分布于广东、福建和江西。生于林内、山坡、路旁等较湿润处为多，但也有在山顶高燥之处生长。

功用｜微辛、涩，平。舒筋活络，强壮筋骨。用于风湿腰腿痛，肾虚腰痛，跌打损伤，高血压。

广 寄 生

Taxillus chinensis (DC.) Danser

桑寄生科 Loranthaceae

药用部分 / 全株

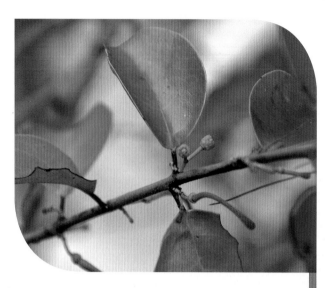

别名 桑寄生、桃树寄生。

形态特征 灌木。嫩枝、叶和花密被锈色星状毛。单叶对生或近对生，厚纸质，卵形或长卵形，先端圆钝，侧脉3～4对，叶柄长0.8～1厘米。伞形花序1～2腋生或生于小枝已落叶腋部，具花2～4朵；花褐色。果椭圆状或近球形，果皮密生小瘤体。花果期4月至翌年1月。

分布及生境 分布于广西、广东、福建；越南、老挝、柬埔寨、泰国、马来西亚、印度尼西亚、菲律宾也有。生于平原或低山常绿阔叶林中，寄生于桑树、桃树、李树、龙眼、荔枝、杨桃、油茶、油桐、橡胶树、榕树、木棉或马尾松、水松等多种植物上。

功用 苦、甘，平。祛风湿，补肝肾，强筋骨，安胎催乳。用于风湿骨痛，腰肌劳损，小儿麻痹后遗症，四肢麻木，缺乳，胎动不安，高血压，浮肿。寄生于夹竹桃上的有毒，不宜药用。

寄 生 藤

Dendrotrophe varians (Bl.) Miq.

檀香科 Santalaceae

药用部分 / 全株

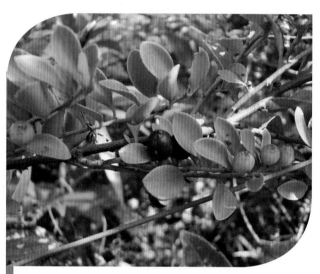

别名 青公藤、鸡骨香藤、碎骨酸、树酸藤、大叶酸藤、酸藤公。

形态特征 木质藤本，常呈灌木状。单叶，互生，质厚，多少软革质，倒卵形至阔椭圆形，长3～7厘米，宽2～4.5厘米，基出脉3条。花通常单性，雌雄异株。核果卵状或卵圆形，带红色，长1～1.2厘米，顶端有内拱形宿存花被，成熟时棕黄色至红褐色。花期1—3月，果期6—8月。

分布及生境 分布于福建、广东、广西、云南；越南也有。生于山地灌丛中，常攀缘于树上。

功用 微甘、涩、苦，平。疏风解热，祛风除湿。用于流感，跌打损伤，风湿酸痛，脾肿大。

多花勾儿茶

Berchemia floribunda (Wall.) Brongn.

鼠李科 Rhamnaceae

药用部分 / 根

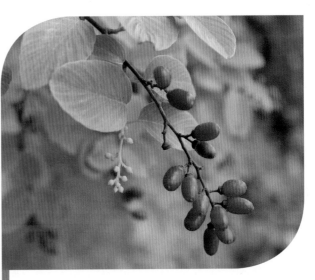

别名 | 牛鼻角秧、牛鼻拳、牛儿藤、牛鼻圈。

形态特征 | 藤状或直立灌木。单叶互生，纸质，上部叶较小，卵形或卵状椭圆形至卵状披针形，长4～9厘米，宽2～5厘米，顶端锐尖，下部叶较大，椭圆形至矩圆形，长达11厘米，宽达6.5厘米。花多数，通常数个簇生排成顶生宽聚伞圆锥花序，或下部兼腋生聚伞总状花序；花黄绿色。核果圆柱状椭圆形，红色至紫黑色。花期7—10月，果期翌年4—7月。

分布及生境 | 分布于山西、陕西、甘肃、浙江、江西、福建、广东、广西、湖南、湖北、云南等；印度、尼泊尔、锡金、不丹、越南、日本也有。生于山坡、沟谷、林缘、林下或灌丛中。

功用 | 微辛、涩，平。祛风湿，舒筋络，散瘀止痛。用于风湿性关节炎，腰腿痛，痛经，瘰病，肾炎水肿。

红 冬 蛇 菰

Balanophora harlandii Hook. f.

蛇菰科 Balanophoraceae

药用部分 / 全株

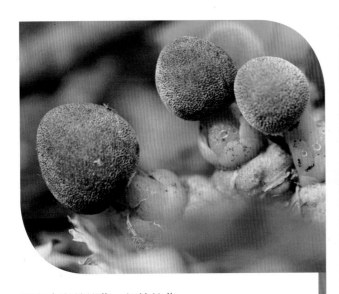

别名 | 宜昌蛇菰、红烛蛇菰。

形态特征 | 草本，高2.5～9厘米。根茎苍褐色，扁球形或近球形，密被小斑点，呈脑状皱褶；花茎长2～5.5厘米，淡红色；鳞苞片5～10，多少肉质，红色或淡红色，长圆状卵形，聚生于花茎基部，呈总苞状。花雌雄异株（序）；花序近球形或卵圆状椭圆形；雄花序轴有凹陷的蜂窝状洼穴；雄花3，聚药雄蕊有3枚花药；雌花的子房黄色，卵形，着生于附属体基部或花序轴表面上。花期9—11月。

分布及生境 | 分布于广东、广西、云南。生于荫蔽林中较湿润的腐殖质土壤处。

功用 | 甘、苦，凉。清热解毒，醒酒。用于风热斑疹，肺热咳嗽吐血，血崩，痔疮。

铁 包 金

Berchemia lineata (L.) DC.

鼠李科 Rhamnaceae

药用部分 / **根**

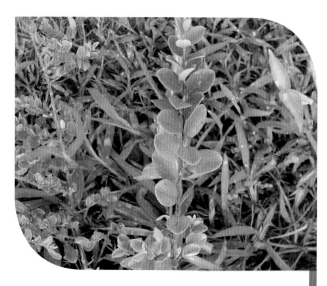

别名 | 细叶勾儿茶、鼠乳根、老鼠耳、鸭公青、乌龙根。

形态特征 | 藤状或矮灌木。单叶互生，纸质，矩圆形或椭圆形，长5～20毫米，宽4～12毫米，顶端圆形或钝，具小尖头，基部圆形。花白色，通常数个至10余个密集成顶生聚伞总状花序，或有时1～5个簇生于花序下部叶腋。核果圆柱形，成熟时黑色或紫黑色，基部有宿存的花盘和萼筒；果梗长4.5～5毫米，被短柔毛。花期7—10月，果期11月。

分布及生境 | 分布于广东、广西、福建、台湾；印度、锡金、越南和日本也有分布。生于低海拔的山野、路旁或开旷地上。

功用 | 微苦、涩，平。化瘀止血，镇咳止痛。用于肺结核咯血，胃、十二指肠溃疡出血，精神分裂症，跌打损伤，风湿骨痛，疗疮疖肿，颈淋巴结肿大，睾丸肿痛。

长 叶 冻 绿

Frangula crenata (Sieb. et Zucc.) Miq.

鼠李科 Rhamnaceae

药用部分 / **根或根皮**

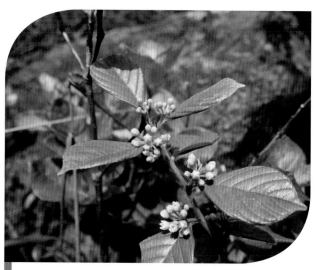

别名 | 黄药、山绿篱、钝齿鼠李、苦李根、水冻绿、山黄、过路黄、山黑子、绿篱柴、绿柴、冻绿、长叶绿柴。

形态特征 | 灌木。单叶，互生，纸质，倒卵状椭圆形、椭圆形或倒卵形，稀倒披针状椭圆形或长圆形，顶端渐尖、尾状长渐尖或骤缩成短尖，边缘具圆齿状齿或细锯齿。聚伞花序，腋生，花数个或10余个密集而成；花瓣近圆形，顶端2裂。核果球形或倒卵状球形，绿色或红色，成熟时黑色或紫黑色。花期5—8月，果期8—10月。

分布及生境 | 分布于安徽、江苏、浙江、江西、福建、台湾、广东、广西、湖南、湖北、四川、贵州、云南；朝鲜、日本、越南、老挝、柬埔寨也有。常生于山地林下或灌丛中。

功用 | 苦，平，有毒。清热利湿，杀虫，解毒。用于疥疮，癣，癞，疔疮，麻风，蛔虫病。

枳 椇

Hovenia acerba Lindl.

鼠李科 Rhamnaceae

药用部分 / **叶、树皮、种子**

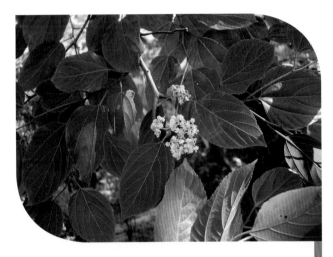

别名 | 万字果、拐枣、南枳椇。

形态特征 | 落叶乔木。单叶互生，卵形，长8～17厘米，宽6～12厘米，边缘具不整齐浅钝锯齿，基脉三出不达齿端。花两性，复聚伞花序，腋生或顶生，花淡黄绿色，萼片、花瓣、雄蕊均5。浆果状核果，近球形，直径6～10毫米，褐色无毛，果梗肉质，肥厚扭曲，红褐色，味甜可食，每果3颗种子。种子扁球形，暗褐色，有光泽。花期6月，果熟期10月。

分布及生境 | 分布于江苏、浙江、江西、福建、广东、广西、湖南、湖北、四川、云南、贵州等；印度、尼泊尔、锡金、不丹和缅甸北部也有。生于开旷地、山坡林缘或疏林中。

功用 | 种子：甘，平。清热利尿，止渴除湿，解酒毒。用于热病烦渴，呃逆，呕吐，小便不利，酒精中毒。叶：苦，凉。清热解毒，除烦止渴。用于风热感冒，醉酒烦渴，呕吐，大便秘结。根：甘、涩，温。祛风活络，止血，解酒。用于风湿筋骨痛，劳伤咳嗽，咯血，小儿惊风，醉酒。

马 甲 子

Paliurus ramosissimus (Lour.) Poir.

鼠李科 Rhamnaceae

药用部分 / **果实、根**

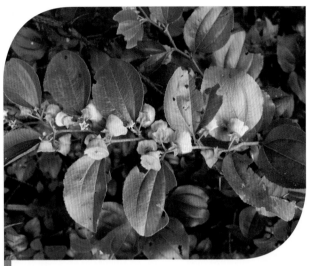

别名 | 牛角刺。

形态特征 | 灌木。小枝具直而尖利的刺，刺由托叶变成。单叶互生，具柄；卵形或卵状椭圆形，长3～5厘米，宽2.5～3厘米，基部圆形，先端圆钝或微凹，上面深绿而具光泽，下面沿叶脉有细毛，边缘有细钝齿，基出脉3条。聚伞花序，腋生；花细小，黄绿色。核果盘状，周围有栓质薄翅，直径12～18毫米；果梗长1～1.5厘米。花期7月，果期8月。

分布及生境 | 分布于江苏、浙江、安徽、江西、湖南、湖北、福建、台湾、广东、广西、云南、贵州、四川；朝鲜、日本和越南也有。生于山地和平原。

功用 | 果：苦、甘，温。化瘀止血，活血止痛。用于瘀血所致的吐血，衄血，便血，痛经，闭经，心腹疼痛，痔疮肿痛。根：苦、涩，寒。祛风湿，散瘀血，解毒。用于喉痛，肠风下血，风湿痛，跌打损伤。

雀 梅 藤

Sageretia thea (Osbeck) Johnst.

鼠李科 Rhamnaceae

药用部分 / 根、叶

别名 | 酸味、刺美。

形态特征 | 攀缘灌木。小枝灰色或灰褐色，密生短柔毛，有刺状短枝。叶近对生，革质，卵形或卵状椭圆形，长0.8～4厘米，宽1～1.5厘米，顶端有小尖头，基部近圆形或心形，边缘有细锯齿，表面无毛，背面稍有毛或两面有柔毛，后脱落。穗状圆锥花序，密生短柔毛；花小，绿白色。核果近球形，熟时紫黑色。花期9—10月，果期翌年4—5月。

分布及生境 | 分布于安徽、江苏、浙江、江西、福建、台湾、广东、广西、湖南、湖北、四川、云南；越南、朝鲜、日本也有。生于丘陵、山地林下或灌丛中。

功用 | 根：甘、淡，平。行气化痰，平喘。用于咳嗽气喘，胃痛。叶：酸，凉。解毒消肿，止痛。外用于疮疡肿毒，烫火伤。

翼 核 果

Ventilago leiocarpa Benth.

鼠李科 Rhamnaceae

药用部分 / 根、茎

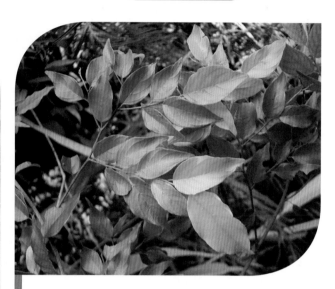

别名 | 拉牛人石、血宽筋、牛参、血风藤、软枝乌多年、乌多年。

形态特征 | 攀缘灌木。单叶互生，革质，卵形或卵状椭圆形，长3～6厘米，宽1.5～3厘米，顶端渐尖，基部圆形或宽楔形，全缘或有浅圆齿，两面无毛，有光泽，侧脉4～5对；叶柄长3～4毫米。腋生聚伞花序或有时成顶生圆锥花序；花小，绿白色；花萼5裂；花瓣5，匙形；雄蕊5。坚果球形，顶端有矩圆形的翅，基部有宿存的萼筒。花期3—5月，果期4—7月。

分布及生境 | 分布于台湾、福建、广东、广西、湖南、云南；印度、缅甸、越南也有。生于疏林下或灌丛中。

功用 | 微苦、涩，微温。补血活血，祛风活络，强壮筋骨。用于风湿性关节炎，腰腿痛，腰肌劳损，四肢拘挛，麻痹，无力。

角花胡颓子

Elaeagnus gonyanthes Benth.

胡颓子科 Elaeagnaceae

药用部分 / 根、叶、果

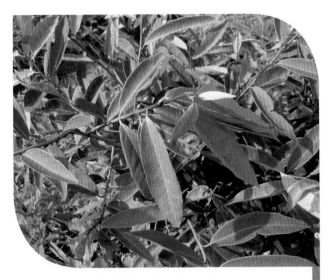

别名 | 羊母奶子、吊中子藤。

形态特征 | 常绿攀缘灌木。幼枝纤细，密被棕红色或灰褐色鳞片，老枝鳞片脱落。单叶互生，革质，椭圆形或矩圆状椭圆形，长5～13厘米，宽1.2～5厘米，上面幼时被锈色鳞片，成熟后脱落。花白色，被银白色和散生褐色鳞片，单生于新枝基部叶腋，幼时有时数花簇生新枝基部。果实阔椭圆形或倒卵状阔椭圆形，长15～22毫米，直径约为长的1/2，成熟时黄红色，顶端常有干枯的萼筒宿存。花期10—11月，果期翌年2—3月。

分布及生境 | 分布于湖南、广东、广西和云南；中南半岛也有。生于热带和亚热带地区山地。

功用 | 微苦、涩，温。叶：平喘止咳。用于支气管哮喘，慢性支气管炎。根：祛风通络，行气止痛，消肿解毒。用于风湿性关节炎，腰腿痛，河豚中毒，狂犬咬伤，跌打肿痛。果：收敛止泻。用于泄泻。

三叶崖爬藤

Tetrastigma hemsleyanum Diels et Gilg

葡萄科 Vitaceae

药用部分 / 全草

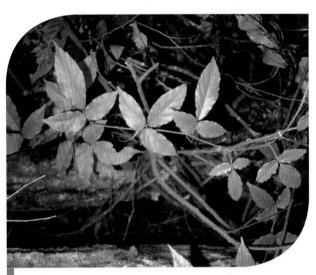

别名 | 丝线吊金钟、三叶扁藤。

形态特征 | 攀缘藤本。根粗壮，呈纺锤形或团块状，常数枚相连。茎细弱，下部节上生根。叶互生；掌状复叶，小叶3，狭椭圆形至卵状椭圆形，中央1枚较大，边缘有刺状疏齿，两侧小叶较小，不对称；卷须与叶对生，具吸盘。花杂性异株；伞形花序，腋生；花瓣4。果实近球形或倒卵球形，直径约0.6厘米。种子卵状球形。花期4—6月，果期8—11月。

分布及生境 | 分布于江苏、浙江、江西、福建、台湾、广东、广西、湖北、湖南、四川、贵州、云南、西藏。生于山坡灌丛、山谷、溪边林下岩石缝中。

功用 | 苦、辛，凉。清热解毒，活血祛风。用于高热惊厥，肺炎，哮喘，肝炎，风湿，月经不调，咽痛，瘰疬，痈疔疮疖，跌打损伤。

金 柑

Citrus japonica Thunb.

芸香科 Rutaceae

药用部分 / 果、根

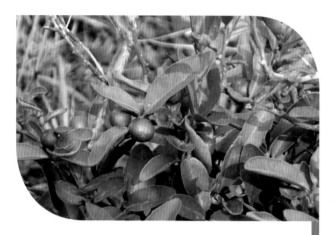

别名 | 山橘、山金橘、金橘、公孙橘、牛奶柑。

形态特征 | 常绿灌木。多分枝，有短刺。单小叶或有时兼有少数单叶，叶翼线状或明显，小叶片椭圆形或倒卵状椭圆形，长4～6厘米，宽1.5～3厘米，顶端圆，稀短尖或钝，基部圆或宽楔形，近顶部的叶缘有细裂齿，稀全缘，质地稍厚；叶柄长6～9毫米。花单生及少数簇生于叶腋，花梗甚短；花萼5或4浅裂；花瓣5，长不超过5毫米；雄蕊约20，花丝合生成4或5束，比花瓣短，花柱与子房等长，子房3～4室。果圆球形或稍呈扁圆形，横径稀超过1厘米，果皮橙黄或朱红色，平滑，有麻辣感且微有苦味，果肉味酸。种子3～4，阔卵形，饱满，顶端短尖，平滑无脊棱，子叶绿色，多胚。花期4—5月，果期10—12月。

分布及生境 | 分布于安徽、江西、福建、湖南、广东、广西。生于疏林中。

功用 | 果：辛、酸、甘，温。醒脾行气，宽中化痰。用于风湿咳嗽，冷哮，胃气痛，食积胀满，疝气。

柠 檬

Citrus × limon (L.) Osbeck

芸香科 Rutaceae

药用部分 / 果、根

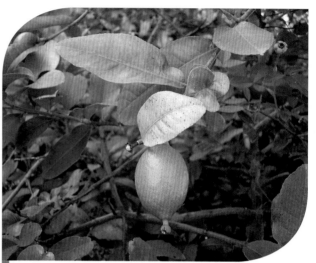

别名 | 洋柠檬、西柠檬。

形态特征 | 小乔木。枝少刺或近于无刺。翼叶宽或狭，或仅具痕迹，叶片厚纸质，卵形或椭圆形，长8～14厘米，宽4～6厘米，顶部通常短尖，边缘有明显钝裂齿。单花腋生或少花簇生；花瓣外面淡紫红色，内面白色。果椭圆形或卵形，两端狭，顶部通常较狭长并有乳头状突尖，果皮厚，通常粗糙，柠檬黄色，难剥离，富含柠檬香气的油点，瓤囊8～11瓣，汁胞淡黄色，果汁酸至甚酸。种子小，卵形，端尖，种皮平滑。花期4—5月，果期9—11月。

分布及生境 | 原产东南亚。广植于世界热带、亚热带地区。

功用 | 果：酸、甘，平。化痰止咳，生津健胃。用于支气管炎，百日咳，食欲不振，维生素C缺乏症，中暑烦渴。根：辛、苦，温。行气止痛，止咳平喘。用于胃痛，疝气痛，睾丸炎，咳嗽，支气管哮喘。

黄　皮

Clausena lansium (Lour.) Skeels

芸香科 Rutaceae

药用部分 / **果、种子、根**

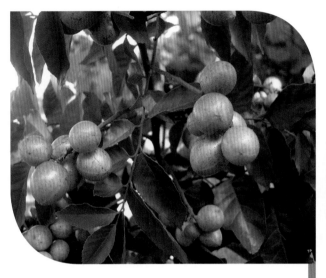

别名 | 黄弹。

形态特征 | 常绿乔木。小枝、叶轴、花序轴密被短直毛。一回奇数羽状复叶，小叶 5～11，小叶卵形或卵状椭圆形，常一侧偏斜，边缘波浪状或具浅的圆裂齿。圆锥花序，顶生。果圆形、椭圆形或阔卵形，长 1.5～3 厘米，宽 1～2 厘米，淡黄至暗黄色，被细毛，果肉乳白色，半透明。种子 1～4。花期 3—5 月，果期 6—8 月。

分布及生境 | 原产我国南部。世界热带及亚热带地区也有栽培。

功用 | 果：甘、酸，微温。消食，化痰，理气。用于食积不化，胸膈疼痛，痰饮咳喘。种子：苦、辛，微温。理气，散结，止痛，解毒。用于胃痛，疝气，疮疖。根：辛、微苦，温。消肿，止气痛，利小便。用于黄疸，疟疾，预防流感。

棟 叶 吴 萸

Tetradium glabrifolium T. G. Hartley

芸香科 Rutaceae

药用部分 / **果、根、叶**

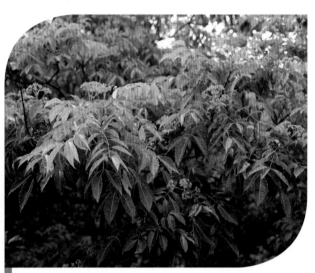

别名 | 吴茱萸、棟叶吴茱萸、水油树、贼仔树、童子树、癞仔树。

形态特征 | 落叶乔木。一回单数羽状复叶对生，小叶 5～11，纸质，卵形至长圆形，长 5～12 厘米，宽 2～5 厘米，先端长渐尖，基部偏斜，叶缘有细钝锯齿，稀全缘，下面灰白色或粉绿色。花极小，通常单性，雌雄异株，聚伞状圆锥花序，顶生。蓇葖果紫红色，表面有网状皱纹。种子卵球形，黑色。花期 7—8 月，果期 11 月。

分布及生境 | 分布于台湾、福建、广东、海南、广西和云南。生于常绿阔叶林中。

功用 | 果：辛、苦，大热，有小毒。温中散寒，下气止痛，祛风散肿。用于胃冷腹痛，呕吐，筋骨肿痛，阴囊肿大。根和叶：辛、微甘、涩，凉，有小毒。清热化痰，止咳。用于肺结核，痈疮疖肿。

三桠苦

Melicope pteleifolia T. G. Hartley

芸香科 Rutaceae

药用部分 / 枝、叶

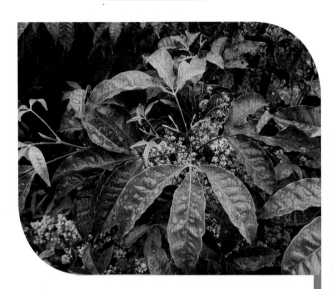

别名 三丫苦、三叉苦、三叶鸡骨树、鸡骨树、鸡脚苦、山黄皮。

形态特征 常绿灌木或小乔木。三出复叶，对生；小叶片长圆状披针形，长6～12厘米，宽2～6厘米，纸质，先端钝尖，全缘或不规则浅波状。伞房状圆锥花序，腋生，花轴及花梗初时被短柔毛。蓇葖果常2～3，稀1或2，外果皮暗黄褐色至红褐色，有乳点。种子黑色。花期4—6月，果期7—10月。

分布及生境 分布于台湾、福建、江西、广东、海南、广西、贵州和云南；越南、老挝、泰国等也有。生于较荫蔽的山谷湿润地方。

功用 苦，寒。清热解毒，消炎止痛。预防流感，流脑。用于脑炎初期，流感，喉痛，大茶药中毒，风湿性关节炎，坐骨神经痛，胃痛，黄疸，腰腿痛，毒蛇咬伤，蜂螫伤，蜈蚣咬伤。也作防暑凉茶饮料。

小花山小橘

Glycosmis parviflora (Sims) Kurz

芸香科 Rutaceae

药用部分 / 根、叶

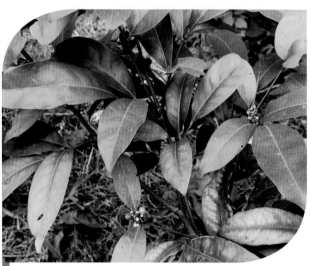

别名 山橘、山橘树、山小橘。

形态特征 灌木，高2～3米。叶具有3小叶，稀同时兼具单小叶；小叶长圆形，长6～18厘米，宽2.5～5厘米，全缘或有时为不规则浅波状。花序腋生及顶生，通常比叶柄长，长2～6厘米或更长；花序轴初时被褐锈色短柔毛；萼片阔卵形，长3～4毫米；雄蕊10，等长，药隔无腺体，但在顶端为延长的凸尖；子房扁圆形，柱头约与花柱等宽。果近球形，直径约1厘米，淡红色或朱红色，半透明。花期3—5月，果期7—9月。

分布及生境 分布于福建、广东、广西、云南、台湾、贵州；越南也有。生于缓坡或山地杂木林。

功用 辛、微甘、淡，温。祛风解表，化痰，消积，散瘀。用于感冒咳嗽，食积腹痛，疝气痛，跌打肿痛，冻疮。

九 里 香

Murraya exotica L. Mant.

芸香科 Rutaceae

药用部分 / **根、叶**

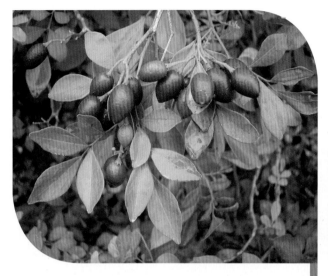

别名 | 千里香、九首香、白骨车酸、九秋香、七里香。

形态特征 | 灌木或小乔木。一回单数羽状复叶，叶轴不具翅；小叶3～9，互生，变异大，由卵形、倒卵形至近菱形，长2～8厘米，宽1～3厘米，全缘。聚伞花序，腋生同时有顶生；花极芳香，直径常达4厘米；花瓣5，倒披针形或狭矩圆形，长2～2.5厘米，有透明腺点；雄蕊10，长短相间；花柱棒状，柱头极增广，常较子房宽。果朱红色，纺锤形或榄形。花期4—8月，果期9—12月。

分布及生境 | 分布于台湾、福建、广东、海南、广西。常见于离海岸不远的平地、缓坡、小丘的灌丛中。喜生于沙质土、向阳地方。

功用 | 辛、苦，温，有小毒。行气止痛，消肿拔毒，止血，止痒，解蛇毒。用于胃病，腹痛，毒蛇咬伤，用叶捣烂调酒内服少许，渣外敷伤口周围。

飞 龙 掌 血

Toddalia asiatica (L.) Lam.

芸香科 Rutaceae

药用部分 / **根、茎、皮**

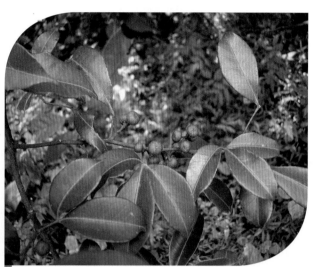

别名 | 乌面刺、山胡椒、溪椒、山桔。

形态特征 | 木质藤本。枝及分枝常有下弯的皮刺，小枝被锈色短柔毛，并有白色皮孔。三出复叶互生，具柄；小叶无柄，倒卵形、椭圆形或倒卵状披针形，边缘细锯齿，齿间及叶片均有透明腺点。花单性，白色、青色或黄色；雄花常组成腋生伞房状圆锥花序；雌花常组成聚伞状圆锥花序；萼片、花瓣、雄蕊各4～5，子房5室。核果近球形，熟时橙红色或朱红色，具深色腺点。花期10—12月，果期12月至翌年2月。

分布及生境 | 分布于秦岭南坡以南各地，南至海南，东南至台湾，西南至西藏。较常见于灌木、小乔木的次生林中，攀缘于其他树上，石灰岩山地也常见。

功用 | 辛、微苦，温。祛瘀止痛。用于风湿肿痛，外伤疼痛，肋间神经痛。疖疮肿痛，用叶捣烂外敷。

簕欓花椒

Zanthoxylum avicennae (Lam.) DC.

芸香科 Rutaceae

药用部分 / **根、叶**

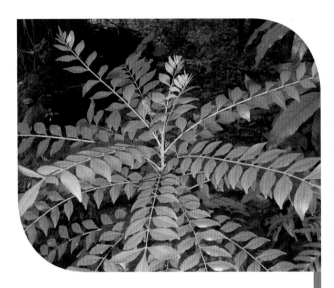

别名 | 鹰不泊、刺苍、黄鸡母根、鸟不宿、土花椒、狗花椒、画眉跳架、簕党花椒。

形态特征 | 常绿灌木。树干和枝具红褐色的皮刺。叶互生；一回单数羽状复叶，小叶7～23；小叶斜方状倒卵形或斜矩圆形，长2～5厘米，宽1～2厘米，全缘或中部以上有不明显的浅圆锯齿。圆锥花序，顶生；花单性，萼片5，卵形；花瓣5，白色；雄花的雄蕊5，退化心皮短小；雌花的雄蕊退化为鳞片，心皮2，柱头头状。蓇葖果紫红色，果梗长，有粗大腺点。花期6—8月，果期9—10月。

分布及生境 | 分布于台湾、福建、广东、广西、海南、云南；菲律宾、越南也有。生于低海拔平地、坡地或谷地，多见于次生林中。

功用 | 辛、苦，温，气香。祛风止痛，活血消肿。用于风湿性关节炎，跌打损伤，骨折，慢性肝炎，早期肝硬化，阴疽肿痛，感冒。

乌 榄

Canarium pimela Leenh.

橄榄科 Burseraceae

药用部分 / **核、仁、叶**

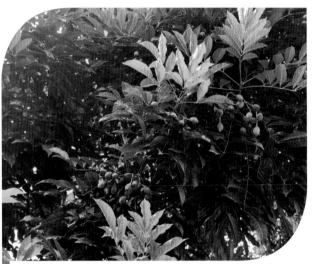

别名 | 木威子、榄、黑榄。

形态特征 | 常绿乔木，有胶黏性芳香树脂。一回奇数羽状复叶，小叶9～13，纸质至革质，无毛，宽椭圆形、卵形或圆形，长6～17厘米，宽2～7.5厘米，全缘。花两性，或单性花与两性花共存。果序长8～35厘米，有果1～4个，果成熟时紫黑色，狭卵圆形，横切面圆形至不明显的三角形；外果皮较薄。种子1～2，不育室适度退化。花期4—5月，果期5—11月。

分布及生境 | 分布于广东、广西、海南、云南；越南、老挝、柬埔寨也有。生于杂木林中。

功用 | 核：甘、涩，平。舒筋活络，祛湿。用于风湿腰腿痛，产后瘫痪，手脚麻木。叶：微苦，凉。清热解毒，止血。用于感冒发热，肺热咳嗽，丹毒，疖肿，崩漏。仁：甘、淡，平。润肺，下气，补血。用于肺阴伤咳嗽，血虚证。

毛 叶 榄

Canarium subulatum Guill.

橄榄科 Burseraceae

药用部分 / **根、果**

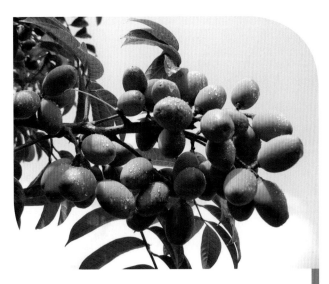

别名 | 橄榄、青榄、白榄、青果。

形态特征 | 常绿乔木，有芳香树脂。一回奇数羽状复叶互生，小叶11～15，长圆状披针形，长6～15厘米，宽2.5～5厘米，全缘，网脉两面均明显，下面网脉上有小窝点，略粗糙。圆锥花序，顶生或腋生，与叶等长或略短；萼杯状；花瓣3～5；白色，芳香；雄蕊6；雌蕊1，子房上位。核果卵形，长约3厘米，初时黄绿色，后变黄白色，两端锐尖。花期5—7月，果期8—10月。

分布及生境 | 分布于福建、台湾、广东、广西、云南；越南、日本及马来半岛也有。野生于沟谷和山坡杂木林中。

功用 | 根：涩，微温。祛风，行气，止咳，止痛，散胸积气。用于背筋酸痛，胸部积伤闷痛。果：用于久嗽，咽喉炎，骨鲠。

四季米仔兰

Aglaia duperreana Pierre

楝科 Meliaceae

药用部分 / **枝、叶、花**

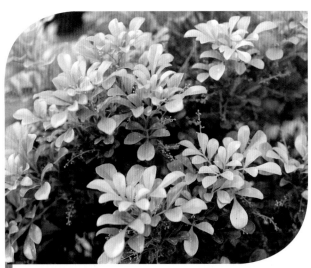

别名 | 碎米兰、兰花米、珠兰、木珠兰。

形态特征 | 常绿小乔木。幼嫩部分常被星状锈色鳞片。一回单数羽状复叶，长5～12厘米；小叶3～5，纸质，对生，倒卵形至矩圆形，长2～7厘米，宽1～3.5厘米。花杂性异株；圆锥花序，腋生；花黄色，极香；花萼5裂，裂片圆形；花瓣5，矩圆形至近圆形；雄蕊5；子房卵形，密被黄色毛。浆果卵形或近球形，被疏星状鳞片。种子有肉质假种皮。花期7—8月。

分布及生境 | 分布于广东、广西、福建、四川、贵州和云南等。东南亚各国均有。常生于低海拔山地的疏林或灌木林中。

功用 | 枝、叶：辛，微温。活血散瘀，消肿止痛。用于跌打损伤，痈疮。花：甘、辛，平。行气解郁。用于气郁胸闷，食滞腹胀。

楝 树

Melia azedarach L.

楝科 Meliaceae

药用部分 / **皮、果、叶、根、花**

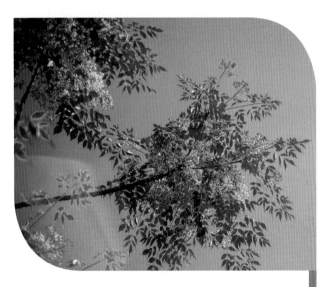

别名 │ 苦楝、森树。

形态特征 │ 落叶乔木。树皮灰褐色，浅纵裂；小枝呈轮生状，叶痕和皮孔明显。叶互生，二至三回羽状复叶；小叶对生，卵形、椭圆形或披针形，先端渐尖，基部圆形或楔形，通常偏斜，边缘具锯齿或浅钝齿，稀全缘。圆锥花序，花瓣5，浅紫色或白色。核果黄绿色或淡黄色，近球形或椭圆形，长1～3厘米。花期4—5月，果期10—11月。

分布及生境 │ 分布于我国黄河以南各地；亚洲热带、亚热带、温带地区均有。生于低海拔旷野、路旁或疏林中。

功用 │ 苦，寒，有毒。驱虫止痛。用于胃痛，蛔虫腹痛，疖肿。（过量易中毒，用时需注意。）

香 椿

Toona sinensis (A. Juss.) Roem.

楝科 Meliaceae

药用部分 / **果、根皮、枝**

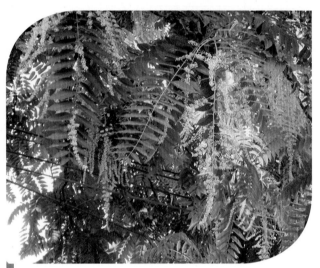

别名 │ 椿树。

形态特征 │ 落叶乔木。叶互生，一回偶数羽状复叶，长40厘米，宽24厘米；小叶6～10对，小叶长椭圆形，叶端锐尖，幼叶紫红色，成年叶绿色，叶背红棕色，轻披蜡质，略有涩味。圆锥花序，顶生，下垂，两性花，白色，有香味，花小，钟状。蒴果狭椭圆形或近卵形，长2厘米左右，成熟后呈红褐色，果皮革质。花期6—7月，果期10—11月。

分布及生境 │ 分布于华北、华东、华中、华南和西南；朝鲜也有。生于山地杂木林或疏林中。

功用 │ 苦，温。收敛止血，祛风除湿，止痛。用于感冒，痢疾，肠炎，胃痛，便血，血崩，带下，膀胱炎，尿道炎，遗精，风湿性腰腿痛，产后脱肛，十二指肠溃疡，慢性胃炎。

倒 地 铃

Cardiospermum halicacabum L.

无患子科 Sapindaceae

药用部分 / **全草**

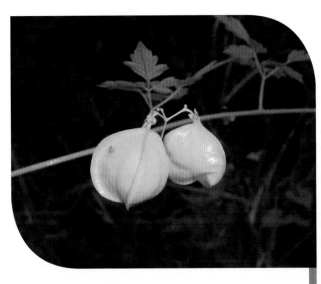

别名 野苦瓜、天灯笼、带藤苦楝、三角包、软枝苦楝、三角楼。

形态特征 草质攀缘藤本。茎、枝绿色，有5或6棱和同数的直槽。二回三出复叶，轮廓为三角形；小叶近无柄，薄纸质，边缘有疏锯齿或羽状分裂。圆锥花序；花瓣乳白色，倒卵形。蒴果梨形、陀螺状倒三角形或有时近长球形，褐色，被短柔毛。种子黑色，有光泽，种脐心形，鲜时绿色，干时白色。花期夏秋季，果期秋季至初冬。

分布及生境 分布于我国东部、南部和西南部，北部较少；世界热带和亚热带地区均有。生于田野、灌丛、路边和林缘。

功用 苦、微辛，寒。凉血解毒，消肿止痛，利湿。用于跌打损伤，青竹蛇咬伤，痈疮疖肿，无名肿毒，皮肤湿疹，带状疱疹，瘰疬，小儿头面暑疖。

龙 眼

Dimocarpus longan Lour.

无患子科 Sapindaceae

药用部分 / **果肉、种子、叶**

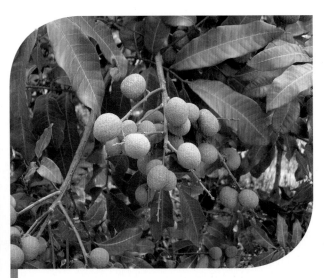

别名 桂圆、益智。

形态特征 常绿乔木。幼枝生锈色柔毛。一回偶数羽状复叶，连柄长15～30厘米；小叶4～6对，近对生或互生，革质，长椭圆形或长椭圆状披针形，全缘或波状。圆锥花序，顶生和腋生，长12～15厘米，有锈色星状柔毛；花小，杂性，黄白色；萼片、花瓣各5。果球形，核果状，直径1.2～2.5厘米，外皮黄褐色，粗糙；鲜假种皮白色透明，肉质，浆汁，味甜。种子球形，黑褐色，光亮。

分布及生境 分布于我国西南部至东南部，以福建最盛，广东次之；亚洲南部和东南部均有。生于疏林中。

功用 果肉：甘，温。滋补强壮，补心脾，益气血，健脾胃，养肌肉。用于思虑伤脾，头昏，失眠，心悸怔忡，虚羸，病后或产后体虚。核：涩，平。收敛止血，消滞止痛。叶：淡，平。解毒。

复羽叶栾

Koelreuteria bipinnata Franch.

无患子科 Sapindaceae

药用部分 / 根、花

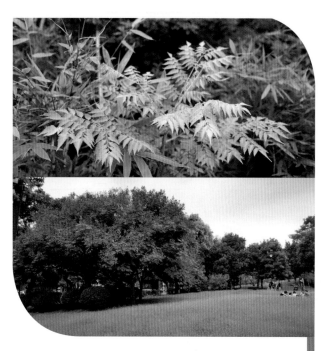

别名｜摇钱树、国庆花、灯笼花、马鞍树。

形态特征｜落叶乔木。二回羽状复叶；小叶9～17，互生，少对生，纸质或近革质，斜卵形。圆锥花序大型，长35～70厘米；萼5裂达中部，裂片阔卵状三角形或长圆形；花瓣4，长圆状披针形；雄蕊8。蒴果椭圆形或近球形，具3棱，淡紫红色，老熟时褐色，顶端钝或圆；有小凸尖，果瓣椭圆形至近圆形，外面具网状脉纹，内面有光泽。花期7—9月，果期8—10月。

分布及生境｜分布于云南、贵州、四川、湖北、湖南、广西、广东等。生于山地疏林中。

功用｜微苦，平。疏风清热，止咳，杀虫。

荔　枝

Litchi chinensis Sonn.

无患子科 Sapindaceae

药用部分 / 种子、果实、根

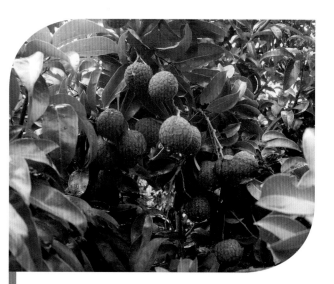

别名｜莲果、荔果。

形态特征｜常绿乔木。树皮灰黑色；小枝圆柱状。一回偶数羽状复叶，小叶2～3对，少4对，薄革质或革质，披针形或卵状披针形，有时长椭圆状披针形，长6～15厘米，宽2～4厘米，全缘。花序顶生，多分枝；萼被金黄色短茸毛；雄蕊6～7，有时8；子房密覆小瘤体和硬毛。果卵圆形至近球形，长2～3.5厘米，成熟时通常暗红色至鲜红色。种子全部被肉质假种皮包裹。花期春季，果期夏季。

分布及生境｜分布于我国西南部、南部和东南部；亚洲东南部、非洲、美洲和大洋洲也有。

功用｜甘、涩，温。种子：散寒湿结气，止痛。用于疝瘕肿痛，睾丸炎肿痛，胃痛，咳嗽。果实：补气养血，止烦渴。用于病后体弱，脾虚久泻，血崩。根：消肿止痛。用于胃脘胀痛。

无 患 子

Sapindus saponaria L.

无患子科 Sapindaceae

药用部分 / **根、果**

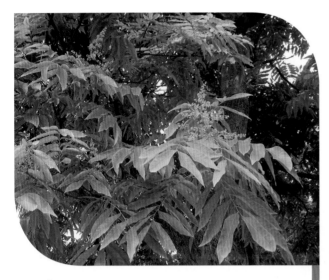

别名 | 木患子、洗衫子、猪母成树、肥枝子、洗衫树。

形态特征 | 落叶乔木。一回偶数羽状复叶，连柄长20～45厘米，互生；小叶4～8对，互生或近对生，纸质，卵状披针形至矩圆状披针形，长7～15厘米，宽2～5厘米，无毛。圆锥花序，顶生，长15～30厘米；花小，通常两性；萼片、花瓣各5；雄蕊8。核果肉质，球形，有棱，直径约2厘米，熟时黄色或橙黄色。种子球形，黑色，坚硬。花期6—7月，果期9—10月。

分布及生境 | 分布于我国东部、南部至西南部；日本、朝鲜、印度及中南半岛等也有。多生于温暖、土壤疏松而稍湿润的疏林中。

功用 | 根：苦，凉。清热解毒，化痰散瘀。用于感冒高热，咳嗽，哮喘，带下，毒蛇咬伤。果：苦、微辛，寒，有小毒。清热除痰，利咽止泻。用于白喉，咽喉炎，扁桃体炎，支气管炎，百日咳，急性胃肠炎（煅炭）。

罗 浮 槭

Acer fabri Hance

槭树科 Aceraceae

药用部分 / **果**

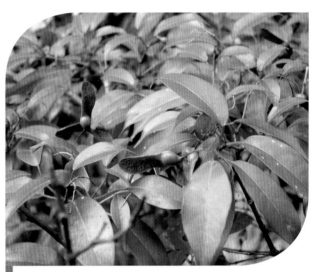

别名 | 红翅槭、蝴蝶果。

形态特征 | 常绿乔木。树皮灰褐色或灰黑色。单叶，对生，革质，披针形、长圆披针形或长圆倒披针形，全缘。花杂性，雄花与两性花同株；萼片5，紫色；花瓣5，白色；雄蕊8，长5毫米；子房无毛，花柱短，柱头平展。翅果嫩时紫色，成熟时黄褐色或淡褐色；小坚果凸起，直径约5毫米；翅与小坚果长3～3.4厘米，宽8～10毫米，张开成钝角。花期3—4月，果期9月。

分布及生境 | 分布于广东、广西、江西、湖北、湖南、四川。生于疏林中。

功用 | 微苦、涩，凉。清热，利咽喉。用于声音嘶哑，咽喉炎，扁桃体炎。

南 酸 枣

Choerospondias axillaris (Roxb.) B. L. Burtt & A. W. Hill

漆树科 Anacardiaceae

药用部分 / **果实、树皮**

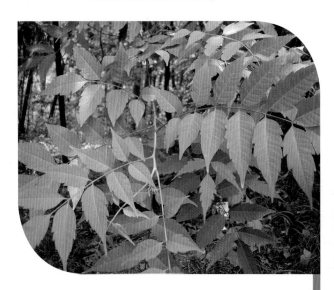

别名 五眼果、四眼果、酸枣树、货郎果、连麻树、山枣树、鼻涕果。

形态特征 落叶乔木。树皮灰褐色，纵裂呈片状剥落。一回单数羽状复叶，互生；小叶对生，纸质，长圆形至长圆状椭圆形，顶端长渐尖，基部不等而偏斜。花杂性，雌雄异株，雄花花瓣淡紫色，组成长4～12厘米的圆锥花序；雄花和假两性花（不育花）排成腋生圆锥花序，雌花单生于小枝上部叶腋。果实卵形，两端圆形，成熟时黄色；核坚硬，骨质，近顶端有5孔，孔上覆有薄膜。花期4—5月，果期9—11月。

分布及生境 分布于西藏、云南、贵州、广西、广东、湖南、湖北、江西、福建、浙江、安徽；印度、日本及中南半岛也有。生于山坡、丘陵或沟谷林中。

功用 酸、涩、凉。解毒，收敛，止痛，止血。用于烧烫伤，外伤出血，牛皮癣。

人 面 子

Dracontomelon duperreanum Pierre

漆树科 Anacardiaceae

药用部分 / **果**

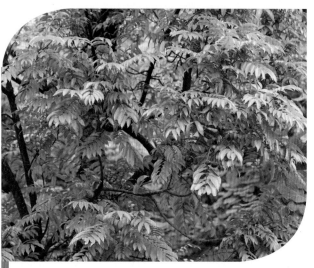

别名 银稔、人面果。

形态特征 常绿乔木，具板根。一回奇数羽状复叶互生，小叶11～17，长椭圆形，长6～12厘米，全缘。圆锥花序，长10～23厘米，疏被灰色微柔毛；花小，绿白色。核果黄色，扁球形，长约2厘米，径约2.5厘米；果核扁，径1.7～1.9厘米，果核表面凹陷，形如人脸。花期4—5月，果期8月。

分布及生境 分布于云南、广西、广东；越南也有。生于林中。

功用 酸、凉。健脾消食，生津止渴。用于消化不良，食欲不振，热病口渴。外用于烂疮，褥疮。

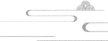
盐 麸 木

Rhus chinensis Mill.

漆树科 Anacardiaceae

药用部分 / 根、叶、果实、虫瘿

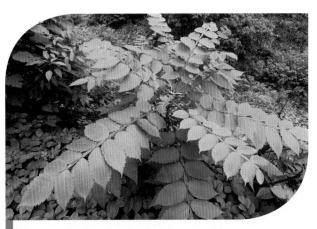

别名 | 五倍子树、盐霜柏、盐树、盐霜树、盐布根、野漆树、女木。

形态特征 | 落叶小乔木。小枝棕褐色，被锈色柔毛，具圆形小皮孔。一回奇数羽状复叶，互生，叶轴及叶柄常有翅；小叶5～13，纸质，常为卵形或椭圆状卵形或长圆形，边缘具粗锯齿或圆锯齿，叶背被白粉。圆锥花序，顶生，雄花序长30～40厘米，雌花序较短，密被锈色柔毛；花小，杂性，黄白色。核果球形，略压扁，被具节柔毛和腺毛，成熟时红色。花期8—9月，果期10月。

分布及生境 | 我国除东北、内蒙古和新疆外，其余各地区均有分布；印度、朝鲜、马来西亚、印度尼西亚、日本及中南半岛也有。生于向阳山坡、沟谷、溪边的疏林或灌丛中。

功用 | 苦、涩、酸，寒。清热凉血，泻火，清湿热，止泻，生津止渴，消肿，散瘀。用于瘰疬大热，肺热咯血，一般腹泻，红白痢症，高热口渴，喉头肿痛。外敷用于跌打骨折。

杧 果

Mangifera indica L.

漆树科 Anacardiaceae

药用部分 / 叶、果核、果

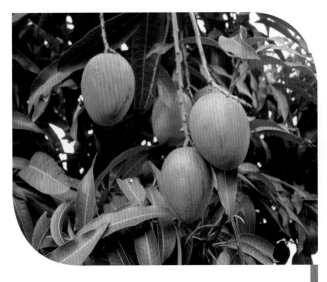

别名 | 芒果、马蒙、莽果、麻蒙果。

形态特征 | 常绿乔木。单叶聚生枝顶，革质，长10～40厘米，宽3～6厘米；叶柄长4～6厘米。圆锥花序有柔毛；花小，杂性，芳香，黄色或带红色；萼片5，有柔毛；花瓣5，长约为萼的2倍；花盘肉质5裂；雄蕊5，但仅1枚发育。核果椭圆形或肾形，微扁，熟时黄色，内果皮坚硬，并覆被粗纤维。花期春季，果期6月。

分布及生境 | 分布于云南、广西、广东、福建、台湾等；印度、孟加拉国、马来西亚及中南半岛也有。生于山坡、河谷或旷野的林中。

功用 | 微酸、微涩、甘，平。疏风止咳，消滞止痒。用于咳嗽，消化不良，皮肤瘙痒，湿疹。

野　漆

Toxicodendron succedaneum (L.) O. Kuntze

漆树科 Anacardiaceae

药用部分 / **根、叶、树皮、种子**

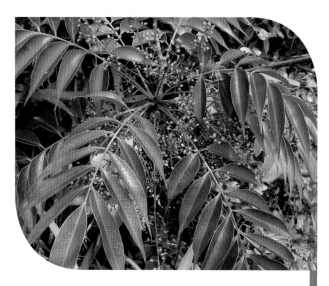

别名│漆树、山贼子、檫仔漆、漆木、痒漆树、山漆树、大木漆、野漆树。

形态特征│落叶小乔木。一回奇数羽状复叶，互生，密集于枝端；小叶9～15，对生，薄革质，长椭圆状披针形或广披针形，长5～16厘米，宽2～5.5厘米，全缘，两面光滑无毛。圆锥花序，腋生；花黄绿色，径约2毫米。核果扁平，斜菱状圆形，淡黄色，直径6～8毫米，光滑无毛，果皮薄，干时有皱纹。花期5—6月，果期10月。

分布及生境│分布于华北至长江以南各地；印度、日本、朝鲜及中南半岛也有。生于林中。

功用│苦、涩，温，有小毒。平喘，解毒，散瘀消肿，止痛止血。用于哮喘，急、慢性肝炎，胃痛，跌打损伤。外用于骨折，创伤出血。

木　蜡　树

Toxicodendron sylvestre (Sieb. et Zucc.) O. Kuntze

漆树科 Anacardiaceae

药用部分 / **根、叶**

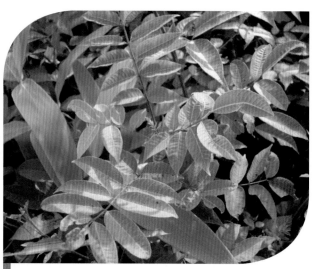

别名│林背子、野漆疮树、野毛漆、山漆树、七月倍。

形态特征│落叶灌木或小乔木。芽、小枝、叶轴、叶柄被黄褐色茸毛。一回单数羽状复叶，多聚生于枝顶；小叶7～13，对生，全缘，上面被微柔毛，下面被柔毛，中脉毛较密。圆锥花序，腋生；花小，杂性，黄绿色。核果扁平而偏斜，中果皮蜡质，内果皮坚硬，成熟时淡黄色。花期5—6月，果期10月。

分布及生境│分布于长江以南各地；朝鲜和日本也有。生于林中。

功用│根：苦、涩，温，有小毒。祛瘀止痛止血。用于风湿腰痛，跌打损伤，刀伤出血，毒蛇咬伤。叶：辛、苦，温，有毒。祛瘀消肿，杀虫，解毒。用于跌打损伤，创伤出血，钩虫病，疥癣，疮毒，毒蛇咬伤。

变叶树参

Dendropanax proteus (Champ.) Benth.

五加科 Araliaceae

药用部分 / **根、茎**

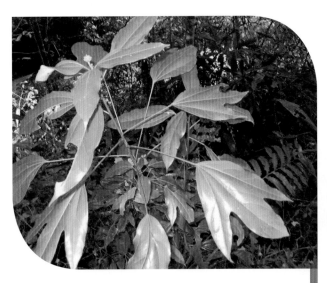

别名 | 枫荷梨、白半枫荷。

形态特征 | 常绿灌木。全株无毛。单叶，革质、纸质或薄纸质，二型，不裂或掌状深裂；不裂叶椭圆形、卵状椭圆形、椭圆状披针形、条状披针形或狭披针形；分裂叶倒三角形，掌状3深裂。伞形花序，单生或2～3个聚生；花绿色；萼长2毫米，边缘有4～5个细齿；花瓣4～5；雄蕊4～5；子房下位，4～5室，花柱全部合生成短柱状。果球形，平滑，直径5～6毫米。花期8—9月，果期9—10月。

分布及生境 | 分布于福建、江西、湖南、广东、广西和云南。生于山谷溪边较阴湿的密林下，也生于向阳山坡路旁。

功用 | 甘、辛，温。祛风除湿，活血消肿。用于风湿痹痛，偏瘫，头痛，月经不调，跌打损伤，疮肿。

常 春 藤

Hedera nepalensis var. *sinensis* (Tobl.) Rehd.

五加科 Araliaceae

药用部分 / **全株**

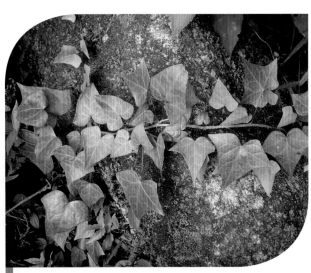

别名 | 三角枫、追风藤、上树蜈蚣、钻天风。

形态特征 | 常绿攀缘藤本。茎枝有气生根，幼枝被鳞片状柔毛。单叶互生，革质，先端渐尖，基部楔形，全缘或3浅裂；花枝上的叶椭圆状卵形或椭圆状披针形，长5～12厘米，宽1～8厘米，先端长尖，基部楔形，全缘。伞形花序，单生或2～7个顶生；花小，黄白色或绿白色，花5数；子房下位。果圆球形，浆果状，黄色或红色。花期5—8月，果期9—11月。

分布及生境 | 分布于北自甘肃、陕西、河南、山东，南至广东、江西、福建，西自西藏，东至江苏、浙江；越南也有。常攀缘于林缘树木、林下路旁、岩石和房屋墙壁上。

功用 | 苦、辛，温。祛风利湿，活血消肿。用于风湿性关节炎，腰痛，跌打损伤，急性结膜炎，肾炎水肿，闭经。外用于痈疮肿毒，荨麻疹，湿疹。

鹅 掌 柴

Heptapleurum heptaphyllum (L.) Y. F. Deng

五加科 Araliaceae

药用部分 / 根、叶、树皮

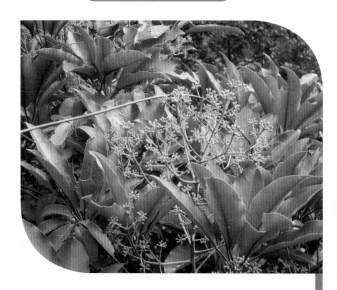

别名 鸭脚木、鸭母树、江茜。

形态特征 常绿乔木。掌状复叶，互生，小叶6～10，椭圆形或倒卵状椭圆形，长7～18厘米，全缘，幼树之叶常具锯齿或羽裂，幼叶密被星状毛，老叶下面沿中脉及脉腋被毛，或无毛，侧脉7～10对；叶柄长15～30厘米。花序圆锥形，长达30厘米，密被星状毛，后渐脱落，伞形花序梗长1～2厘米，有时分枝具少数单花；花白色，芳香。果实球形，黑色，有不明显的棱。花期10—11月，果期12月至翌年1月。

分布及生境 分布于西藏、云南、广西、广东、浙江、福建和台湾；日本、越南、印度也有。为热带、亚热带地区常绿阔叶林常见的植物。

功用 茎皮（刮去外表粗皮）：苦，凉。疏表解热，除湿，舒筋活络，清肠胃积滞。用于感冒，预防流感，流脑。跌打损伤，研末水酒调敷。叶：苦，涩。凉血止痒。用于皮肤湿疹，漆树过敏（冷洗），脚酸软（温洗），均取鲜叶煮汤浸洗。

幌 伞 枫

Heteropanax fragrans (Roxb.) Seem.

五加科 Araliaceae

药用部分 / 根、树皮

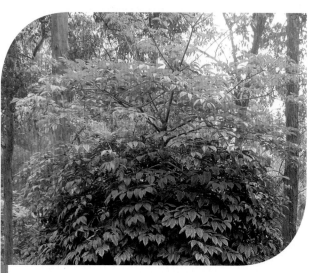

别名 一把伞、大蛇药、五加通、凉伞木。

形态特征 常绿乔木。三至五回奇数羽状复叶，长达1米；小叶纸质，两面无毛，椭圆形，长6～12厘米，全缘，侧脉6～10对。伞形花序，密集成头状，径约1.2厘米，花序梗长1～1.5厘米，总状排列，组成顶生圆锥花序，长达40厘米，密被锈色星状茸毛，后渐脱落；花萼、花瓣均被毛。果微侧扁，长约7毫米，厚3～5毫米。花期10—12月，果期翌年2—3月。

分布及生境 分布于云南、广西、广东；印度、不丹、锡金、孟加拉国、缅甸和印度尼西亚也有。生于森林中。

功用 苦，凉。清热解毒，活血消肿，止痛。用于感冒，中暑头痛。外用于痈疮肿毒，淋巴结炎，骨折，烧烫伤，扭挫伤，蛇咬伤。

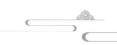

积雪草

Centella asiatica (L.) Urban

伞形科 Umbelliferae

药用部分 / **全草**

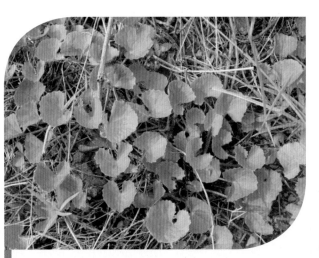

别名 | 崩大碗、蚶壳草、鼎盖草、两公根、雷公根、藤牌草、红花蚶壳草。

形态特征 | 多年生草本。茎匍匐，细长，节上生根。叶片膜质至草质，圆形、肾形或马蹄形，长1～2.8厘米，宽1.5～5厘米，边缘有钝锯齿，基部阔心形，两面无毛或在背面脉上疏生柔毛；掌状脉5～7，两面隆起。伞形花序，花梗2～4个，聚生于叶腋；花瓣卵形，紫红色或乳白色，膜质。果实两侧扁压，圆球形，基部心形至平截形。花果期4—10月。

分布及生境 | 分布于陕西、江苏、安徽、浙江、江西、湖南、湖北、福建、台湾、广东、广西、四川、云南等；印度、斯里兰卡、马来西亚、印度尼西亚、日本及大洋洲、中非、南非也有。喜生于阴湿的草地或水沟边。

功用 | 苦、辛，寒。清热，凉血，利尿消炎，解毒。用于感冒，各种热性病高热，烦渴，咽喉炎，扁桃体炎，黄疸性肝炎，肺燥咳嗽，带状疱疹，痈疮肿毒。大茶药中毒取鲜草大量榨汁灌服。

旱　芹

Apium graveolens L.

伞形科 Umbelliferae

药用部分 / **全草**

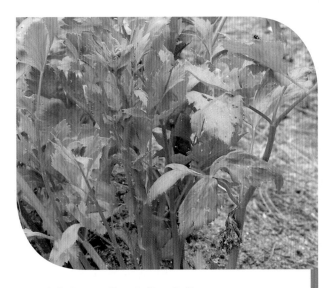

别名 | 芹菜、香芹、蒲芹、药芹。

形态特征 | 草本，高50～150厘米，全体无毛。根生叶有柄，柄长2～26厘米，基部略扩大成膜质叶鞘；叶片轮廓为长圆形至倒卵形，通常3裂达中部或3全裂，裂片近菱形，边缘有圆锯齿或锯齿；较上部的茎生叶有短柄，叶片轮廓为阔三角形，通常分裂为3小叶，小叶倒卵形，中部以上边缘疏生钝锯齿以至缺刻。复伞形花序顶生或与叶对生；花瓣白色或黄绿色。分生果圆形或长椭圆形。花期4—7月。

分布及生境 | 分布于我国各地；欧洲、亚洲、非洲和美洲均有。

功用 | 甘，凉。利尿止血，降血压。用于尿血，高血压。

天 胡 荽

Hydrocotyle sibthorpioides Lam.

伞形科 Umbelliferae

药用部分 / **全草**

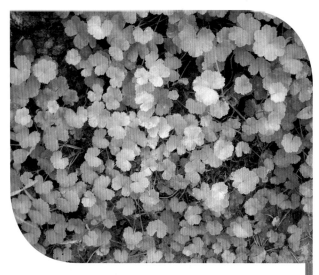

别名 | 野圆荽、盆上芫茜、铺地锦、遍地锦、满天星、水芫荽、鱼鳞草、假芫荽、田芫荽。

形态特征 | 多年生矮小草本。茎细长而匍匐，平铺地上成片。叶互生，圆形或肾形，直径0.5～3.5厘米，不分裂或5～7深裂至中部，边缘有钝锯齿，上面绿色，光滑或有疏毛，下面通常有柔毛；叶柄细，长0.5～9厘米。单伞形花序与叶对生；花瓣卵形，绿白色。双悬果略呈心形，侧面扁平，光滑或有斑点，中棱略锐。花期5月。

分布及生境 | 分布于陕西、江苏、安徽、浙江、江西、福建、湖南、湖北、广东、广西、台湾、四川、贵州、云南等；朝鲜、日本及东南亚也有。通常生长在湿润的草地、河沟边、林下。

功用 | 甘、淡、微辛，凉。清热利尿，除痰止咳，行气止痛。用于黄疸性肝炎，感冒，肺热咳嗽，百日咳，咽喉炎，扁桃体炎，结膜炎，牙痛。

杜 鹃

Rhododendron simsii Planch.

杜鹃花科 Ericaceae

药用部分 / **枝、叶、根**

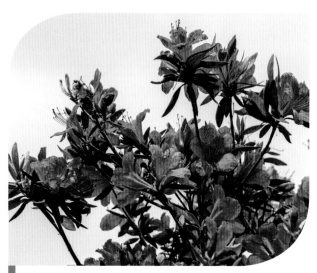

别名 | 映山红、山踯躅。

形态特征 | 落叶灌木。枝条、苞片、花柄及花等均有棕褐色扁平的糙伏毛。单叶，纸质，卵状椭圆形，长2～6厘米，宽1～3厘米，两面均有糙伏毛，背面较密。花2～6朵簇生于枝端；花萼5裂，裂片椭圆状卵形，长2～4毫米；花冠鲜红或深红色，宽漏斗状，长4～5厘米，5裂，上方1～3裂片内面有深红色斑点。蒴果卵圆形，长约1厘米，有糙伏毛。花期4—5月，果熟期10月。

分布及生境 | 分布于江苏、安徽、浙江、江西、福建、台湾、湖北、湖南、广东、广西、四川、贵州和云南。生于山地疏灌丛或松林下。

功用 | 涩、微甘，温，有毒。止血。用于便血，阴道流血。

柿

Diospyros kaki Thunb.

柿科 Ebenaceae

药用部分 / 果实、叶、根

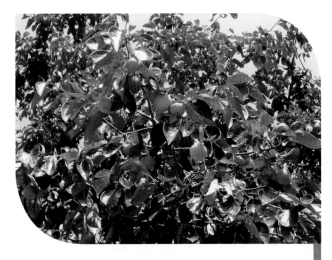

别名 朱果、柿子。

形态特征 落叶乔木。单叶互生，椭圆状卵形至长圆形或倒卵形，长6～18厘米，宽3～9厘米，表面深绿色，有光泽，背面淡绿色，疏生褐色柔毛；叶柄长1～1.5厘米，有毛。花黄色，雌雄异株或同株；雄花每3朵集生或成短聚伞花序；雌花单生于叶腋；花萼4深裂；花冠淡黄白色或黄白色而带紫红色。浆果卵圆形或扁球形，直径3～8厘米，橘红色或橙黄色，有光泽。花期6月，果熟期9—10月。

分布及生境 分布于我国长江流域；朝鲜、日本、阿尔及利亚、法国、美国等也有。喜温暖气候，充足阳光和深厚、肥沃、湿润、排水良好的土壤，适生于中性土壤，但较能耐瘠薄，抗旱性强，不耐盐碱土。

功用 甘、微涩，寒，无毒。补虚劳不足，健脾胃，润肠胃，祛痰止咳，生津止渴，解酒毒，止血，润大肠，降血压，缓和痔疾肿痛，止痔血、直肠出血。柿饼、柿蒂、柿叶、柿根等均可入药。

罗浮柿

Diospyros morrisiana Hance

柿科 Ebenaceae

药用部分 / 茎皮、叶、果

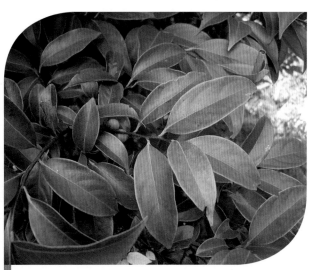

别名 山稗树、牛古柿、乌蛇木。

形态特征 落叶乔木。单叶互生，薄革质，长椭圆形或下部的为卵形，长5～10厘米，宽2.5～4厘米，叶缘微背卷。雄花序短小，腋生，下弯，聚伞花序式，有锈色茸毛；雄花白色；雄蕊16～20，着生在花冠管的基部；雌花腋生，单生；花冠近壶形；退化雄蕊6；子房球形。果球形，黄色，有光泽。种子近长圆形，栗色，侧扁。花期5—6月，果期11月。

分布及生境 分布于广东、广西、福建、台湾、浙江、江西、湖南、贵州、云南、四川等地；越南也有。生于山坡、山谷疏林或密林中，或灌丛中，或近溪畔、水边。

功用 苦、涩，凉。解毒消炎，收敛止泻。用于食物中毒，腹泻，痢疾，水火烫伤。

朱 砂 根

Ardisia crenata Sims

紫金牛科 Myrsinaceae

药用部分 / 根、叶

别名 | 山豆根、平地木、娘伞树、马胎、矮脚浪伞、绿天红地、天青地红、铁凉伞。

形态特征 | 常绿灌木，全体秃净。茎直立，有数个分枝。单叶互生，纸质至革质，椭圆状披针形至倒披针形，长6～12厘米，宽2～4厘米，边缘有钝圆波状齿，背卷，有腺体；侧脉12～18对，极纤细，近边缘处结合而成一边脉。伞形花序顶生或腋生；花白色或淡红色；萼片和花冠5裂；雄蕊5。核果球形，直径约6毫米，熟时红色，有黑色斑点。花期6—7月。

分布及生境 | 分布于我国西藏东南部至台湾，湖北至海南等地区；从印度、缅甸，经马来半岛、印度尼西亚至日本均有。生于林下阴湿的灌丛中。

功用 | 苦、辛，温。消肿止痛，活血散瘀。用于跌打肿痛，骨折，风湿腰腿痛，胃痛。

郎 伞 木

Ardisia elegans Andr.

紫金牛科 Myrsinaceae

药用部分 / 根、叶

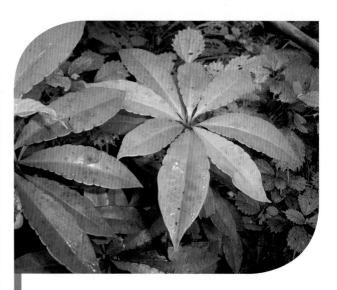

别名 | 美丽紫金牛、高脚鸡眼、大罗伞、珍珠盖罗伞。

形态特征 | 常绿灌木。除侧生特殊花枝外，无分枝。单叶互生，坚纸质，狭椭圆形、椭圆形或倒披针形，长8～15厘米，宽2～3.5厘米，急尖或渐尖，边缘皱波状或波状，两面有凸起腺点，侧脉10～20对。花序伞形或聚伞状，顶生，长2～4厘米；花长6毫米；萼片卵形或矩圆形；花冠裂片披针状卵形，有黑腺点。果直径7～8毫米，有稀疏黑腺点。花期5—6月，果期10—12月，有时翌年2—4月。

分布及生境 | 分布于广东、广西；越南也有。生于山谷、山坡疏、密林中，或溪旁。

功用 | 苦、辛，凉。清热解毒，活血止痛。用于咽喉肿痛，风湿痹痛，跌打损伤。

山 血 丹

Ardisia lindleyana D. Dietr.

紫金牛科 Myrsinaceae

药用部分 / **根、叶**

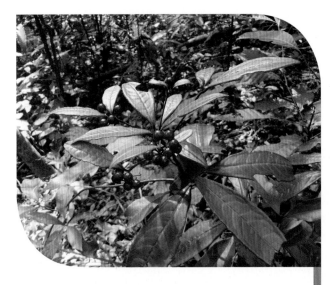

别名 | 百两金、沿海紫金牛、马胎、凉伞树、山马胎、小罗伞、斑叶朱砂根。

形态特征 | 灌木。单叶互生，革质或近坚纸质，长圆形至椭圆状披针形，长10～15厘米，宽2～3.5厘米，近全缘或具微波状齿，齿尖具边缘腺点，边缘反卷。亚伞形花序，单生或稀为复伞形花序，着生于侧生特殊花枝顶端；花枝长3～11厘米，顶端下弯；花瓣白色。果球形，深红色，微肉质，具疏腺点。花期5—7月，少数于4月、8月、11月，果期10—12月，有时有的植株上部枝条开花，下部枝条果熟。

分布及生境 | 分布于浙江、江西、福建、湖南、广东、广西。生于山谷、山坡密林下，水旁和阴湿的地方。

功用 | 苦、辛，温。祛风散瘀，消肿止痛。用于风湿性关节炎，跌打损伤，咽喉肿痛，口腔炎。

虎 舌 红

Ardisia mamillata Hance

紫金牛科 Myrsinaceae

药用部分 / **全草**

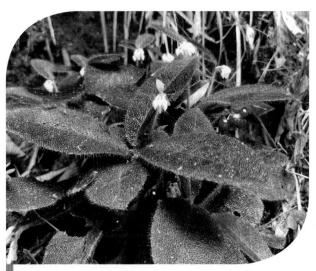

别名 | 红毛毡、红毛走马胎、红胆、红毛紫金牛、老虎舌、虎舌草、乳毛紫金牛。

形态特征 | 矮小灌木。具匍匐的木质根茎，直立茎高不超过15厘米，幼时密被锈色卷曲长柔毛，以后无毛或几无毛。叶互生或簇生于茎顶端，坚纸质，倒卵形至长圆状倒披针形，边缘具不明显的疏圆齿。伞形花序，单1，着生于侧生特殊花枝顶端；花瓣粉红色，稀近白色。果球形，鲜红色，多少具腺点，几无毛或被柔毛。花期6—7月，果期11月至翌年1月。

分布及生境 | 分布于四川、贵州、云南、湖南、广西、广东、福建；越南也有。生于山谷密林下、阴湿的地方。

功用 | 辛、涩、微甘，凉。清热利湿，凉血止血。用于痢疾，黄疸，风湿骨痛，肺病咯血，外伤吐血，月经过多，痛经，疳积。跌打肿痛，疮痛，亦可研粉配方作外敷剂。

莲座紫金牛

Ardisia primulifolia Gardn. et Champ.

紫金牛科 Myrsinaceae

药用部分 / **全株**

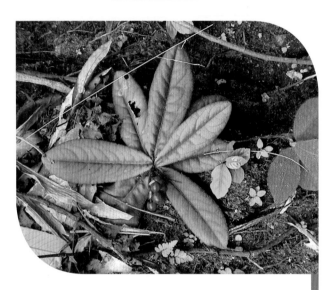

别名 │ 铺地罗伞、落地紫金牛、地空、嗽痨草、落地金牛、毛虫药、毛虫药公。

形态特征 │ 矮小灌木或近草本。茎短或几无，通常被锈色长柔毛。叶互生或基生呈莲座状，叶片坚纸质或几膜质，椭圆形或长圆状倒卵形，边缘具不明显的疏浅圆齿，具边缘腺点。聚伞花序或亚伞形花序，单1，从莲座叶腋中抽出1～2；花瓣粉红色。果球形，略肉质，鲜红色，具疏腺点，被柔毛或几无毛。花期6—7月，果期11—12月，有时延至翌年4—5月。

分布及生境 │ 分布于云南、广西、广东、江西、福建；越南也有。生于山坡密林下。

功用 │ 微苦、辛，凉。祛风通络，散瘀止血，解毒消痈。用于风湿性关节炎，咳血，吐血，肠风下血，闭经，恶露不尽，跌打损伤，乳痈，疔疮。

罗 伞 树

Ardisia quinquegona Bl.

紫金牛科 Myrsinaceae

药用部分 / **根、叶**

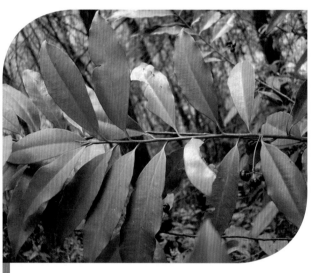

别名 │ 高脚罗伞、铁罗伞、筷子根、高脚凉伞、火屎炭树。

形态特征 │ 常绿灌木。单叶互生，坚纸质，矩圆状椭圆形、矩圆状披针形或倒披针形，长7～10厘米，宽2～3厘米，全缘。花序侧生或腋生，聚伞状或近于伞形，长1～6厘米；花长3～4毫米；花冠裂片卵形，钝或急尖，有腺点。果扁球形，直径5～7毫米，具5棱，有细密纵肋条，熟时黑色。花期5—6月，果期12月或翌年2—4月。

分布及生境 │ 分布于云南、广西、广东、福建、台湾；从马来半岛至琉球群岛也有。生于山坡疏、密林中，或林中溪边阴湿处。

功用 │ 苦、辛，平。清咽消肿，散瘀止痛。用于咽喉肿痛，风湿性关节炎，跌打损伤，疔肿。

酸藤子

Embelia laeta (L.) Mez

紫金牛科 Myrsinaceae

药用部分 / 根、叶、果

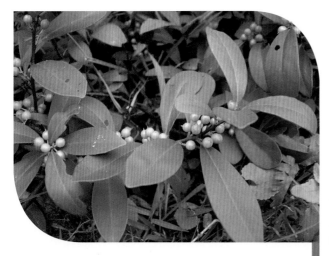

别名 | 酸藤果、酸果藤、入地龙、大号盐酸鸡、山盐酸鸡。

形态特征 | 攀缘灌木或藤本，稀小灌木。单叶互生，坚纸质，倒卵形或长圆状倒卵形，顶端圆形、钝或微凹，基部楔形，全缘。总状花序，腋生或侧生，生于前年无叶枝上，具花3～8朵，基部具1～2轮苞片，花4数；花瓣白色或带黄色。果球形，腺点不明显，熟时红色。花期12月至翌年3月，果期4—6月。

分布及生境 | 分布于云南、广西、广东、江西、福建、台湾；越南，老挝，泰国，柬埔寨也有。生于山坡疏、密林下或疏林缘或开阔的草坡、灌丛中。

功用 | 根、叶：酸，平。祛瘀止痛，消炎，止泻。根用于痢疾，肠炎，消化不良，咽喉肿痛，跌打损伤；叶外用于跌打损伤，皮肤瘙痒。果：甘、酸，平。强壮，补血。用于闭经，贫血，胃酸缺乏。

当 归 藤

Embelia parviflora Wall. ex A. DC.

紫金牛科 Myrsinaceae

药用部分 / 根、藤

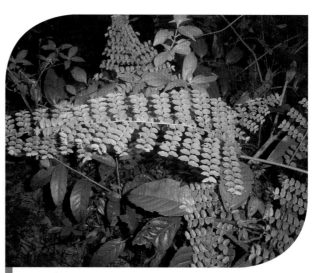

别名 | 虎尾草、小花酸藤子。

形态特征 | 攀缘灌木或藤本。小枝通常二列，密被锈色长柔毛。单叶互生，二列，坚纸质，卵形，顶端钝或圆形，基部广钝或近圆形，稀截形，长1～2厘米，宽0.6～1厘米，全缘，多少具缘毛。亚伞形花序或聚伞花序，腋生；花瓣白色或粉红色。果球形，暗红色，无毛，宿存萼反卷。花期12月至翌年5月，果期5—7月。

分布及生境 | 分布于西藏、贵州、云南、广西、广东、浙江、福建；印度，缅甸至印度尼西亚也有。生于山间密林中或林缘，或灌丛中，土质肥沃、湿润的地方。

功用 | 涩、微苦，平。通经活血，补虚劳，强腰膝，益精壮阳。用于月经不调，闭经，贫血，胃痛，带下。

白花酸藤果

Embelia ribes Burm. F.

紫金牛科 Myrsinaceae

药用部分 / **根**

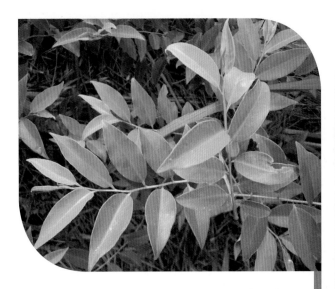

别名 | 咸酸蓏、白背酸藤果、早苎只、白甲根、白花朴只藤。

形态特征 | 攀缘灌木或藤本，长达10米。单叶互生，坚纸质，倒卵状椭圆形或椭圆形，先端钝渐尖，基部楔形或圆形，全缘，背面有时被薄粉，中脉隆起，侧脉不明显。圆锥花序，顶生；花瓣淡绿色或白色，分离，椭圆形或长圆形。果球形或卵形，红色或深紫色。花期1—7月，果期5—12月。

分布及生境 | 分布于贵州、云南、广西、广东、福建；印度以东至印度尼西亚也有。生于林内、林缘灌丛中，或路边、坡边灌丛中。

功用 | 辛、酸，平。活血调经，清热利湿，消肿解毒。用于闭经，痢疾，腹泻，小儿头疮，皮肤瘙痒，跌打损伤，外伤出血，毒蛇咬伤。

网脉酸藤子

Embelia rudis Hand.-Mazz.

山矾科 Symplocaceae

药用部分 / **全株**

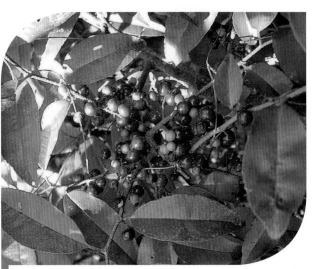

别名 | 白木浆果、老鸦果。

形态特征 | 攀缘灌木。枝条密布皮孔。叶片坚纸质，长圆状卵形或卵形，叶柄具狭翅。总状花序，腋生，花梗和小苞片均被乳头状突起；花5数，花瓣分离，淡绿色或白色，雄蕊在雌花中退化，长达花瓣的1/2，在雄花中与花瓣等长或较长，雌蕊在雌花中与花瓣等长。果球形，直径4～5毫米，蓝黑色或带红色，具腺点，宿存萼紧贴果。花期10—12月，果期4—7月。

分布及生境 | 分布于浙江、江西、福建、台湾、湖南、广西、广东、四川、贵州及云南。生于山坡灌木丛中或疏、密林中，干燥和湿润溪边的地方。

功用 | 果实：酸、甘，平。强壮，补血；根、枝条：清凉解毒，滋阴补肾。用于经闭，月经不调，风湿痛。

鲫鱼胆

Maesa perlarius (Lour.) Merr.

紫金牛科 Myrsinaceae

药用部分 / **全株**

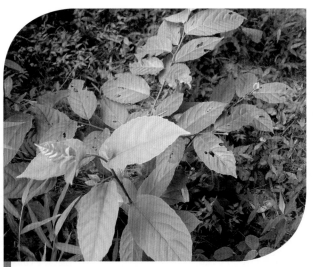

别名 │ 空心花、嫩肉木、丁药。

形态特征 │ 灌木。单叶互生，纸质或近坚纸质，广椭圆状卵形至椭圆形，顶端急尖或突然渐尖，基部楔形，长7～11厘米，宽3～5厘米，边缘从中下部以上具粗锯齿，下部常全缘，幼时两面被密长硬毛，以后叶面除脉外近无毛，背面被长硬毛，中脉隆起，侧脉7～9对，尾端直达齿尖。总状花序或圆锥花序，腋生；花冠白色，钟形。果球形，直径约3毫米，有宿存萼片。花期3—4月，果期12月至翌年5月。

分布及生境 │ 分布于四川、贵州、台湾、湖北、湖南、广东、广西等；越南和泰国也有。生于山坡、疏林或灌丛中湿润的地方。

功用 │ 苦，平。接骨消肿，生肌祛腐。用于跌打损伤，疔疮。

杜茎山

Maesa japonica (Thunb.) Moritzi. ex Zoll.

紫金牛科 Myrsinaceae

药用部分 / **根、叶**

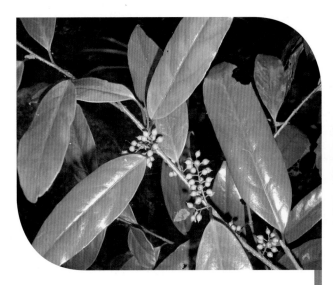

别名 │ 白花茶、白茅茶、土恒山、水麻叶。

形态特征 │ 灌木，直立，有时外倾或攀缘。单叶互生，革质，椭圆形至披针状椭圆形，或倒卵形至长圆状倒卵形，顶端渐尖、急尖或钝，有时尾状渐尖，基部楔形、钝或圆形，几全缘或中部以上具疏锯齿，或除基部外均具疏细齿。总状花序或圆锥花序，单一或2～3个腋生；花冠白色，长钟形。果球形，肉质，具脉状腺条纹。花期1—3月，果期10月或翌年5月。

分布及生境 │ 分布于我国南部；日本、越南也有。生于山坡或杂木林下阳处，或路旁灌丛中。

功用 │ 苦，寒。祛风利尿，止血，消肿。根用于头痛，腰痛，水肿，腹水；叶用于创伤出血。

栓叶安息香

Styrax suberifolius Hook. et Arn.

安息香科 Styracaceae

药用部分 / **根、叶**

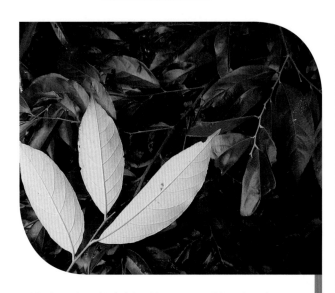

别名 | 红皮、粘高树、铁甲子、稠树、赤血仔。

形态特征 | 常绿乔木。树皮红褐色或灰褐色；嫩枝被锈褐色星状茸毛，老枝渐变无毛，圆柱形，紫褐色或灰褐色。单叶互生，革质，椭圆形、长椭圆形或椭圆状披针形，下面密被黄褐色至灰褐色星状茸毛，边近全缘。总状花序或圆锥花序，顶生或腋生；花白色。果实卵状球形，直径1～1.8厘米，密被灰色至褐色星状茸毛。花期3—5月，果期9—11月。

分布及生境 | 分布于长江流域以南各地；越南也有。生于山地、丘陵地常绿阔叶林中。

功用 | 辛，微温。祛风除湿，理气止痛。用于胃气痛。外用于风湿性关节炎。本种树脂可代进口的中药安息香。

越南安息香

Styrax tonkinensis (Pierre) Craib ex Hartw.

安息香科 Styracaceae

药用部分 / **树脂**

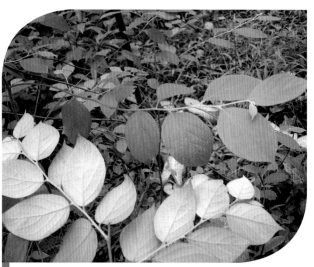

别名 | 安息香、青山安息香、白花树。

形态特征 | 落叶乔木。树皮暗灰色或灰褐色，有不规则纵裂纹；枝被褐色茸毛，成长后变为无毛。单叶互生，纸质至薄革质，椭圆形、椭圆状卵形至卵形，边近全缘，嫩叶有时具2～3个齿裂，下面密被灰色至粉绿色星状茸毛。圆锥花序，或渐缩小成总状花序；花白色。果实近球形，直径10～12毫米，外面密被灰色星状茸毛。花期4—6月，果熟期8—10月。

分布及生境 | 分布于云南、贵州、广西、广东、福建、湖南和江西；越南也有。喜生于气候温暖、较潮湿、土壤疏松而肥沃、土层深厚、微酸性、排水良好的山坡或山谷、疏林中或林缘。

功用 | 辛、苦，温。祛风除湿，行气开窍，镇静止咳。用于哮喘，咳嗽，感冒，中暑，胃痛，产后血晕，遗精，中风昏厥。

光 叶 山 矾

Symplocos lancifolia Sieb. et Zucc.

山矾科 Symplocaceae

药用部分 / **全株**

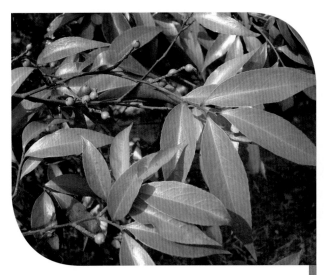

别名 刀灰树、滑叶常山、广西山矾、潮州山矾、卵叶山矾。

形态特征 常绿乔木。芽、嫩枝、嫩叶背面脉上、花序均被黄褐色柔毛。单叶互生，纸质或近膜质，干后有时呈红褐色，卵形至阔披针形，先端尾状渐尖，基部阔楔形或稍圆，边缘具稀疏的浅钝锯齿。穗状花序长1～4厘米；花冠淡黄色。核果近球形，直径约4毫米，顶端宿萼裂片直立。花期3—11月，果期6—12月，边开花边结果。

分布及生境 分布于浙江、台湾、福建、广东、海南、广西、江西、湖南、湖北、四川、贵州、云南；日本也有。生于林中。

功用 苦，平。疏肝健脾，止血生肌。用于外伤出血，吐血，咯血，疳积，结膜炎。

黄 牛 奶 树

Symplocos theophrastifolia Sieb. et Zucc.

山矾科 Symplocaccac

药用部分 / **树皮**

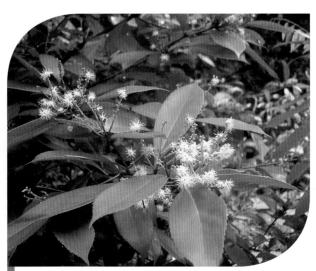

别名 泡花子、月桂山矾。

形态特征 常绿灌木。单叶互生，革质，倒卵状椭圆形或狭椭圆形，长7～14厘米，宽2～5厘米，先端急尖或渐尖，基部楔形或宽楔形，边缘有细小的锯齿，中脉在叶面凹下。穗状花序长3～6厘米；花冠白色。核果球形，直径4～6毫米，顶端宿萼裂片直立。花期8—12月，果期翌年3—6月。

分布及生境 分布于西藏、云南、四川、贵州、湖南、广西、广东、福建、台湾、江苏、浙江等；印度、斯里兰卡也有。生于石山上、密林中。

功用 苦，凉。散风，解表，清热。用于伤风头痛，热邪口燥，感冒身热。

常见药用植物图鉴

白 背 枫

Buddleja asiatica Lour.

马钱科 Loganiaceae

药用部分 / **全株**

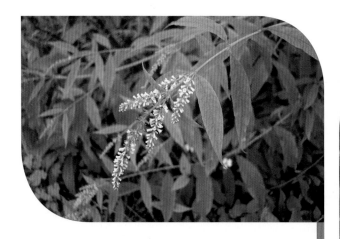

别名｜白花醉鱼草、驳骨丹、白叶枫、独叶埔姜、狭叶醉鱼草。

形态特征｜灌木或小乔木。嫩枝条四棱形；幼枝、叶下面、叶柄和花序均密被灰色或淡黄色星状短茸毛，有时毛被极密而成绵毛状。单叶对生，膜质至纸质，狭椭圆形、披针形或长披针形，全缘或有小锯齿。总状花序窄而长，由多个小聚伞花序组成；花冠芳香，白色，有时淡绿色。蒴果椭圆状，长3～5毫米，直径1.5～3毫米。花期1—10月，果期3—12月。

分布及生境｜分布于陕西、江西、福建、台湾、湖北、湖南、广东、海南、广西、四川、贵州、云南和西藏等；巴基斯坦、印度、锡金、不丹、尼泊尔、缅甸、泰国、越南、老挝、柬埔寨、马来西亚、巴布亚新几内亚、印度尼西亚和菲律宾等地区也有。生于向阳山坡灌丛中或疏林缘。

功用｜辛、苦，温，有小毒。祛风利湿，行气活血。用于妇女产后头风痛、胃寒作痛、风湿性关节炎，跌打损伤，骨折。外用于皮肤湿痒、阴囊湿疹、无名肿毒。

醉 鱼 草

Buddleja lindleyana Fort.

马钱科 Loganiaceae

药用部分 / **全株**

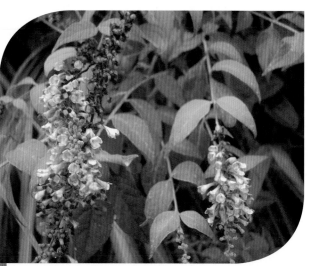

别名｜闭鱼花、痒见消、鱼尾草、樚木、五霸蔷、阳包树、毒鱼草。

形态特征｜灌木。小枝具四棱，棱上略有窄翅；幼枝、叶片下面、叶柄、花序、苞片均密被星状短茸毛和腺毛。单叶对生，萌芽枝条上的叶为互生或近轮生，膜质，卵形、椭圆形至长圆状披针形，边缘全缘或具有波状齿。穗状聚伞花序，顶生；花紫色，芳香。果序穗状；蒴果长圆状或椭圆状。花期4—10月，果期8月至翌年4月。

分布及生境｜分布于江苏、安徽、浙江、江西、福建、湖北、湖南、广东、广西、四川、贵州和云南等。生于山地路旁、河边灌丛中或林缘。

功用｜微辛、苦，温，有毒。祛风除湿，止咳化痰，散瘀，杀虫。用于支气管炎，咳嗽，哮喘，风湿性关节炎，跌打损伤。外用于创伤出血，烧烫伤，并作杀蛆灭子子用。

牛 屎 果

Chengiodendron matsumuranum C. B. Shang,
X. R. Wang, Yi F. Duan et Yong F. Li

木犀科 Oleaceae

药用部分 / **叶、树皮**

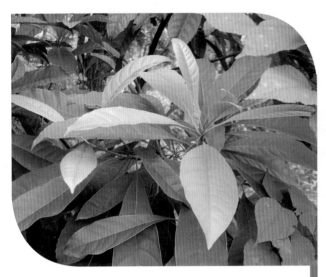

别名 │ 牛矢果、羊屎木、苦丁茶、苦茶叶。

形态特征 │ 常绿乔木。单叶对生；矩圆形至倒披针状矩圆形，先端短渐尖而锐，基部长楔尖，全缘或近上半部有极疏的小齿。圆锥花序，腋生；花冠白色或绿白色。核果矩圆形，长1.5～2毫米，熟时紫黑色。花期5月，果期11—12月。

分布及生境 │ 分布于安徽、浙江、江西、台湾、广东、广西、贵州、云南等；越南、老挝、柬埔寨、印度等地也有。生于山坡密林、山谷林中和灌丛中。

功用 │ 苦，寒。发散风寒，消肿解毒。用于痈疮等。外用鲜叶捣烂敷患处。

白 蜡 树

Fraxinus chinensis Roxb.

木犀科 Oleaceae

药用部分 / **树皮**

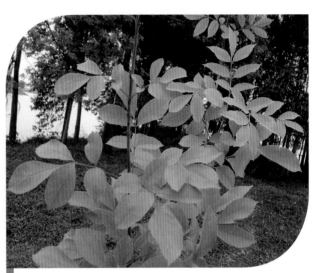

别名 │ 秦皮、小叶梣、梣皮。

形态特征 │ 落叶乔木。一回奇数羽状复叶，对生；小叶5～9，通常7，卵圆形或卵状披针形，长3～10厘米，先端渐尖，基部狭，不对称，叶缘具整齐锯齿及波状齿。圆锥花序，侧生或顶生于当年生枝上，大而疏松；椭圆花序顶生及侧生，下垂，夏季开花；花萼钟状；无花瓣。翅果倒披针形，长3～4厘米。花期3—5月，果熟期10月。

分布及生境 │ 分布于我国各地；越南、朝鲜也有。生于山地杂木林中。

功用 │ 苦、涩，寒。清热燥湿，收涩，明目，止血。用于热痢，泄泻，赤白带下，目赤肿痛，目生翳膜。

清 香 藤

Jasminum lanceolaria Roxb.

木犀科 Oleaceae

药用部分 / 茎

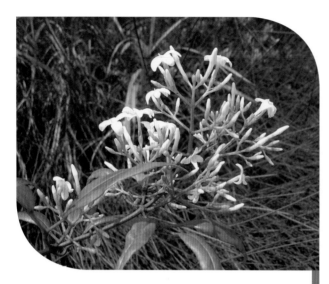

别名 | 光清香藤。

形态特征 | 木质藤本，高1～3米，长者可达7米。幼枝和叶无毛（偶有幼枝有毛而叶无毛者）。叶对生；小叶3，革质或近革质，叶形变化较大，披针形、椭圆形、卵圆形或近圆状椭圆形，长5～13厘米，顶部骤凸或短渐尖（稀钝），上面绿色，光亮，下面淡绿色，也有光泽，并有褐色小斑点，叶脉不明显。复聚伞花序；花萼裂片小，浅齿状；花冠白色，筒长约2厘米，裂片4，矩圆形或倒卵状矩圆形，长7～10毫米。浆果球形或球状椭圆形。

分布及生境 | 分布于长江流域以南各地及陕西、甘肃；印度、缅甸、越南等也有。生于山坡、灌丛、山谷密林中。

功用 | 苦、辛，平。祛风除湿，止痛，行血，理气。用于风湿，腰痛，骨节痛，腿痛，跌打损伤。孕妇忌服。

小 蜡

Ligustrum sinense Lour.

木犀科 Oleaceae

药用部分 / 树皮、枝叶

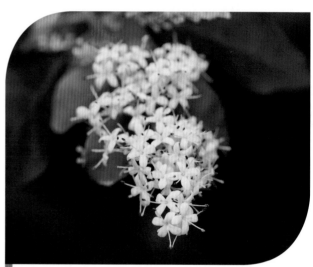

别名 | 雪梅、山指甲、水白蜡。

形态特征 | 半常绿灌木。小枝密被黄色短柔毛。单叶对生，薄革质，椭圆形或倒卵状矩圆形，背面有毛，脉腋及中脉有密毛。圆锥花序窄长，顶生，花两性，白色，芳香。果近球形，径5～8毫米。花期3—6月，果期9—12月。

分布及生境 | 分布于江苏、浙江、安徽、江西、福建、台湾、湖北、湖南、广东、广西、贵州、四川、云南；越南、马来西亚也有。生于山坡、山谷、溪边、河旁的密林、疏林或混交林中。

功用 | 苦、涩，寒。清热解毒，消肿止痛。用于跌打损伤，疮疡肿毒。外用鲜叶适量，捣烂敷患处。

木 樨

Osmanthus fragrans (Thunb.) Lour.

木犀科 Oleaceae

药用部分 / 花、果、根

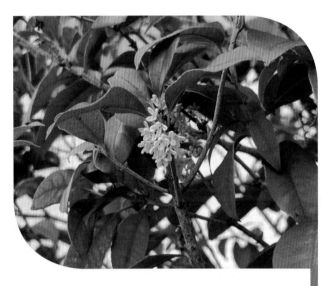

别名 | 桂花、木犀、丹桂、刺桂、四季桂、银桂、桂、彩桂。

形态特征 | 常绿乔木或灌木。树皮灰褐色。单叶对生，革质，椭圆形、长椭圆形或椭圆状披针形，全缘或通常上半部具细锯齿，两面无毛。聚伞花序，簇生于叶腋，或近于帚状，每腋内具花多朵；花极芳香；花冠黄白色、淡黄色、黄色或橘红色。果歪斜，椭圆形，呈紫黑色。花期9月至10月上旬，果期翌年3月。

分布及生境 | 原产我国西南部。现我国各地均有。

功用 | 花：辛，温。散寒破结，化痰止咳。用于牙痛，咳喘痰多，闭经腹痛。果：辛、甘、温。暖胃，平肝，散寒。用于虚寒胃痛。根：甘、微涩，平。祛风湿，散寒。用于风湿筋骨疼痛，腰痛，肾虚牙痛。

糖 胶 树

Alstonia scholaris (L.) R. Br.

夹竹桃科 Apocynaceae

药用部分 / 根、树皮、枝、叶

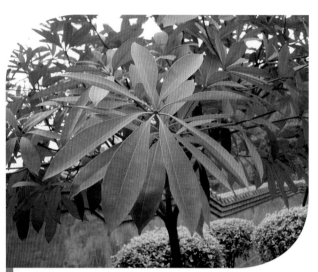

别名 | 灯台树、面条树、盆架树、鸭脚木、肥猪叶、大树理肺散、买担别。

形态特征 | 乔木。树皮灰白色，嫩枝绿色，具白色乳汁。叶3～13枚轮生，叶片长倒卵状长圆形、倒披针形或匙形，侧脉30～50对，几平行，在叶缘处联结。聚伞花序，顶生，多花；花冠高脚碟状，冠筒长6～10毫米，中部以上膨大。蓇葖果线形，2枚离生，细长如豆角状，长20～57厘米，直径2～5毫米。种子长圆形，红棕色，两端具缘毛。

分布及生境 | 分布于广西、云南、广东、湖南、台湾；尼泊尔、印度、斯里兰卡、缅甸、泰国、越南、柬埔寨、马来西亚、印度尼西亚、菲律宾和澳大利亚热带地区也有。生于低丘陵山地疏林中、路旁或水沟边。

功用 | 淡，平，有毒。消炎，化痰止咳，止痛。用于慢性支气管炎。外用于止血。

链珠藤

Alyxia sinensis Champ. ex Benth.

夹竹桃科 Apocynaceae

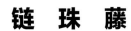
药用部分 / 全株

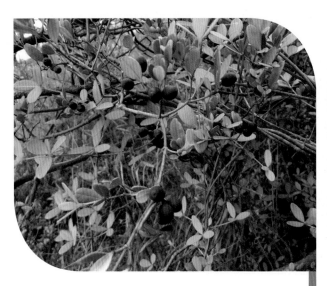

别名 | 鸡骨香、瓜子藤、阿利藤、过山香、满山香、春根藤。

形态特征 | 藤状灌木，具乳。单叶对生或3枚轮生，革质，通常圆形或卵圆形、倒卵形，顶端圆或微凹，长1.5~3.5厘米，宽8~20毫米，边缘反卷；侧脉不明显。聚伞花序，腋生或近顶生；花冠淡红色或白色。核果卵形，长约1厘米，直径0.5厘米，2~3颗组成链珠状。花期4—9月，果期5—11月。

分布及生境 | 分布于浙江、江西、福建、湖南、广东、广西、贵州等。生于矮林或灌丛中。

功用 | 辛、微苦，温。祛风活血，通经活络。用于风湿性关节炎，腰痛，跌打损伤，闭经。

长 春 花

Catharanthus roseus (L.) G. Don

夹竹桃科 Apocynaceae

药用部分 / 全草

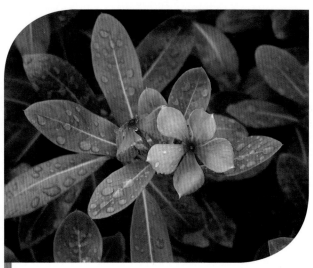

别名 | 四时春、日日新、雁来红、三万花、五色梅、日日春、四时花、红长春花。

形态特征 | 草本，有水液，全株无毛。单叶对生，膜质，倒卵状矩圆形，长3~4厘米，宽1.5~2.5厘米，顶端圆形。聚伞花序，顶生或腋生，具花2~3朵；花冠红色，高脚碟状，花冠裂片5，向左覆盖。蓇葖果2个，直立。种子无种毛，具颗粒状小瘤突起。

分布及生境 | 原产非洲东部。分布于西南、中南及华东等；现各热带和亚热带地区均有。

功用 | 苦，寒。有毒。凉血降压。用于高血压，水火烫伤。外用鲜叶和米少许，捣烂敷患处。用于白血病、淋巴肿瘤、肺癌、茸毛膜上皮癌和子宫癌等。

思 茅 山 橙

Melodinus cochinchinensis (Lour.) Merr.

夹竹桃科 Apocynaceae

药用部分 / **果实**

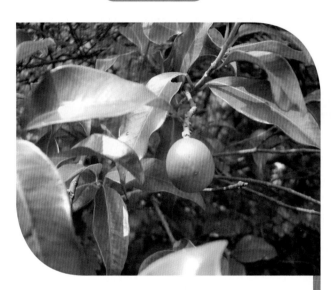

别名 | 山橙、马骝藤、马骝橙、猴子果、猢狲果。

形态特征 | 木质藤本。除花序稍被毛外，全部秃净。单叶对生，革质，卵形、矩圆形或略带披针形，长5~8厘米，两端均渐尖。聚伞花序，顶生；花白色，芳香。浆果圆球形，直径5~6厘米，熟时橙红色。花期5月，果期8月至翌年1月。

分布及生境 | 分布于广东、广西等。生于丘陵、山谷，攀缘树木或石壁上。

功用 | 苦，凉。有毒。止痛，化气。用于消化不良，疳积，睾丸炎，疝气腹痛。

夹 竹 桃

Nerium oleander L.

夹竹桃科 Apocynaceae

药用部分 / **叶、树皮**

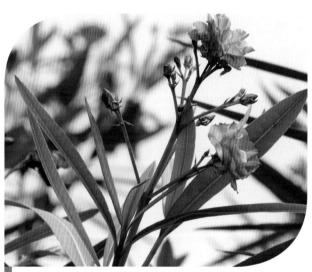

别名 | 红花夹竹桃、状元竹。

形态特征 | 常绿灌木，高达5米，无毛。叶3~4枚轮生，在枝条下部为对生，窄披针形，全绿，革质，长11~15厘米，宽2~2.5厘米。聚伞花序，顶生；花冠深红色，芳香，重瓣；副花冠鳞片状，顶端撕裂。蓇葖果矩圆形。花期6—10月，果期12月至翌年1月。

分布及生境 | 分布于我国各地，以南方各地为多；伊朗、印度、尼泊尔也有。现广植于世界热带地区。

功用 | 苦、涩，平，有大毒。强心，利尿，祛痰，发汗，催吐。用于心力衰竭，癫痫。外用于甲沟炎，斑秃，杀蝇。但毒性大，过量足以致死。

鸡 蛋 花

Plumeria rubra L. 'Acutifolia'

夹竹桃科 Apocynaceae

药用部分 / 花

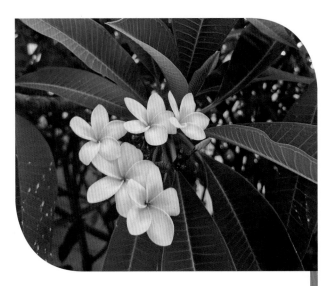

别名 │ 鸡旦花、缅栀子、番茉莉、缅栀、黄花、摵揶花、大季花。

形态特征 │ 落叶小乔木。枝条粗壮，带肉质，具丰富乳汁，绿色，无毛。叶厚纸质，长圆状倒披针形或长椭圆形，长20~40厘米，宽7~11厘米。聚伞花序，顶生；花冠外面白色，花冠筒外面及裂片外面左边略带淡红色斑纹，花冠内面黄色。蓇葖果双生，圆筒形。花期5—10月，果期7—12月。

分布及生境 │ 原产墨西哥。分布于广东、广西、云南、福建等；现亚洲热带及亚热带地区均有。

功用 │ 甘，凉。清热解毒，利湿，止咳。用于预防中暑，肠炎，细菌性痢疾，消化不良，疳积，传染性肝炎，支气管炎。

萝 芙 木

Rauvolfia verticillata (Lour.) Baill.

夹竹桃科 Apocynaceae

药用部分 / 根、叶

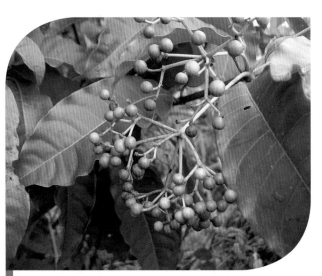

别名 │ 十八爪、羊屎木、鸡眼子、大样了哥王、假辣椒子、钮子菜。

形态特征 │ 常绿灌木。全株具乳汁。茎下部枝条有圆形淡黄色皮孔，上部枝条有棱。单叶对生或3~4叶轮生，长椭圆状披针形，全缘或微波状，长4~16厘米，宽1~3厘米。聚伞花序，顶生，花冠高脚碟形，白色。核果卵圆形或椭圆形，长约1厘米，宽约0.5厘米，成熟后紫黑色。花期3—12月，果期5月至翌年春季。

分布及生境 │ 分布于西南、华南及台湾等；越南也有。生于林边、丘陵地带的林中或溪边较潮湿的灌丛中。

功用 │ 苦，寒，有小毒。镇静，降压，活血止痛，清热解毒。用于高血压，头痛，眩晕，失眠，高热不退。外用于跌打损伤，毒蛇咬伤。

羊角拗

Strophanthus divaricatus (Lour.) Hook. et Arn.

夹竹桃科 Apocynaceae

药用部分 / 全株

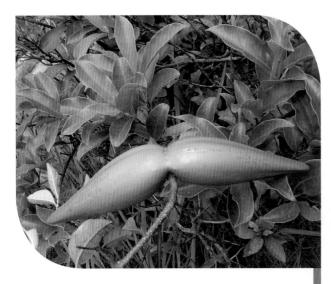

别名 | 羊角扭、牛头相答、打破碗、羊角崩。

形态特征 | 直立或攀缘状灌木，有白色乳汁。单叶对生，薄纸质，椭圆状长圆形或椭圆状长椭圆形或椭圆状矩圆形，长4～10厘米，宽1.5～5厘米。聚伞花序，顶生；花冠黄色，漏斗状，5裂，裂片先端延长成1长尾带，长达10厘米。蓇葖果叉生。花期3—4月，果期8—9月。

分布及生境 | 分布于贵州、云南、广西、广东和福建等；越南、老挝也有。生于丘陵、山地、路旁疏林中或山坡灌丛中。

功用 | 苦，寒，有大毒，忌内服。外用消肿拔毒，通络止痛。果毒力更大，不可轻易取用。用于风湿肿痛，小儿麻痹后遗症，疥癣，适量煎汤温洗。多发性脓肿，腱鞘炎，毒蛇咬伤，跌打损伤，粉末适量用酒水调煮温敷患处。农业上用作杀虫剂及毒鼠剂。羊角拗制剂可作浸苗和拌种用。

狗 牙 花

Tabernaemontana divaricata (L.) R. Brown ex Roem et Sch.

夹竹桃科 Apocynaceae

药用部分 / 根、叶

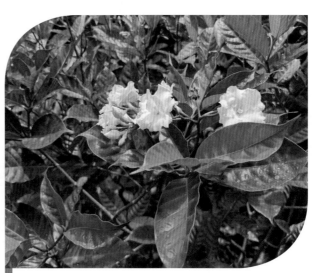

别名 | 白狗牙、豆腐花、狗癫木、狮子花、风沙门、海浪花树。

形态特征 | 灌木，除花萼被毛外，其余无毛。单叶对生，坚纸质，椭圆形或椭圆状矩圆形，长5.5～11.5厘米，宽1.5～3.5厘米，短渐尖，上面深绿色，下面淡绿色。聚伞花序，腋生，通常双生，具花6～10朵；花冠白色，重瓣，边缘有皱褶，长和宽约2厘米，花冠筒长达2厘米。蓇葖果极叉开或外弯，长2.5～7厘米。种子3～6，种子矩圆形，无种毛。花期4月。

分布及生境 | 分布于我国南部。生于林中、灌丛中。

功用 | 酸，凉。降血压，利水消肿，清热解毒。用于喉痛，骨折，高血压，疥疮，乳疮，狂犬咬伤，眼病。

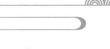

络　石

Trachelospermum jasminoides (Lindl.) Lem.

夹竹桃科 Apocynaceae

药用部分 / **藤、枝、叶**

别名｜白花藤、络石藤、鬼系腰、石薜荔。

形态特征｜常绿攀缘灌木。单叶对生，椭圆形或卵状披针形，长2～8厘米，宽1.5～4厘米，先端短尖或钝圆，基部阔楔形或圆形，全缘。聚伞花序，腋生；花白色，芳香。蓇葖果长圆柱形，长约15厘米，近于水平展开。花期4—5月，果期10月。

分布及生境｜分布于山东、安徽、江苏、浙江、福建、台湾、江西、河北、河南、湖北、湖南、广东、广西、云南、贵州、四川、陕西等；日本、朝鲜、越南也有。生于山野、溪边、路旁、林缘或杂木林中，常缠绕于树上或攀缘于墙壁上、岩石上。

功用｜微苦、涩，平。通筋络，利关节。用于跌打损伤，关节酸痛，产后腹痛，外伤出血。（全株植物的白色液汁有毒，对心脏有毒害作用。）

匙　羹　藤

Gymnema sylvestre (Retz.) Schult.

萝藦科 Asclepiadaceae

药用部分 / **茎叶、根**

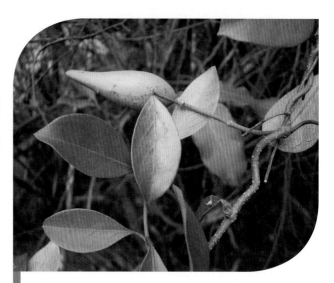

别名｜武靴藤、猪屎藤、羊角藤。

形态特征｜木质藤本，具乳汁。单叶对生，倒卵形或卵状长圆形，长3～8厘米，宽1.5～4厘米。聚伞花序伞形状，腋生；花小，绿白色。蓇葖果卵状披针形，长5～9厘米，基部宽2厘米，基部膨大，顶部渐尖，外果皮硬，无毛。种子卵圆形。花期5—9月，果期10月至翌年1月。

分布及生境｜分布于云南、广西、广东、福建、浙江和台湾等；印度、越南、印度尼西亚、澳大利亚及非洲热带地区也有。生于山坡林中或灌丛中。

功用｜微苦，凉，有小毒。消炎散结，消肿解毒，祛风止痛。用于风嗽多痰，瘰疬，痰核，腹股沟肿结，风毒流注，风湿性关节炎。孕妇忌服。

黄花夹竹桃

Thevetia peruviana (Pers.) K. Schum.

夹竹桃科 Apocynaceae

药用部分 / **果仁**

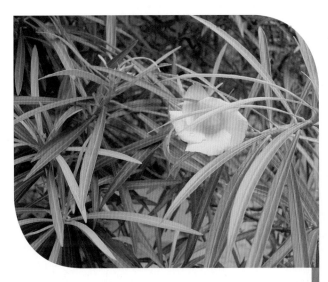

别名｜黄花状元竹、酒杯花、美国黄蝉、台湾柳、柳木子、相等子、大飞酸子。

形态特征｜常绿灌木，全株无毛，有乳汁。单叶互生，近革质，无柄，线形或线状披针形，两端长尖，长 10～15 厘米，宽 5～12 毫米，光亮，全缘，边稍背卷。聚伞花序，顶生，长 5～9 厘米；花萼绿色；花冠漏斗状，黄色，具香味。核果扁三角状球形，直径 2.5～4 厘米，内果皮木质。花期 5—12 月，果期 8 月至翌年春季。

分布及生境｜原产美洲热带地区。分布于台湾、福建、广东、广西和云南等；世界热带和亚热带地区均有。生于干热地区，路旁、池边、山坡疏林下。

功用｜辛、苦，温，有大毒。强心，利尿，消肿。用于各种心脏病引起的心力衰竭（对左心衰竭疗效较好），阵发性室上性心动过速，阵发性房颤。叶可灭蝇、蛆、孑孓。

夜 来 香

Telosma cordata (Burm. F.) Merr.

萝藦科 Asclepiadaceae

药用部分 / **叶、花、果**

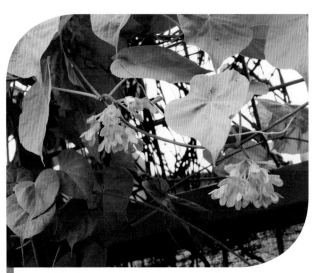

别名｜夜香花、夜兰香。

形态特征｜柔弱藤状灌木。小枝被柔毛，黄绿色，老枝灰褐色，渐无毛。单叶对生，膜质，卵状长圆形至宽卵形，长 6.5～9.5 厘米，宽 4～8 厘米，顶端短渐尖，基部心形。伞形状聚伞花序，腋生，着花达 30 朵；花芳香，夜间更盛；花冠黄绿色，高脚碟状。蓇葖果披针形，长 7～10 厘米，渐尖，外果皮厚，无毛。花期 5—8 月，极少结果。

分布及生境｜原产华南地区。现我国南方各省均有；亚洲热带和亚热带地区及欧洲、美洲也有。生于山坡灌丛中。

功用｜甘、淡，平，气芳香。清肝明目去翳，拔毒生肌。用于急、慢性结膜炎，角膜炎，角膜翳，麻疹性结膜炎。

娃 儿 藤

Tylophora ovata (Lindl.) Hook. ex Steud.

萝藦科 Asclepiadaceae

药用部分 / 根

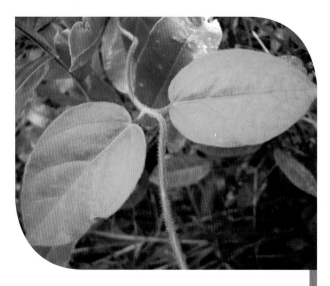

别名 | 七层楼、一见香、小尾伸根、三十六荡、老君须、藤老君须、白龙须。

形态特征 | 攀缘灌木。茎、叶柄、叶的两面、花序梗、花梗及花萼外面均被锈黄色柔毛。单叶对生，卵形，长2.5～6厘米，宽2～5.5厘米，顶端急尖，具细尖头，基部浅心形。聚伞花序伞房状，着花多朵；花小，淡黄色或黄绿色；花冠辐状；副花冠裂片卵形。蓇葖果双生，圆柱状披针形。种子卵形，顶端截形，具白色绢质种毛。花期4—8月，果期8—12月。

分布及生境 | 分布于云南、广西、广东、湖南和台湾；越南、老挝、缅甸、印度也有。生于山地灌丛中及山谷或向阳疏、密杂树林中。

功用 | 辛，微温，有毒。通经活血，消瘀止痛。用于跌打损伤，四肢麻痹，风湿病。

水 团 花

Adina pilulifera (Lam.) Franch. ex Drake

茜草科 Rubiaceae

药用部分 / 根、叶、花

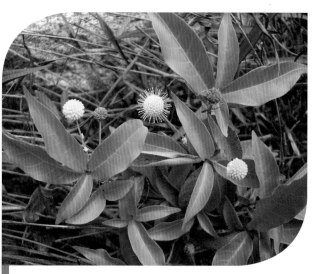

别名 | 水杨梅、假杨梅、金京、假马烟树。

形态特征 | 常绿灌木至小乔木。单叶对生，纸质，倒披针形或长圆状椭圆形，长4～12厘米，宽1.5～3厘米；托叶2裂，早落。头状花序，单生于叶腋，球形，直径（连花柱）约2厘米；花冠白色，长漏斗状。蒴果楔形，长约3毫米。种子多数，长圆形，两端有狭翅。花期7—8月，果期8—9月。

分布及生境 | 分布于长江以南各地；日本、越南也有。生于山谷疏林下或旷野路旁、溪边。

功用 | 微苦、涩，凉。清热解毒，散瘀止痛，止血生肌。用于感冒，腮腺炎，咽喉痛，跌打损伤，创伤出血，湿疹，疖肿，骨折，菌痢。

栀　子

Gardenia jasminoides Ellis

茜草科 Rubiaceae

药用部分 / 根、叶、花、果

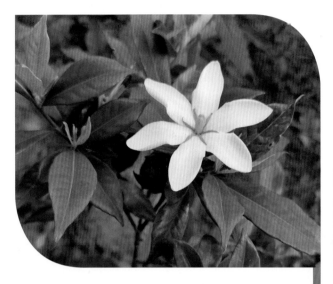

别名｜黄栀子、枝子、山枝子、山黄枝、水黄枝、山蝉卜。

形态特征｜常绿灌木。单叶对生，少为3枚轮生，革质，稀为纸质，通常为长圆状披针形、倒卵状长圆形、倒卵形或椭圆形；托叶膜质。花芳香，通常单朵生于枝顶；花冠白色或乳黄色，高脚碟状。果卵形、近球形、椭圆形或长圆形，黄色或橙红色，有翅状纵棱5～9条，顶部的宿存萼片长达4厘米。花期3—7月，果期5月至翌年2月。

分布及生境｜分布于山东、江苏、安徽、浙江、江西、福建、台湾、湖北、湖南、广东、香港、广西、海南、四川等；日本、朝鲜、越南、老挝、柬埔寨等也有。生于旷野、丘陵、山谷、山坡、溪边的灌丛或林中。

功用｜苦，寒。清热解毒，凉血泻火。用于黄疸性肝炎，蚕豆黄，感冒发热，菌痢，肾炎水肿，鼻衄，口舌生疮，乳腺炎，疮疡肿毒，扭伤。

伞房花耳草

Hedyotis corymbosa (L.) Lam.

茜草科 Rubiaceae

药用部分 / 全草

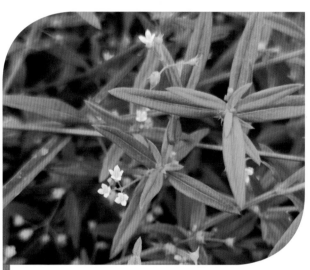

别名｜水线草、细号蛇舌草、田蛇舌草、小号金石榴、金石榴。

形态特征｜一年生草本。茎及枝四棱柱形，分枝多，直立或蔓生。单叶对生，近无柄，膜质，线形，两面略粗糙，中脉在叶面下陷，托叶膜质，鞘状。花序腋生，伞房花序式排列，具花2～4朵，总花梗纤细如丝，花冠白色或粉红色。蒴果膜质球形。花期7—9月，果期9—10月。

分布及生境｜分布于广东、广西、海南、福建、浙江、贵州和四川等；亚洲热带地区、非洲和美洲等也有。生于水田和田埂或湿润的草地上。

功用｜苦，寒。清热解毒。用于疟疾，肠痈，肿毒，烫伤。

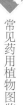
白花蛇舌草

Hedyotis diffusa Willd.

茜草科 Rubiaceae

药用部分 / **全草**

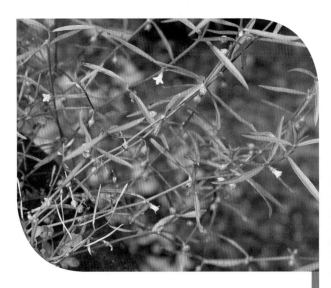

别名 | 蛇舌草、软枝蛇舌草、蛇舌癀、蛇针草、蛇仔草、蛇脷草、二叶葎。

形态特征 | 一年生草本。茎纤弱，略带方形或圆柱形，秃净无毛。单叶对生，具短柄或无柄；叶片线形至线状披针形，长1～3.5厘米，宽1～3毫米，革质；托叶膜质，基部合生成鞘状。花单生或2朵生于叶腋，无柄或近于无柄；花冠漏斗形，白色。蒴果扁球形，直径2～3毫米。花期7—9月，果期8—10月。

分布及生境 | 分布于广东、香港、广西、海南、安徽、云南等；亚洲热带地区及尼泊尔、日本也有。生于水田、田埂和湿润的旷地。

功用 | 甘、微苦、辛，寒。清热解毒，凉血，利尿，消炎止痛。用于急性阑尾炎，肠伤寒，肠炎，感冒，急性咽喉炎，肺热咳嗽，牙龈肿痛，毒蛇咬伤，跌打肿痛，疮疡肿毒，瘰疬。亦可配伍用于肝炎，肝硬化，肾炎，高血压，癌肿。

龙 船 花

Ixora chinensis Lam.

茜草科 Rubiaceae

药用部分 / **根、花**

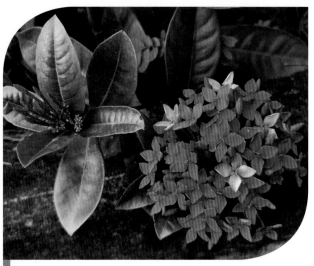

别名 | 五月红、红樱树、山丹、百日红、映山红、山灯花、山红花根。

形态特征 | 常绿灌木。单叶对生，薄革质，椭圆形或倒卵形，长7.5～13厘米，宽3～3.5厘米，全缘，主脉两面凸出；托叶生于两叶柄间，抱茎。聚伞花序，顶生，密聚成伞房状；萼宿存，深红色；花冠高脚盆状，略带肉质，红色，裂片4，近圆形。浆果近圆形，成熟时黑红色。花期全年。

分布及生境 | 分布于福建、广东、香港、广西；越南、菲律宾、马来西亚、印度尼西亚等热带地区也有。生于山地灌丛中和疏林下。

功用 | 微苦、涩，凉。降肝火，凉血止血，润肺止咳。用于肺燥咳嗽，咳血，痈疮疖肿，牙痛，胃痛，跌打损伤，风湿肿痛，久痢，闭经。

巴戟天

Morinda officinalis How

茜草科 Rubiaceae

药用部分 / 肉质根

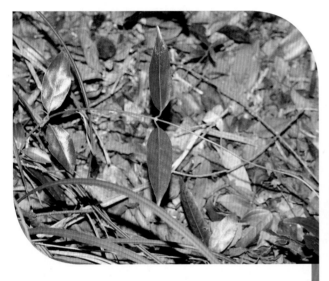

别名 | 巴戟、鸡肠风、黑藤钻、兔仔肠、三角藤、糠藤。

形态特征 | 藤本。肉质根不定位肠状缢缩；嫩枝被长短不一粗毛。单叶对生，薄或稍厚，纸质，长圆形、卵状长圆形或倒卵状长圆形，全缘。花序3～7伞形排列于枝顶；头状花序，具花4～10朵；花冠白色，近钟状，稍肉质。聚花核果由多花或单花发育而成，熟时红色，扁球形或近球形。花期5—7月，果熟期10—11月。

分布及生境 | 分布于福建、广东、海南、广西等；中南半岛也有。生于山地疏、密林下和灌丛中，常攀于灌木或树干上。

功用 | 辛、甘，微温。健脾，补肾壮阳，强筋骨，祛风湿。用于肾虚腰膝无力，痿痹瘫痪，风湿骨痛，神经衰弱，阳痿，遗精，早泄，失眠，妇女不孕。

玉叶金花

Mussaenda pubescens W. T. Aiton

茜草科 Rubiaceae

药用部分 / 全株

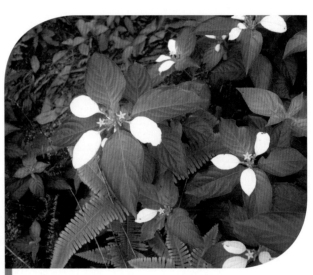

别名 | 白纸扇、山甘草、蝴蝶藤、山甘茶、水甘茶、白蝶藤、野白纸扇。

形态特征 | 攀缘灌木。单叶对生或轮生，膜质或薄纸质，卵状长圆形或卵状披针形，长5～8厘米，宽2～2.5厘米，顶端渐尖，基部楔形；托叶三角形，深2裂，裂片钻形。聚伞花序，顶生；花叶阔椭圆形，长2.5～5厘米，宽2～3.5厘米，有纵脉5～7条；花冠黄色，花冠管长约2厘米。浆果近球形，长8～10毫米，直径6～7.5毫米，顶部有萼檐脱落后的环状疤痕。花期6—7月。

分布及生境 | 分布于广东、香港、海南、广西、福建、湖南、江西、浙江和台湾。生于灌丛、溪谷、山坡或村旁。

功用 | 甘、淡，凉。清热解暑，凉血解毒。用于暑天感冒，扁桃体炎，肺热咳嗽，口腔炎，肠炎，肾炎水肿，毒蛇咬伤，大茶药中毒，湿疹。

日本蛇根草

Ophiorrhiza japonica Bl.

茜草科 Rubiaceae

药用部分 / **全草**

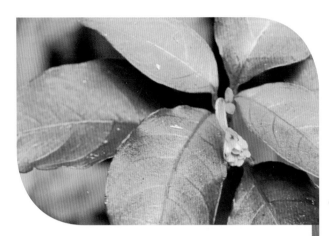

别名 蛇根草、血和散、雪里梅、四季花。

形态特征 多年生草本，高10～30厘米，全体常呈紫绿色。茎基部匍匐，节上生不定根，分枝少，斜上。叶对生，狭卵形、卵形或长椭圆状卵形，长2.5～8厘米，顶端钝或钝尖，基部宽楔形至圆形，有时歪斜，全缘，两面无毛或上面有稀疏短柔毛，下面脉上被微柔毛，侧脉每边7～10条；叶柄长1～3厘米，细弱，托叶短小，早落。聚伞花序，顶生，二歧分枝，分枝短，具花5～10朵；花冠白色或淡红色，筒状漏斗形，长达17毫米，稍具脉，裂片5，开展，内面被微柔毛；雄蕊5，着生于喉部以下；花盘环状；子房下位，2室，胚珠多数，柱头2裂。蒴果僧帽形，长约4毫米，上端宽约10毫米。种子小，椭圆形。

分布及生境 分布于陕西、四川、湖北、湖南、安徽、江西、浙江、福建、台湾、贵州、云南、广西、广东；日本、越南也有。生于常绿阔叶林下的沟谷肥沃土壤中。

功用 甘、淡，平。止渴祛痰，活血调经。用于肺结核咯血，气管炎，月经不调；外用于扭挫伤。

鸡 矢 藤

Paederia foetida L.

茜草科 Rubiaceae

药用部分 / **根、藤、叶**

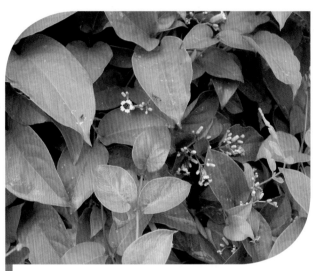

别名 女青、鸡屎藤、臭鸡屎藤。

形态特征 藤状灌木。单叶对生，膜质，卵形或披针形，长5～10厘米，宽2～4厘米，叶上面无毛，在下面脉上被微毛；托叶卵状披针形。圆锥花序，腋生或顶生；花冠紫蓝色。果阔椭圆形，压扁，长和宽6～8毫米，顶部冠以圆锥形的花盘和微小宿存的萼檐裂片。花期5—6月。

分布及生境 分布于福建、广东等；越南、印度也有。生于低海拔的疏林内。

功用 甘、微苦，平。祛风利湿，消食化积，止咳，止痛。用于肺结核咯血，气管炎，百日咳，溺血，痔疮出血，痢疾，热滞腹痛，咽喉炎，扁桃体炎，疳积，牙龈肿痛，赤眼，风湿痛，水火烫伤，疖肿。

九　节

Psychotria asiatica Wall.

茜草科 Rubiaceae

药用部分 / 根、枝、叶

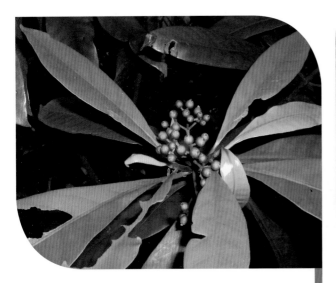

别名 | 山大颜、山大刀、暗山谷、大丹叶、饭筒树、吹筒树。

形态特征 | 常绿灌木。单叶对生，纸质，矩圆形、椭圆状矩圆形或倒披针状矩圆形。聚伞花序，通常顶生；花小，白色，有短梗；花冠筒长2～3毫米。核果近球状至宽椭圆状，长5～7毫米，红色。花期秋季。

分布及生境 | 分布于浙江、福建、台湾、湖南、广东、香港、海南、广西、贵州、云南；日本、越南、老挝、柬埔寨、马来西亚、印度等也有。生于平地、丘陵、山坡、山谷溪边的灌丛或林中。

功用 | 苦，寒。清热解毒，消肿拔毒，止痒，收敛，生肌。用于白喉，喉痛，胃痛，痢疾，青竹蛇咬伤，多发性疖肿，牙龈炎，外伤出血，跌打肿痛，臁疮，子宫脱垂感染，痔疮。

蔓 九 节

Psychotria serpens L.

茜草科 Rubiaceae

药用部分 / 全株

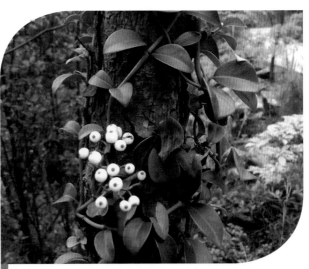

别名 | 匍匐九节、上树龙、崧筋藤、蜈蚣藤、穿根藤、风不动藤、擒壁龙。

形态特征 | 多分枝、攀缘或匍匐藤本，常以气根攀附于树干或岩石上，长可达6米或更长。单叶对生，纸质或革质，叶变化大，年幼植株的叶多呈卵形或倒卵形，年老植株的叶多呈椭圆形、披针形、倒披针形或倒卵状长圆形，全缘而有时稍反卷。聚伞花序，顶生，常三歧分枝，圆锥状或伞房状；花冠白色。浆果状核果球形或椭圆形，具纵棱，常呈白色。花期4—6月，果期全年。

分布及生境 | 分布于浙江、福建、台湾、广东、香港、海南、广西；日本、朝鲜、越南、柬埔寨、泰国也有。生于平地、丘陵、山地、山谷水旁的灌丛或林中。

功用 | 苦，辛，微温。舒筋活络，壮筋骨，祛风止痛，凉血消肿；用于风湿痹痛，坐骨神经痛，痈疮肿毒，咽喉肿痛。

忍 冬

Lonicera japonica Thunb.

忍冬科 Caprifoliaceae

药用部分 / 花蕾、花、藤

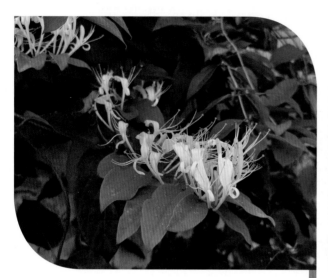

别名 | 金银花、老翁须、银藤、金银藤。

形态特征 | 攀缘灌木。幼茎密生柔毛和腺毛。单叶对生，宽披针形至卵状椭圆形，幼时两面有毛，后上面无毛。总花梗单生于上部叶腋；苞片叶状，长达2厘米；花冠长3～4厘米，先白色略带紫色后转黄色，芳香，外面有柔毛和腺毛，唇形，上唇具4裂片而直立，下唇反转。浆果球形，黑色。花期4—6月（秋季亦常开花），果熟期10—11月。

分布及生境 | 除黑龙江、内蒙古、宁夏、青海、新疆、海南和西藏外，我国各地均有分布；日本、朝鲜及北美洲也有。生于山坡灌丛或疏林中、乱石堆、路旁及村庄篱笆边。

功用 | 甘、微苦，寒。花蕾、花清热解毒，抗菌消炎。藤用于风湿骨痛。

接 骨 草

Sambucus javanica Bl.

忍冬科 Caprifoliaceae

药用部分 / 根、茎、叶

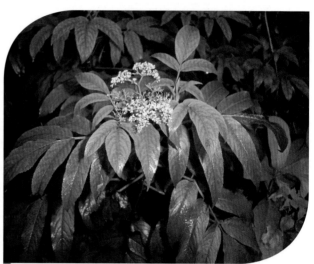

别名 | 陆英、游民草、尖尾青、走马风、马龙符、七星剑、金桃叶、蒴藋。

形态特征 | 高大草本至半灌木。一回单数羽状复叶对生；小叶5～9，无柄至具短柄，披针形，边具锯齿。大型复伞房状花序，顶生；花小，白色；花冠辐状。浆果状核果近球形，直径3～4毫米，红色。核2～3颗，卵形，长2～2.5毫米，表面有小瘤状突起。花期秋季。

分布及生境 | 分布于陕西、甘肃、江苏、安徽、浙江、江西、福建、台湾、河南、湖北、湖南、广东、广西、四川、贵州、云南、西藏等；日本也有。生于山坡、林下、沟边和草丛中。

功用 | 甘淡、微苦，平。祛风消肿，舒筋活络，行气止痛。用于风湿性关节炎，手脚麻痹，脚气病，带下，跌打损伤，肾炎水肿，风疹瘙痒。

珊 瑚 树

Viburnum odoratissimum Ker.-Gawl.

忍冬科 Caprifoliaccac

药用部分 / **叶、树皮、根**

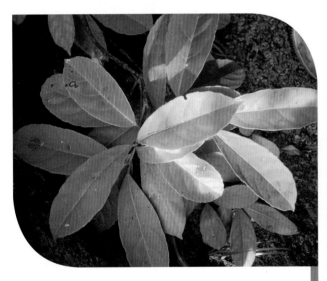

别名｜沙糖木、旱禾树、旱禾仔、猪血树、沙掌树。

形态特征｜常绿乔木。单叶对生，革质，椭圆形至椭圆状矩圆形，全缘或不规则浅波状钝齿，侧脉4～5对。圆锥花序广金字塔形，长5～10厘米；花芳香；花冠白色，辐状。核果卵状矩圆形，先红后黑。花期4—5月（有时不定期开花），果熟期7—9月。

分布及生境｜分布于福建、湖南、广东、海南和广西；印度、缅甸、泰国、越南也有。生于山谷密林中溪涧旁荫蔽处、疏林向阳地或平地灌丛中。

功用｜辛，温。清热祛湿，通经活络，拔毒生肌。用于感冒，风湿，跌打肿痛，骨折。

常 绿 荚 蒾

Viburnum sempervirens K. Koch

忍冬科 Caprifoliaceae

药用部分 / **叶**

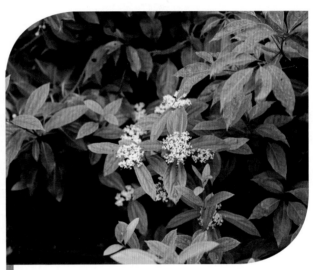

别名｜坚荚树、坚荚蒾。

形态特征｜常绿灌木。单叶对生，革质，干后上面变黑色至黑褐色或灰黑色，椭圆形至椭圆状卵形，较少宽卵形，有时矩圆形或倒披针形，全缘或上部至近顶部具少数浅齿。复伞形式聚伞花序，顶生，花生于第三至第四级辐射枝上；花冠白色，辐状。果实红色，卵圆形，长约8毫米。花期5月，果熟期10—12月。

分布及生境｜分布于广东、广西和江西。生于山谷密林或疏林中、溪涧旁或丘陵地灌丛中。

功用｜苦，寒。活血散瘀，续伤止痛。用于跌打损伤，瘀血肿痛。

金 纽 扣

Acmella paniculata R. K. Jansen

菊科 Compositae

药用部分 / **全草**

別名│散血草、小铜锤、天文草、遍地红、黄花草、过海龙、雨伞草。

形态特征│一年生草本。单叶对生，卵状披针形，顶端钝渐尖，基部楔形，边缘有钝锯齿或近全缘，基部脉3条。头状花序，卵形，1～3个顶生，总花梗长1～5厘米或更长；总苞片2层，卵形；托片包围小花；花异形，黄色；舌片小。瘦果倒卵形，边缘具睫毛；冠毛有时具2～3芒。花果期4—11月。

分布及生境│分布于云南、广东、广西和台湾；印度、锡金、尼泊尔、缅甸、泰国、越南、老挝、柬埔寨、印度尼西亚、马来西亚、日本也有。生于田边、沟边、荒地、路旁及林缘。

功用│微苦，凉，有小毒。散结解毒，消肿止痛。用于疟疾，暑天腹泻，毒蛇咬伤，狗咬伤，疮疖肿毒，瘰疬，龋齿痛。

藿 香 蓟

Ageratum conyzoides L.

菊科 Compositae

药用部分 / **全草**

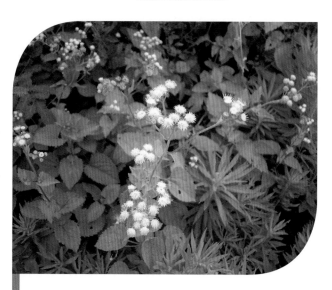

別名│胜红蓟、白花草、毛麝香、臭炉草、白花臭草、咸虾花。

形态特征│一年生草本。茎被白色多节长柔毛，幼茎、幼叶及花梗上的毛较密。单叶对生，卵形或菱状卵形，两面被稀疏的白色长柔毛，边缘有钝圆锯齿。头状花序，在茎或分枝顶端排成伞房花序；花淡紫色或浅蓝色。瘦果黑褐色。花果期全年。

分布及生境│原产中南美洲、非洲等。分布于广东、广西、云南、贵州、四川、江西、福建等地。生于山谷、山坡林下或林缘、河边或山坡草地、田边或荒地上。

功用│微苦，凉，微有异臭。清热解毒，消肿止血。用于感冒发热，外伤出血，疮疖，湿疹。绞汁滴耳，可治中耳炎。

牡　蒿

Artemisia japonica Thunb.

菊科 Compositae

药用部分 / **全草**

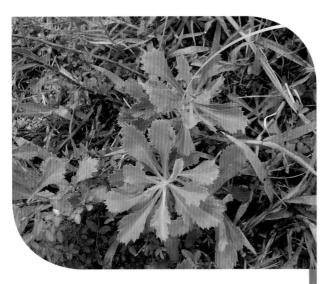

别名 │ 齐头蒿、野塘蒿、土柴胡。

形态特征 │ 多年生草本。单叶互生；茎中部以下的叶先端羽状3裂，中间裂片较宽；中部以上的叶线形，全缘；叶两面绿色，无毛。头状花序，排列成圆锥花序状，每一头状花序球形，花冠管状。瘦果椭圆形，无毛。花期9—10月。

分布及生境 │ 分布于安徽、浙江、江西、福建、台湾、河南、湖北、湖南、广东、广西、四川、贵州、云南和西藏等；日本、朝鲜、阿富汗、印度、不丹、尼泊尔、锡金、泰国、缅甸、菲律宾也有。生于林缘、林中空地、疏林下、旷野、灌丛、丘陵、山坡、路旁等。

功用 │ 淡，平，气香。祛风解暑，行气散瘀，降血压。用于感冒，伤暑，疟疾，高血压，跌打损伤，腰痛，关节炎。

马　兰

Aster indicus L.

菊科 Compositae

药用部分 / **全草**

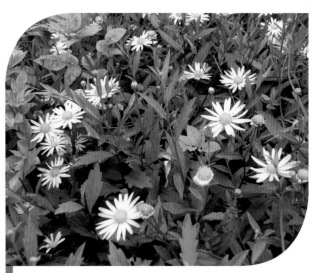

别名 │ 鱼鳅串、泥鳅串、鸡儿肠、田边菊、路边菊、山菊、脾草、伤脾草。

形态特征 │ 多年生草本。基部叶在花期枯萎；茎部叶倒披针形或倒卵状矩圆形，顶端钝或尖，基部渐狭成具翅的长柄，边缘从中部以上具有小尖头的钝或尖齿或有羽状裂片；上部叶小，全缘，基部急狭无柄。头状花序，单生于枝端并排列成疏伞房状；花托圆锥形；舌状花1层；舌片浅紫色。瘦果倒卵状矩圆形，极扁，褐色；冠毛不等长。花期5—9月，果期8—10月。

分布及生境 │ 分布于我国西部、中部、南部、东部各地区；朝鲜、日本、印度及中南半岛也有。生于林缘、草丛、溪岸、路旁。

功用 │ 微苦、辛，凉。疏风解热，健胃祛湿。用于感冒，消化不良，慢性肠炎，胃痛，慢性肝炎，月经不调，疳积。

鬼 针 草

Bidens pilosa L.

菊科 Compositae

药用部分 / 全草

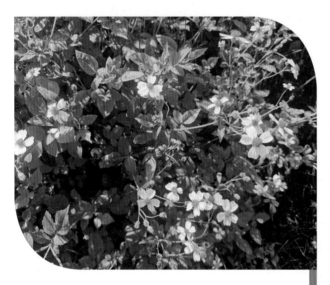

别名 | 白花鬼针草、三叶鬼针草、铁包针、狼把草。

形态特征 | 一年生草本。茎四棱形。茎下部叶较小，3裂或不分裂，通常在开花前枯萎，中部叶具长1.5～5厘米无翅的柄，三出，小叶3，很少为具5～7小叶的羽状复叶，两侧小叶椭圆形或卵状椭圆形，边缘有锯齿；上部叶小，3裂或不分裂，条状披针形。头状花序；苞片条状匙形。舌状花白色，先端钝或有缺刻。瘦果黑色，条形，具棱，上部具稀疏瘤状突起及刚毛，顶端芒刺3～4枚。花期春季。

分布及生境 | 分布于华东、华中、华南、西南等地区；广布于亚洲和美洲的热带和亚热带地区。生于路边、村旁及荒地中。

功用 | 甘、微苦，平。清热解毒，利湿退黄。用于感冒发热，风湿痹痛，湿热黄疸，痈肿疮疖。

石 胡 荽

Centipeda minima (L.) A. Br. et Aschers.

菊科 Compositae

药用部分 / 全草

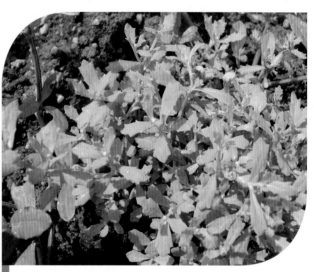

别名 | 鹅不食草、球子草、地胡椒。

形态特征 | 一年生小草本。茎匍匐状。单叶互生，楔状倒披针形，顶端钝，基部楔形，边缘有少数锯齿。头状花序扁球形，单生于叶腋，无花序梗或极短；总苞片2层，椭圆状披针形，绿色，边缘透明膜质；边缘花雌性，花冠细管状，淡绿黄色；盘花两性，花冠管状，淡紫红色。瘦果椭圆形，具4棱。花果期6—10月。

分布及生境 | 分布于东北、华北、华中、华东、华南、西南；朝鲜、日本、印度、马来西亚及大洋洲也有。生于路旁、荒野阴湿地。

功用 | 辛，温，气香。通窍，消肿，散瘀。用于疟疾，百日咳，痞积，感冒，风湿痹痛，跌打损伤，骨折。

夜香牛

Cyanthillium cinereum (L.) H. Rob.

菊科 Compositae

药用部分 / **全草**

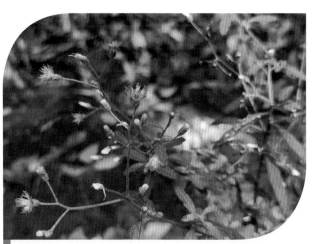

别名 | 消山虎、紫花地丁、一枝香、枝香草、伤寒草。

形态特征 | 一年生草本，高20～80厘米。茎直立，柔弱，少分枝，稍被毛。叶互生，具柄，披针形至卵形或倒卵形，长2～6厘米，宽1～3厘米，先端钝或短尖，边缘有浅齿，基部狭楔尖，下延至叶柄，两面疏被毛；近枝端的叶较狭而小。头状花序，长约7毫米，宽约2.5毫米，排列成疏散的伞房花序；总苞片数列，锐尖，最外列较短；全部管状花，两性，约20朵，淡紫红色，花冠长于苞片2倍，先端5裂。瘦果圆柱形，长约2毫米，有线条，被毛，冠毛白色，多数。花期全年。

分布及生境 | 分布于浙江、江西、福建、台湾、湖北、湖南、广东、广西、云南和四川等；印度、越南、老挝、柬埔寨、日本、印度尼西亚及非洲也有。生于山坡旷野、荒地、田边、路旁。

功用 | 苦、微甘，凉。疏风散热，凉血解毒，安神。用于感冒发热，咳嗽，痢疾，黄疸性肝炎，神经衰弱。

野 菊

Chrysanthemum indicum L.

菊科 Compositae

药用部分 / **全草**

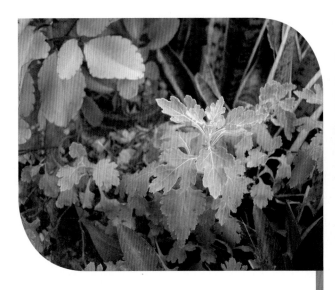

别名 | 山黄菊、土甘菊、野菊花。

形态特征 | 多年生草本。茎基部常匍匐，上部多分枝。单叶互生，卵状三角形或卵状椭圆形，羽状分裂，裂片边缘有锯齿，两面有毛，下面较密。头状花序排成聚伞状；总苞半球形，总苞片4层；花小，黄色，边缘舌状，先端3浅裂，雌性；中央为管状花，先端5裂，两性。花期9—11月，果期10—11月。

分布及生境 | 分布于东北、华北、华中、华南和西南；印度、日本、朝鲜、俄罗斯也有。生于山坡草地、灌丛、河边湿地、滨海盐渍地、田边及路旁。

功用 | 辛、苦、甘，凉，气香。疏风清热，凉血，解毒，降压。

鳢　肠

Eclipta prostrata (L.) L.

菊科 Compositae

药用部分 / **全草**

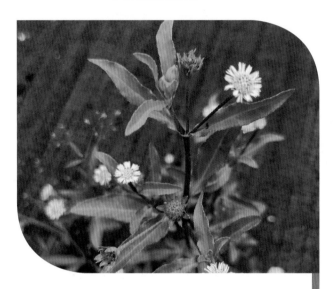

别名｜旱莲草、墨菜、墨旱莲、白花蟛蜞菊、白花蟛蜞草、乌墨草。

形态特征｜一年生草本。茎被贴生糙毛。单叶对生，长圆状披针形或披针形，无柄或有极短的柄，边缘有细锯齿或有时仅波状，两面被密硬糙毛。头状花序；总苞片绿色；外围的雌花2层，舌状；中央的两性花多数，花冠管状，白色。瘦果暗褐色，雌花的瘦果三棱形，两性花的瘦果扁四棱形。花期6—9月。

分布及生境｜分布于我国各地；世界热带及亚热带地区也有。生于河边，田边或路旁。

功用｜甘、酸，凉。清热，滋阴，凉血止血。用于肺结核咳嗽，胃肠出血，尿血，牙龈出血，鼻出血，感冒，肝炎，结膜炎，百日咳，疮疖肿毒，漆过敏，外伤出血。

地　胆　草

Elephantopus scaber L.

菊科 Compositae

药用部分 / **全草**

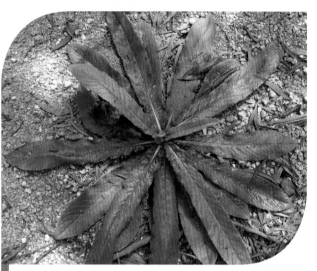

别名｜毛连菜、地胆头、苦地胆、土公英、药丸草、地斩头。

形态特征｜一年生草本。茎密被白色贴生长硬毛。基生叶丛生，叶片匙形或长圆状倒披针形，长12～17厘米，边缘稍有钝锯齿；茎生叶少，极小。头状花序多数，在茎或枝端束生团球状的复头状花序；总苞片绿色或上端紫红色；花淡紫色或粉红色。瘦果长圆状线形，具棱。花期7—11月。

分布及生境｜分布于浙江、江西、福建、台湾、湖南、广东、广西、贵州和云南等；美洲、亚洲、非洲各热带地区均有。常生于开旷山坡、路旁或山谷林缘。

功用｜苦、微辛，凉。祛风，清热凉血，消肿解毒。用于感冒，伤暑腹痛，咽喉炎，结膜炎，疖肿，湿疹。

白花地胆草

Elephantopus tomentosus L.

菊科 Compositae

药用部分 / 全草

别名│苦地胆、白花地胆头、白花药丸草、白花老鸦头。

形态特征│一年生草本。茎多分枝，被白色开展的长柔毛。叶散生于茎上，基部叶在花期常凋萎；下部叶长圆状倒卵形，顶端尖，基部渐狭成具翅的柄；上部叶椭圆形或长圆状椭圆形，近无柄或具短柄；最上部叶极小，全部叶具有小尖的锯齿，稀近全缘。头状花序，12～20个在茎枝顶端密集成团球状复头状花序；总苞片绿色，或有时顶端紫红色；花冠白色，漏斗状。瘦果长圆状线形，具10条肋，被短柔毛。花期8月至翌年5月。

分布及生境│分布于福建、台湾和广东沿海地区；世界各热带地区也有。生于山坡旷野、路边或灌丛中。

功用│苦、辛，平。祛风，行气止痛。用于产后风痛，痛经，喉痛，麻疹。

一 点 红

Emilia sonchifolia (L.) DC.

菊科 Compositae

药用部分 / 全草

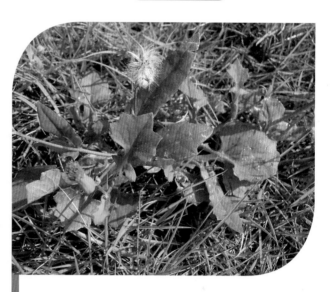

别名│羊蹄草、叶下红、紫背草、红背叶。

形态特征│一年生草本。基部叶倒卵形或倒卵状长圆形，顶端钝，基部渐狭成长柄，全缘或具疏齿；中部茎叶长圆形或线状长圆形，顶端钝或尖，无柄，抱茎，箭形或具宽耳，边缘具波状齿，上面绿色，下面有时紫色；上部叶线状披针形。头状花序，在茎枝端排列成疏伞房状；小花花冠红色或紫红色。瘦果圆柱形；冠毛丰富，白色，细软。花果期5—10月。

分布及生境│分布于云南、贵州、广东、广西、浙江、福建；印度至中南半岛也有。生于山坡路旁、疏林或林中潮湿处。

功用│苦、淡，凉。清热解毒，凉血消肿，拔毒生肌。用于菌痢，急性肠炎，泌尿系感染，结膜炎，咽喉肿痛，跌打肿痛，疮肿痈疽，乳腺炎，皮炎，湿疹。

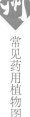
白 子 菜

Gynura divaricata (L.) DC.

菊科 Compositae

药用部分 / **全草**

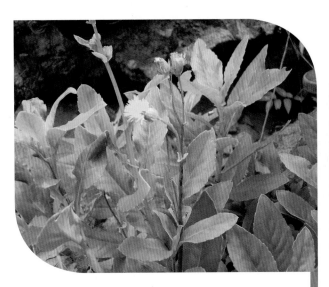

别名 | 白背土三七、白东枫、土生地。

形态特征 | 多年生草本。单叶互生，质厚，通常集中于下部，具柄或近无柄；叶卵形，椭圆形或倒披针形，顶端钝或急尖，基部楔状狭或下延成叶柄，近截形或微心形，边缘具粗齿，有时提琴状裂，稀全缘，上面绿色，下面带紫色；上部叶渐小，苞叶状，狭披针形或线形，羽状浅裂。头状花序，通常2～5个在茎或枝端排成疏伞房状圆锥花序，常呈叉状分枝；小花橙黄色，有香气。瘦果圆柱形。花果期8—10月。

分布及生境 | 分布于广东、海南、香港、云南；越南也有。常生于山坡草地、荒坡和田边潮湿处。

功用 | 淡、甘，寒。清热解毒，凉血止血，消炎退肿。用于急性结膜炎，高热，疖肿疮疡，外伤出血，水火烫伤，枪伤伤口发炎。

千 里 光

Senecio scandens Buch.-Ham. ex D. Don

菊科 Compositae

药用部分 / **全草**

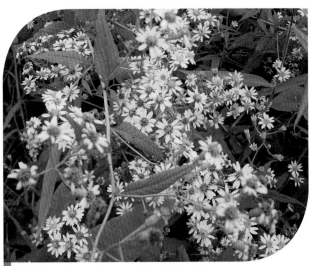

别名 | 九里明、千里及、金花草、金素英。

形态特征 | 多年生草本。单叶互生，卵状三角形或椭圆状披针形，长4～12厘米，宽2～6厘米，先端渐尖，基部楔形至截形，边缘有不规则缺刻状齿裂或微波状或近全缘，两面疏被细毛。头状花序，顶生，排成伞房状；总苞筒形，总苞片1层；花黄色，舌状花雌性，管状花两性。瘦果圆柱形，有纵沟，被短毛，冠毛白色。花果期秋、冬季至翌年春季。

分布及生境 | 分布于湖北、四川、贵州、云南、安徽、浙江、江西、福建、湖南、广东、广西、台湾等；印度、尼泊尔、菲律宾和日本也有。生于森林、灌丛中，攀缘于灌木、岩石上或溪边。

功用 | 苦、微辛，凉。清热，明目，祛湿，止痒。用于急性结膜炎，痈疮疖肿，湿疹，皮炎，痔疮，痢疾，肠炎。

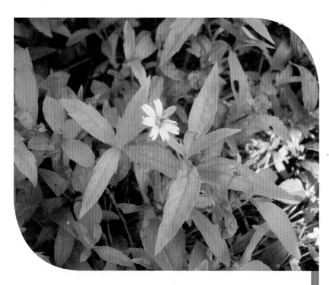

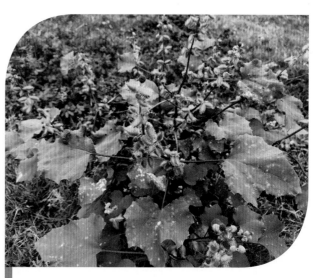

蟛蜞菊

Sphagneticola calendulacea (L.) Pruski

菊科 Compositae

药用部分 / **全草**

别名 | 黄花蟛蜞菊、黄花墨菜。

形态特征 | 多年生草本。匍匐状，被短而压紧的毛。单叶对生，矩圆状披针形，先端短尖或钝，基部狭而近无柄，边近全缘或有锯齿，主脉3条。头状花序，腋生或顶生，花序直径约1.8厘米；总苞片2列，披针形或矩圆形；花托扁平；边缘舌状花1列，雌花黄色，10～12朵；中央管状花，两性，先端5裂齿。瘦果扁平，无冠毛。花期夏季。

分布及生境 | 分布于我国东北、东部、南部及其沿海岛屿；印度、印度尼西亚、菲律宾、日本及中南半岛也有。生于路旁、田边、沟边或湿润草地上。

功用 | 甘、微酸，凉。清热解毒，化痰止咳，凉血平肝。用于预防麻疹，感冒发热，白喉，咽喉炎，扁桃体炎，支气管炎，肺炎，百日咳，咯血，高血压。

苍 耳

Xanthium strumarium L.

菊科 Compositae

药用部分 / **全草**

别名 | 虱麻头、痴头婆、羊大归、虱母头、羊带归、苍耳子、白痴头婆。

形态特征 | 一年生草本。茎上部有纵沟，被灰白色糙伏毛。单叶互生，三角状卵形或心形，近全缘，或有3～5不明显浅裂，顶端尖或钝，基部稍心形或截形，与叶柄连接处成相等的楔形，边缘有不规则的粗锯齿，基出脉3条。雄性的头状花序球形，有多数雄花，花冠钟形；雌性的头状花序椭圆形。瘦果2，倒卵形。花期7—8月，果期9—10月。

分布及生境 | 分布于东北、华北、华东、华南、西北及西南；俄罗斯、伊朗、印度、朝鲜和日本也有。生于平原、丘陵、低山、荒野路边、田边。

功用 | 微苦、辛，微温，气香，有小毒。祛风止痛，消炎解毒。用于感冒，肌肉麻痹，神经性头痛，鼻窦炎，疟疾，水肿，疥疮，湿疹，风湿疼痛。注：全株有毒，以果实最毒；鲜叶比干叶毒，嫩叶比老叶毒。

黄 鹌 菜

Youngia japonica (L.) DC.

菊科 Compositae

药用部分 / **全草**

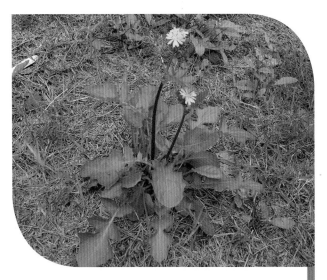

别名 | 黄花枝香草、冲天黄、天葛菜、小米天芥菜。

形态特征 | 一年或二年生草本。植物体折断有白色乳汁流出。叶倒披针形，顶端钝圆或急尖，提琴状羽裂，顶端裂片较两侧裂片稍大，裂片边缘有不规则细齿。头状花序，含10～20枚舌状小花，少数或多数在茎枝顶端排成伞房花序；舌状小花黄色。瘦果纺锤形；冠毛白色，细软。花果期4—10月。

分布及生境 | 分布于北京、陕西、甘肃、山东、江苏、安徽、浙江、江西、福建、河南、湖北、湖南、广东、广西、四川、云南、西藏等；日本、印度、菲律宾、朝鲜及马来半岛也有。生于山坡、山谷、山沟林缘、林下、林间草地及潮湿地、河边沼泽地、田间与荒地上。

功用 | 微苦、甘，凉。清热解毒，消肿止痛。用于感冒，咽痛，乳蛾，淋浊，发热烦躁，赤白痢疾，牙痛，乳腺炎，结膜炎，疮疖，尿路感染，带下，风湿性关节炎。

星 宿 菜

Lysimachia fortunei Maxim.

报春花科 Primulaceae

药用部分 / **全草**

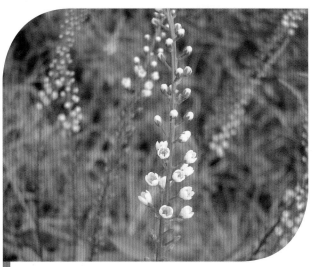

别名 | 红根草、红脚兰、红脚南、水埔银、麻疯草、大叶田基王、泥秋串。

形态特征 | 多年生草本。全株无毛。单叶互生，宽披针形或倒披针形，顶端渐尖，基部渐狭，近于无柄。总状花序柔弱，长达10厘米；花冠白色。蒴果球形，直径2～2.5毫米。花期6—8月，果期8—11月。

分布及生境 | 分布于中南、华南、华东；朝鲜、日本、越南也有。生于沟边、田边等低湿处。

功用 | 甘、淡、微酸、涩，寒。清热，止咳，利小便，活血化瘀，消肿毒。用于发热咳嗽，乳痛，皮肤疮疡热毒，喉肿痛，暑天小便黄赤，遍身水肿，闭经，感冒，遍身酸痛，劳力过度。

长花厚壳树

Ehretia longiflora Champ. ex Benth.

紫草科 Boraginaceae

药用部分 / **根**

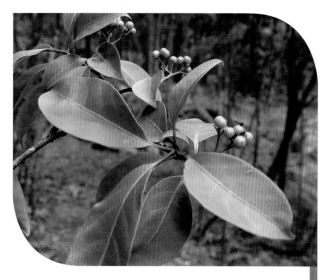

别名│大岗茶。

形态特征│落叶乔木。单叶互生，椭圆形、长圆形或长圆状倒披针形，全缘，无毛，侧脉4～7对。聚伞花序，生侧枝顶端，呈伞房状；花冠白色，筒状钟形。核果淡黄色或红色，直径8～15毫米，核具棱，分裂成4个具单种子的分核。花期4月，果期6—7月。

分布及生境│分布于广西、广东、福建、台湾；越南也有。生于山地路边、山坡疏林及湿润的山谷密林。

功用│甘，温。温经止痛。用于产后腹痛。

夜 香 树

Cestrum nocturnum L.

茄科 Solanaceae

药用部分 / **花**

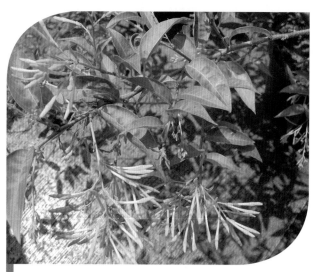

别名│夜来香、洋丁香、番夜来香、洋素馨。

形态特征│直立或近攀缘状灌木。枝条细长而下垂。单叶互生，矩圆状卵形或矩圆状披针形，全缘，两面秃净而发亮。伞房式聚伞花序，腋生或顶生；花绿白色至黄绿色，晚间极香。浆果矩圆状，有1颗种子。种子长卵状。花期几乎全年。

分布及生境│原产南美洲。分布于福建、广东、广西和云南；世界热带各地区均有。

功用│辛、温。行气止痛。用于胃脘痛。

少花龙葵

Solanum americanum Mill.

茄科 Solanaceae

药用部分 / **全草**

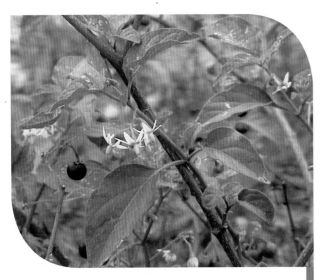

别名 | 乌点规、钮仔草、古钮草、古钮子、痣草、衣扣草。

形态特征 | 一年生草本。单叶，卵形至卵状长圆形，先端渐尖，基部楔形下延至叶柄而成翅，叶缘近全缘，波状或有不规则的粗齿。花序近伞形，腋外生；萼片绿色；花冠白色。浆果球状，直径约5毫米，幼时绿色，成熟后黑色。几乎全年均开花结果。

分布及生境 | 分布于云南南部、江西、湖南、广西、广东、台湾等；马来群岛也有。生于溪边、密林阴湿处或林边荒地。

功用 | 微甘、苦，凉。解热，止血，消肿拔毒。用于牙龈出血，鼻衄，高血压，暑热病，喉痛，肺热咳嗽，皮肤湿毒，疮疖肿毒，老鼠咬伤，煎水外洗或捣敷。

水 茄

Solanum torvum Swartz

茄科 Solanaceae

药用部分 / **根、叶**

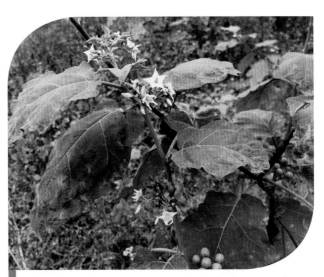

别名 | 刺茄、山颠茄、天茄子、乌凉、青茄、野茄子、金衫扣。

形态特征 | 灌木。叶下面、叶柄及花序梗均被星状毛；小枝疏生基部宽扁的皮刺。叶单生或双生，卵形至椭圆形，先端尖，基部心形或楔形，两边不相等，边缘5～7浅裂或波状。聚伞式圆锥花序，腋外生；花冠辐状，白色，直径约1.5厘米。浆果黄色，球形，直径1～1.5厘米。花果期几乎全年。

分布及生境 | 分布于云南、广西、广东、台湾；印度，往东经缅甸、泰国，南至菲律宾、马来西亚，美洲热带地区也有。生于热带地区的路旁、荒地、灌丛中、沟谷及村庄附近等潮湿地方。

功用 | 辛，微凉，有小毒。散瘀，消肿止痛。用于跌打肿痛、腰肌劳损，胃痛，牙痛，闭经，久咳。

假烟叶树

Solanum erianthum D. Don

茄科 Solanaceae

药用部分 / **叶、全株**

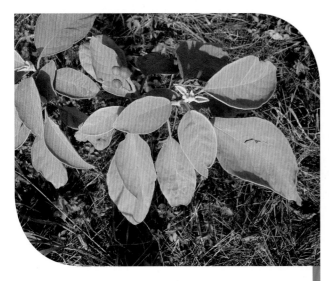

别名 | 野烟叶、大王叶、大黄叶、土烟叶、假烟叶、石烟、臭烟。

形态特征 | 常绿小乔木。小枝密被白色茸毛。单叶互生，卵状长圆形，纸质，全缘，上面绿色，下面灰绿色，疏生星状毛。聚伞花序呈平顶状，侧生或顶生；花白色，花冠浅钟状。浆果球状，具宿存萼，初被星状簇茸毛，后渐脱落。花果期几乎全年。

分布及生境 | 分布于四川、贵州、云南、广西、广东、福建、台湾；广泛分布于亚洲热带地区、大洋洲、南美洲。常见于荒地、灌丛中。

功用 | 辛、苦，湿，有毒。行气血，消肿毒，止痛。用于胃痛，腹痛，痛风，骨折，跌打损伤，痈疮肿毒，皮肤溃疡，外伤出血。

菟 丝 子

Cuscuta chinensis Lam.

旋花科 Convolvulaceae

药用部分 / **种子**

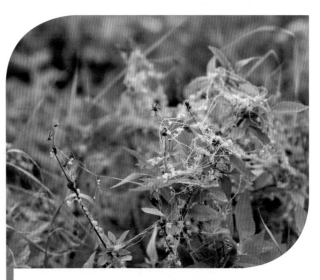

别名 | 无根草、金灯藤蔓、金钱藤、黄丝藤。

形态特征 | 一年生寄生草本。茎缠绕，黄色，纤细，直径约1毫米，无叶。花序侧生，少花或多花簇生成小伞形或小团伞花序；花冠白色。蒴果球形，直径约3毫米，几乎全为宿存的花冠所包围，成熟时有整齐的周裂。花果期3—8月。

分布及生境 | 分布于黑龙江、吉林、辽宁、河北、山西、陕西、宁夏、甘肃、内蒙古、新疆、山东、江苏、安徽、河南、浙江、福建、四川、云南等；伊朗、阿富汗向东至日本、朝鲜，南至斯里兰卡、马达加斯加、澳大利亚也有。生于田边、山坡阳处、路边灌丛或海边沙丘，通常寄生于蝶形花科、菊科、蒺藜科等多种植物上。

功用 | 甘、辛，平。补肾固精，益肝明目，健脾止泻。用于肾虚腰痛，阳痿，遗精，小便频数，带下，两眼昏花，脾虚腹泻。

金灯藤

Cuscuta japonica Choisy

旋花科 Convolvulaceae

药用部分 / 种子

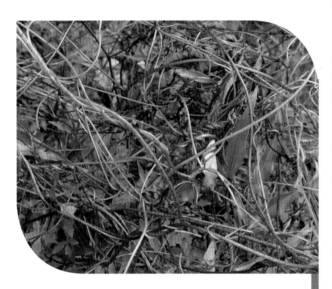

别名 │ 日本菟丝子、雾水藤、大菟丝子、无娘藤、金灯笼。

形态特征 │ 一年生寄生草本。茎常带紫红色瘤状斑点，无叶。花序穗状，基部常多分枝；苞片及小苞片鳞片状；花萼碗状；花冠钟状，绿白色。蒴果卵圆形，近基部盖裂，长约5毫米。种子1～2。花期8月，果期9月。

分布及生境 │ 分布于我国各地；越南、朝鲜、日本也有。寄生于草本或灌木上。

功用 │ 甘，温平。滋补肝肾，固精缩尿，安胎，明目，止泻。用于肾虚腰痛，阳痿，遗精，尿频，宫冷不孕等。

五爪金龙

Ipomoea cairica (L.) Sweet

旋花科 Convolvulaceae

药用部分 / 根、茎、叶

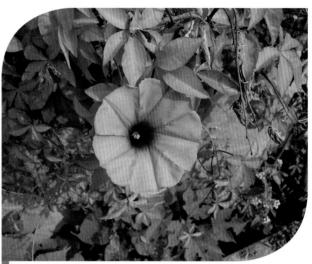

别名 │ 五叶藤、假土瓜藤、黑牵牛、牵牛藤、上竹龙、五爪龙。

形态特征 │ 多年生缠绕草本。全体无毛。叶掌状5深裂或全裂，裂片卵状披针形、卵形或椭圆形，中裂片较大，两侧裂片稍小，全缘或不规则微波状，基部1对裂片通常再2裂。聚伞花序，腋生，具花1～3朵，或偶有3朵以上；花冠紫红色、紫色或淡红色、偶有白色，漏斗状，长5～7厘米。蒴果近球形，2室，4瓣裂。种子黑色，长约5毫米，边缘被褐色柔毛。

分布及生境 │ 分布于台湾、福建、广东、海南、广西、云南；亚洲、非洲热带地区也有。生于平地或山地路边灌丛，生于向阳处。

功用 │ 甘，寒。清热解毒，止咳，除寒，通淋利水。用于骨蒸劳热，咳嗽咳血，淋巴水肿，小便不利，痈肿疮疖。

毛 麝 香

Adenosma glutinosa (L.) Druce

玄参科 Scrophulariaceae

药用部分 / 全草

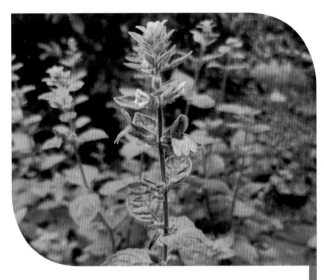

别名 五凉草、凉草、麝香草、酒子草、毛老虎、饼草、香草。

形态特征 多年生直立草本。全株密被多细胞腺毛和柔毛。单叶对生，卵状披针形至宽卵形，叶背与苞片、小苞片、萼片同具黄色透明腺点，腺点脱落后留下褐色窝孔。总状花序，顶生，疏花而长；萼片5；花冠蓝色或紫红色，长1～2.5厘米，上唇直立，圆卵形，截形或微凹，下唇3裂。蒴果卵状锥形，4瓣裂。花期5—7月。

分布及生境 分布于江西、福建、广东、广西和云南等；南亚、东南亚及大洋洲也有。生于荒山坡、疏林下湿润处。

功用 辛、苦，微温，气芳香。祛风消肿，止痒止痛，止血。用于小儿麻痹症初期，感冒，腹痛，跌打肿痛，湿疹，疔肿疮疡，黄蜂螫伤。

白 花 泡 桐

Paulownia fortunei (Seem.) Hemsl.

玄参科 Scrophulariaceae

药用部分 / 花、果、根

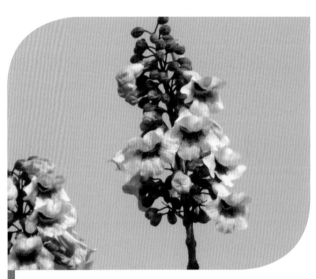

别名 泡桐、白桐。

形态特征 落叶乔木。幼枝、叶、花序各部和幼果均被黄褐色星状茸毛。单叶对生，长卵状心脏形，有时为卵状心脏形，长达20厘米，新枝上的叶有时2裂。花序狭长几成圆柱形，长约25厘米；小聚伞花序具花3～8朵；花冠管状漏斗形，白色，仅背面稍带紫色或浅紫色。蒴果长圆形或长圆状椭圆形，长6～10厘米，宿萼开展或漏斗状，果皮木质。花期3—4月，果期7—8月。

分布及生境 分布于安徽、浙江、福建、台湾、江西、湖北、湖南、四川、云南、贵州、广东、广西等；越南、老挝也有。生于山坡、林中、山谷及荒地。

功用 苦，寒。清肺利咽，解毒消肿。用于肺热咳嗽，急性扁桃体炎，菌痢，急性肠炎，急性结膜炎，腮腺炎，疔肿，疮癣。

野 甘 草

Scoparia dulcis L.

玄参科 Scrophulariaceae

药用部分 / **全草**

别名｜冰糖草、热痱草、白花热痱草、土甘草、地肤子。

形态特征｜直立草本或为半灌木状。茎多分枝，枝有棱角及狭翅。叶对生或轮生，菱状卵形至菱状披针形，前半部有齿，有时近全缘，两面无毛。花单朵或更多成对生于叶腋；花冠小，白色。蒴果卵圆形至球形，室间室背均开裂。花期夏秋季。

分布及生境｜原产美洲热带地区。分布于广东、广西、云南、福建；现世界热带地区均有。喜生于荒地、路旁，亦偶见于山坡。

功用｜甘、淡，凉。清热利尿，散热利湿，散风止痒，生津止渴。用于感冒发热，肠炎，肺燥咳嗽，小便不利，皮肤、阴囊湿疹。

狗 肝 菜

Dicliptera chinensis (L.)Juss.

爵床科 Acanthaceae

药用部分 / **全草**

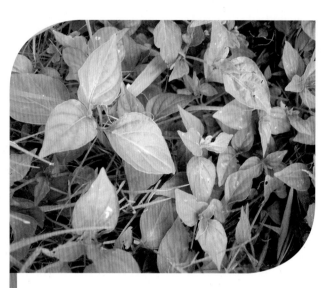

别名｜猪肝菜、羊肝菜、青蛇仔、路边青、梨根青、乌面礼、乌面草。

形态特征｜一年或二年生草本。单叶对生，卵形、卵矩圆形，纸质，全缘。花序腋生或顶生，由3～4个聚伞花序组成，每个聚伞花序有1至少数花；花冠浅粉红色。蒴果长5～6毫米，被柔毛。种子坚硬，褐色，扁圆。花期10—11月，果期翌年2—3月。

分布及生境｜分布于福建、台湾、广东、海南、广西、香港、澳门、云南、贵州、四川；孟加拉国、印度也有。生于疏林下、溪边、路旁。

功用｜甘、淡、微苦，寒。清热解暑，凉血解毒。用于湿病高热，感冒，伤暑，热痢，便血，带状疱疹，疖肿。

枇杷叶紫珠

Callicarpa kochiana Makino

马鞭草科 Verbenaceae

药用部分 / 根、茎、叶

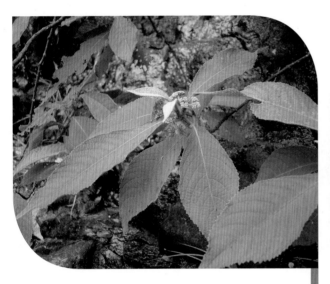

别名 | 野枇杷、长叶紫珠、毛紫珠、山枇杷。

形态特征 | 灌木。小枝、叶柄与花序密生黄褐色分枝茸毛。单叶对生，长椭圆形、卵状椭圆形或长椭圆状披针形，边缘有锯齿，上面无毛或被毛，下面密生黄褐色星状毛和分枝茸毛，两面均有不明显的黄色腺点。聚伞花序；花冠淡红色或紫红色。果圆球形，几全部包藏于宿存的花萼内。花期7—8月，果期9—12月。

分布及生境 | 分布于台湾、福建、广东、浙江、江西、湖南、河南南部；越南也有。生于山坡或谷地溪旁林中和灌丛中。

功用 | 辛、苦，平。祛风除湿，活血止血。用于风湿痹痛，风寒咳嗽，头痛，胃出血，便血，外伤出血。

灰 毛 大 青

Clerodendrum canescens Wall. ex Walp.

马鞭草科 Verbenaceae

药用部分 / 全株

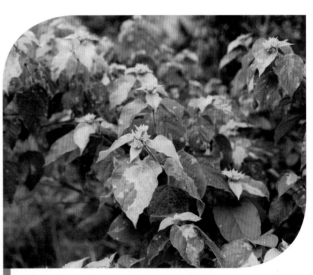

别名 | 大叶白花灯笼、毛赪桐、人瘦木、狮子球、六灯笼、粘毛贞桐、灰毛臭茉莉、毛贞桐、大花灯笼。

形态特征 | 灌木。全体密被平展或倒向灰褐色长柔毛。单叶对生，心形或宽卵形，少为卵形，两面有柔毛。聚伞花序密集成头状，通常2～5枝生于枝顶；苞片叶状，卵形或椭圆形；花萼由绿变红色，钟状；花冠白色或淡红色。核果近球形，绿色，成熟时深蓝色或黑色，藏于红色增大的宿萼内。花果期4—10月。

分布及生境 | 分布于浙江、江西、湖南、福建、台湾、广东、广西、四川、贵州、云南；印度和越南也有。生于山坡路边或疏林中。

功用 | 甘、淡，凉。清热解毒，凉血止血。用于感冒发热，赤白痢疾，肺痨咯血，疮疡。

大　青

Clerodendrum cyrtophyllum Turcz.

马鞭草科 Verbenaceae

药用部分 / **根、茎、叶**

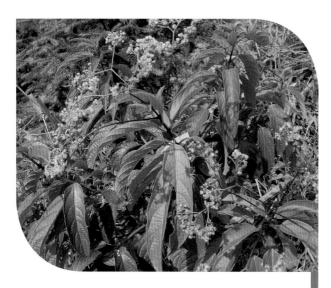

别名 | 大青叶、臭大青、白花鬼灯笼、鬼灯笼、路边青、猪屎青、白花山独企。

形态特征 | 灌木。幼枝被短柔毛。单叶对生，纸质，椭圆形、卵状椭圆形、长圆形或长圆状披针形，通常全缘，两面无毛或沿脉疏生短柔毛，背面常有腺点。伞房状聚伞花序，生于枝顶或叶腋；花小，有橘香味；花冠白色。果实球形或倒卵形，径5～10毫米，绿色，成熟时蓝紫色，为红色的宿萼所托。花果期6月至翌年2月。

分布及生境 | 分布于华东、中南、华南、西南；朝鲜、越南、马来西亚也有。生于平原、丘陵、山地林下或溪谷旁。

功用 | 苦，寒。清热泻火，凉血解毒，散瘀止血。用于肠炎，菌痢，咽喉炎，扁桃体炎，腮腺炎，感冒发热，齿龈出血。

白 花 灯 笼

Clerodendrum fortunatum L.

马鞭草科 Verbenaceae

药用部分 / **全株**

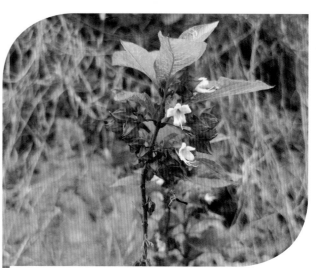

别名 | 灯笼草、鬼灯笼、苦灯笼、红花鬼灯笼、山独企、山顶企、白花灯笼草。

形态特征 | 灌木。嫩枝密被黄褐色短柔毛。单叶对生，纸质，长椭圆形或倒卵状披针形，少为卵状椭圆形，全缘或波状。聚伞花序，腋生，1～3次分枝，具花3～9朵；花萼红紫色，具5棱，膨大形似灯笼，基部连合，顶端5深裂；花冠淡红色或白色稍带紫色。核果近球形，熟时深蓝绿色，藏于宿萼内。花果期6—11月。

分布及生境 | 分布于江西、福建、广东、广西。生于丘陵、山坡、路边、村旁和旷野。

功用 | 微苦、甘、微涩，凉。清热止咳，消炎止痛。用于肺结核潮热，感冒发热，咳嗽，咽喉炎，口腔炎，胃痛，疝气，带下，跌打损伤，疮疖肿毒。

赪 桐

Clerodendrum japonicum (Thunb.) Sweet

马鞭草科 Verbenaceae

药用部分 / 花

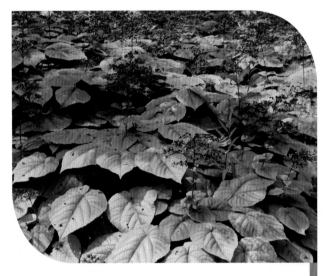

别名 | 荷包花、状元红、红龙船花、大丹、雌雄树、红菱、红顶风、朱桐。

形态特征 | 灌木。单叶对生，圆心形，长 8～35 厘米，宽 6～27 厘米，顶端尖或渐尖，基部心形，边缘有疏短尖齿。二歧聚伞花序组成顶生大而开展的圆锥花序，花序的最后侧枝呈总状花序；花萼红色；花冠红色，稀白色，花冠管长 1.7～2.2 厘米；雄蕊长约达花冠管的 3 倍。果实椭圆状球形，绿色或蓝黑色，宿萼增大，初包被果实，后向外反折呈星状。花果期 5—11 月。

分布及生境 | 分布于江苏、浙江、江西、湖南、福建、台湾、广东、广西、四川、贵州、云南；孟加拉国、锡金、不丹、日本也有。生于山谷、溪边或疏林中。

功用 | 甘，平。安神，止血。用于心悸失眠，痔疮出血等。

马缨丹

Lantana camara L.

马鞭草科 Verbenaceae

药用部分 / 枝叶、根

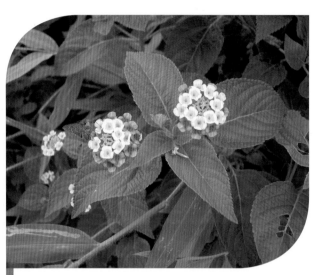

别名 | 五色梅、五色花、臭草、如意花、七姐妹、红彩花。

形态特征 | 灌木。茎四方形，通常有短而倒钩状刺。单叶对生，揉烂后有强烈的气味，卵形至卵状长圆形，边缘有钝齿，表面有粗糙的皱纹和短柔毛，背面有小刚毛。花序直径 1.5～2.5 厘米；花冠黄色或橙黄色，开花后不久转为深红色，花冠管长约 1 厘米。果圆球形，直径约 4 毫米，成熟时紫黑色。全年开花。

分布及生境 | 原产美洲热带地区。分布于台湾、福建、广东、广西；世界热带地区均有。常生于空旷地区。

功用 | 枝叶：苦，凉，气臭，有小毒。祛风止痒，解毒消肿。用于皮肤湿毒，疮疖。根：淡，凉。清热解毒，散结止痛。用于久热不退，疟疾，瘰疬，风湿骨痛，跌打损伤。

惠州 常见药用植物图鉴

马鞭草

Verbena officinalis L.

马鞭草科 Verbenaceae

药用部分 / 全草

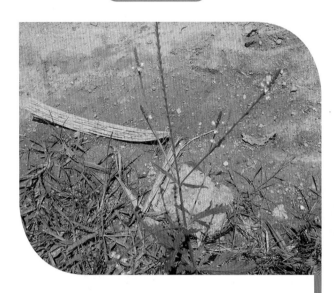

别名 | 铁马鞭、蜻蜓饭、蜻蜓草、风须草、土马鞭、兔子草、透骨草。

形态特征 | 多年生草本。叶对生，卵形至短圆形，两面有粗毛；基生叶的边缘有粗锯齿或缺刻，茎生叶无柄，多数3深裂，有时羽裂，裂片边缘有不整齐锯齿。穗状花序，顶生或生于上部叶腋，开花时通常似马鞭；花冠管状，淡紫色或蓝色。果长圆形。花期6—8月，果期7—11月。

分布及生境 | 分布于山西、陕西、甘肃、江苏、安徽、浙江、福建、江西、湖北、湖南、广东、广西、四川、贵州、云南、新疆、西藏；世界温带、亚热带、热带地区均有。生于路边、山坡、溪边或林旁。

功用 | 微苦、辛，寒。通经散瘀，清热解毒，利尿，止痒。用于痢疾，疟疾，流感，急性咽喉炎，扁桃体炎，闭经，胎盘滞留，疝气痛，肝炎，肝硬化腹水，肾炎水肿，血淋，跌打损伤，皮炎，湿疹。孕妇忌服。

黄 荆

Vitex negundo L.

马鞭草科 Verbenaceae

药用部分 / 根、叶、果

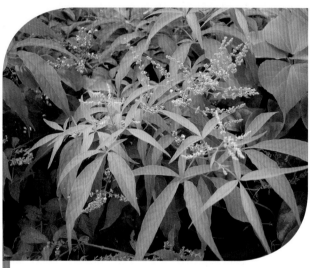

别名 | 五指柑、埔姜、山埔姜、红心布荆、五叶埔姜。

形态特征 | 灌木。小枝四棱形，密生灰白色茸毛。掌状复叶对生；小叶3～5，长圆状披针形至披针形，全缘或每边有少数粗锯齿，表面绿色，背面密生灰白色茸毛。聚伞花序排成圆锥花序式，顶生，长10～27厘米，花序梗密生灰白色茸毛；花冠淡紫色。核果近球形。花期4—6月，果期7—10月。

分布及生境 | 分布于长江以南各地，北达秦岭淮河；非洲东部也有分布。生于山坡、路旁或灌丛中。

功用 | 苦、辛，温。疏风解热，化湿消滞。用于感冒，疟疾，食滞，水泻。

山 牡 荆

Vitex quinata (Lour.) Will.

马鞭草科 Verbenaceae

药用部分 / 叶、皮、果实、根

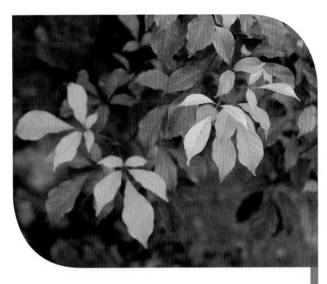

别名 ｜ 山蚊惊、山布惊。

形态特征 ｜ 常绿乔木。掌状复叶，对生，有3～5小叶，小叶倒卵形至倒卵状椭圆形，顶端渐尖至短尾状，基部楔形至阔楔形，通常全缘，表面通常有灰白色小窝点，背面有金黄色腺点。聚伞花序，对生于主轴上，排成顶生圆锥花序式；花冠淡黄色。核果球形或倒卵形，幼时绿色，成熟后呈黑色，宿萼呈圆盘状，顶端近截形。花期5—7月，果期8—9月。

分布及生境 ｜ 分布于浙江、江西、福建、台湾、湖南、广东、广西；日本、印度、马来西亚、菲律宾也有。生于山坡林中。

功用 ｜ 微苦、甘、辛，微温。行气化湿，杀虫止痒。用于急性胃肠炎，牛皮癣。根止咳定喘，镇静退热。

金 疮 小 草

Ajuga decumbens Thunb.

唇形科 Labiatae

药用部分 / 全草

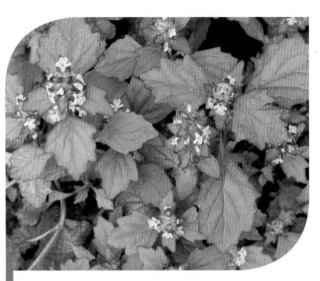

别名 ｜ 散血草、青鱼胆草、苦地胆。

形态特征 ｜ 一年或二年生草本。平卧或上升，具匍匐茎，茎长10～20厘米，被白色长柔毛或绵状长柔毛。基生叶较茎生叶长而大，呈紫绿色或浅绿色，被长柔毛；叶片薄纸质，匙形或倒卵状披针形，先端钝至圆形，基部渐狭，下延，边缘具不整齐的波状圆齿或几全缘。轮伞花序，排列成间断长7～12厘米的穗状花序；花冠淡蓝色或淡红紫色，稀白色。小坚果倒卵状三棱形。花期3—7月，果期5—11月。

分布及生境 ｜ 分布于长江以南各地；朝鲜、日本也有。生于溪边、路旁及湿润的草坡上。

功用 ｜ 苦、甘，寒。止血活血，祛痰止咳，消炎解毒。用于外伤出血，瘀血肿痛，鼻出血，咯血，下血，咽喉炎，扁桃体炎，气管炎，肺炎，肺痈，跌打损伤，扭伤。

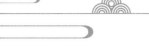

益母草

Leonurus japonicus Houtt.

唇形科 Labiatae

药用部分 / **全草**

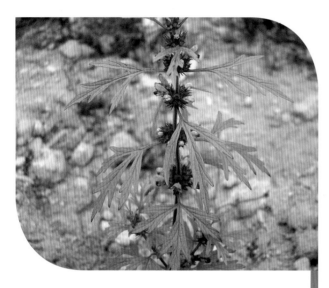

别名│益母艾、山青麻、茺蔚。

形态特征│一年或二年生直立草本。茎下部叶轮廓卵形，掌状三裂，其上再分裂，中部叶通常三裂成矩圆形裂片；花序上的叶呈条形或条状披针形，全缘或具稀少牙齿。轮伞花序轮廓圆形，下有刺状小苞片；花萼筒状钟形；花冠粉红色至淡紫红色。小坚果矩圆状三棱形。花期6—9月，果期9—10月。

分布及生境│分布于我国各地；俄罗斯、朝鲜、日本，亚洲、非洲和美洲各地也有。生于多种生境，尤以阳处为多。

功用│微辛、苦，微温，气香。活血调经，祛瘀生新。用于月经不调，痛经，闭经，产后胎衣不下，恶露不尽腹痛，慢性肾炎，百日咳，高血压，结膜炎，眩晕，夜盲症。

薄 荷

Mentha canadensis L.

唇形科 Labiatae

药用部分 / **茎、叶**

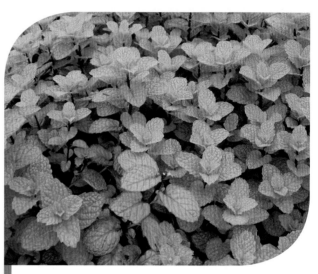

别名│野薄荷、生薄荷、香薷草、土薄荷、水薄荷、水益母、见肿消。

形态特征│多年生草本。茎下部数节具纤细的须根及水平匍匐根状茎，锐四棱形，具四槽。单叶对生，矩圆状披针形至披针状椭圆形。轮伞花序，腋生，球形；花萼筒状钟形；花冠淡紫色。小坚果卵球形。花期7—9月，果期10月。

分布及生境│分布于我国南北各地；俄罗斯远东地区、朝鲜、日本及北美洲、亚洲热带地区也有。生于水旁潮湿地。

功用│辛，凉，气香。疏散风热，清利头目。用于风热感冒，头痛，咽喉炎，咳嗽，宿食不消，胃肠胀气。皮肤瘙痒，煎水洗患处。

罗　勒

Ocimum basilicum L.

唇形科 Labiatae

药用部分 / **全草**

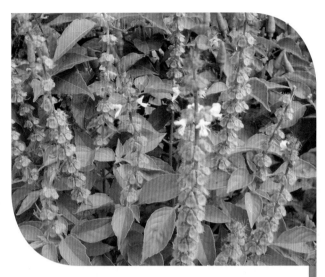

别名｜九层塔、入兰香、金不换、臭苏、香菜仔、鱼生菜。

形态特征｜一年生草本。茎钝四棱形，上部微具槽，绿色，常染有红色，多分枝。单叶对生，卵形，全缘或略有锯齿。总状花序，顶生于茎、枝上，各部均被微柔毛，通常长10～20厘米，由多数具6花交互对生的轮伞花序组成；花冠淡紫色，或上唇白色下唇紫红色，伸出花萼。小坚果卵球形。花期通常7～9月，果期9—12月。

分布及生境｜分布于新疆、吉林、河北、浙江、江苏、安徽、江西、湖北、湖南、广东、广西、福建、台湾、贵州、云南和四川；非洲至亚洲温暖地带也有。

功用｜辛、苦，温，气极香。祛风消肿，止痛，疏风解表。用于胃肠胀气，消化不良，胃痛，肠炎腹泻，外感风寒，风湿，闭经，蛇伤，湿疹，皮炎。种子（光明子）治眼病。

紫　苏

Perilla frutescens (L.) Britt.

唇形科 Labiatae

药用部分 / **全草**

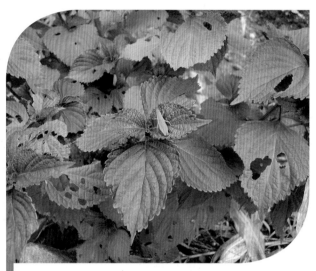

别名｜红紫苏、红姜苏、红芙苏、尖紫苏、白苏、赤苏、苏子、苏叶、苏梗。

形态特征｜一年生草本。全株有特异芳香。茎四棱形。单叶对生，宽卵形或圆卵形，边缘具粗锯齿，两面紫色，或面青背紫，或两面绿色。轮伞花序2花，组成顶生和腋生的假总状花序；花冠白色至紫红色。小坚果近球形，棕褐色或灰白色。花期8—11月，果期8—12月。

分布及生境｜分布于我国各地；不丹、印度、日本、朝鲜也有。

功用｜辛，温。叶：发散风寒，行气健胃，理气宽胸，安胎，解鱼蟹毒。用于外感风寒，胸闷呕吐，胎动不安，鱼蟹中毒。茎（苏梗）：理气宽胸，止痛，安胎。用于气郁，食滞，脘腹疼痛，胸闷呕吐，胎动不安。种子：下气定喘，消痰止咳，温中开郁。用于咳嗽痰喘胸闷气逆。

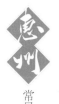
韩 信 草

Scutellaria indica L.

唇形科 Labiatae

药用部分 / **全草**

血 见 愁

Teucrium viscidum Bl.

唇形科 Labiatae

药用部分 / **全草**

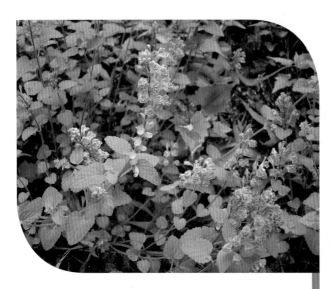

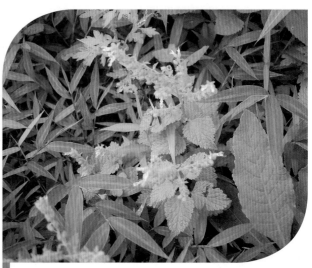

别名 | 耳挖草、大力草、朝北花、蓝花茶匙红、红花茶匙红。

别名 | 山藿香、假紫苏、黑星草、皱面苦草、方骨苦草。

形态特征 | 多年生草本。单叶对生，心状卵形或卵状椭圆形。花对生，在茎或分枝顶上排列成长4～12厘米的总状花序；最下一对苞片叶状；花冠蓝紫色。成熟小坚果卵形，具瘤，腹面近基部具一果脐。花果期2—6月。

形态特征 | 一年生草本。茎四棱。单叶对生，卵形或矩圆形，纸质，边缘有不规则的粗钝齿。腋生及顶生的疏散分枝总状花序；花冠淡红色。小坚果圆形。花期6—8月，果期8—10月。

分布及生境 | 分布于江苏、福建、台湾、广东、广西、湖南、河南、陕西、贵州、四川和云南等；朝鲜、日本、印度等也有。生于山地或丘陵地、疏林下、路旁空地及草地上。

分布及生境 | 分布于江苏南部、浙江、福建、台湾、江西、湖南、广东、广西、云南、四川西南部和西藏东南部；日本、朝鲜、缅甸、印度、印度尼西亚、菲律宾也有。生于山地林下湿润处。

功用 | 微苦、辛，平。散瘀止痛，舒筋活络。用于跌打肿痛，胸胁疼痛，咳嗽，毒蛇咬伤，蜂螫伤。

功用 | 苦、微辛，凉。散瘀止痛，止血，消炎。用于刀伤出血，吐血，衄血，痈疔疮肿，跌打肿痛。

鸭 跖 草

Commelina communis L.

鸭跖草科 Commelinaceae

药用部分 / **全草**

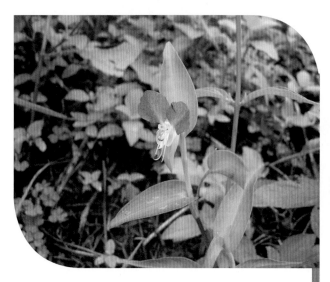

别名 | 水竹草、竹节草、蛇竹菜、竹叶菜。

形态特征 | 一年生披散草本。叶互生，披针形至卵状披针形。总苞片佛焰苞状，与叶对生，心形，顶端短急尖，长近2厘米；聚伞花序具花数朵，略伸出佛焰苞状；萼片膜质；花瓣深蓝色，有长爪。蒴果椭圆形。花果期夏秋季。

分布及生境 | 分布于云南、四川、甘肃以东的南北各地；越南、朝鲜、日本、俄罗斯远东地区及北美洲也有。生于湿地。

功用 | 甘、淡。寒。凉血泻火，解暑，利尿，消肿拔毒。用于痢疾，肠炎，喉痛，感冒，疖肿，乳疮，创伤感染。

吊 竹 梅

Tradescantia zebrina Bosse

鸭跖草科 Commelinaceae

药用部分 / **全草**

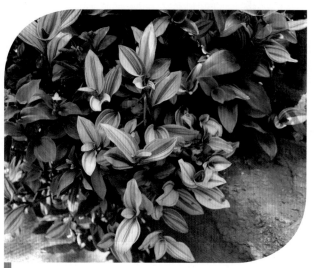

别名 | 蟑螂草、胶浊草、紫鸭跖草、花叶竹夹菜、水竹草。

形态特征 | 多年生草本。茎多分枝，节上生根。单叶互生，长圆形，叶面绿色杂以银白色条纹或紫色条纹，有的叶背紫红色。花数朵聚生于小枝顶端；花白色腋生。花期7—8月。

分布及生境 | 原产墨西哥。世界各地均有栽培。

功用 | 甘，微寒。利水消肿，清热解毒，止血。用于水肿，尿路结石，喉炎，肠炎腹泻，咳血，白痢，目赤肿痛，痈疽疔疮，带下，白浊，烧伤。

谷 精 草

Eriocaulon buergerianum Koern.

谷精草科 Eriocaulaceae

药用部分 / 全草

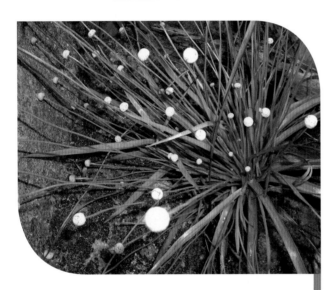

别名 谷精珠、谷精、谷精只、珍珠草、连萼谷精草。

形态特征 一年生草本。叶线形，丛生，半透明。花葶多数，长达25厘米；鞘状苞片长3～5厘米，口部斜裂；花序熟时近球形，禾秆色；总苞片倒卵形至近圆形；苞片倒卵形至长倒卵形；雄花：花萼佛焰苞状；雄蕊6；雌花：花瓣3，离生，子房3室。种子矩圆状。花果期7—12月。

分布及生境 分布于江苏、安徽、浙江、江西、福建、台湾、湖北、湖南、广东、广西、四川、贵州等；日本也有。生于稻田、水边。

功用 辛、甘，平。清肝，明目，祛风止痛。用于肝经风热、目赤肿痛、目生翳障、风热头痛、夜盲症等。

野 蕉

Musa balbisiana Colla

芭蕉科 Musaceae

药用部分 / 种子

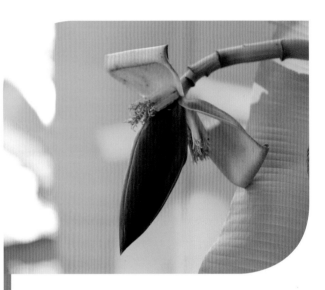

别名 野芭蕉。

形态特征 多年生草本。茎丛生。叶长椭圆形，长1～2米，宽20～40厘米，先端急尖，基部稍圆形，全缘，上面深绿色，下面浅绿色，微被蜡粉，主脉特别隆起，有羽状平行脉。穗状花序，下垂；花单性，苞片大，佛焰花苞紫红色，卵状披针形，长10～20厘米，覆船状，脱落；在花束上部为雄花，下部为雌花；花冠多为唇形，花瓣矩圆形。浆果肉质，微弯曲，有微棱，长8～10厘米，直径2～2.5厘米，熟时浅黄色。种子黑色，略圆形。花期3—8月，果期7—12月。

分布及生境 分布于广东、广西和云南；亚洲南部、东南部也有。生于沟边。

功用 苦、辛，凉，有小毒。破瘀血，通大便。用于跌打损伤，大便秘结。

香　蕉

Musa acuminate '(AAA)'

芭蕉科 Musaceae

药用部分 / **果实**

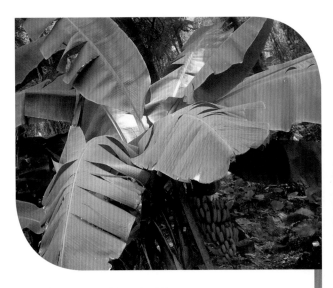

别名｜芎蕉、甘蕉、香牙蕉。

形态特征｜一年生草本。植株丛生。叶长椭圆形，长1.5～2.2米，宽60～85厘米，顶端钝圆，基部近圆形或微心形，对称，下面被白粉，叶柄短粗，长20～30厘米，叶翼显著，宽5～8厘米，边缘褐红色，密被白粉。穗状花序，下垂，苞片外面紫红，被白粉，内面深红，有光泽；雄花苞片不脱落，每苞片具花二列，花乳白或稍带浅紫。果序有果梳8～10段，果150～200个；果身弯曲，略为浅弓形，幼果向上，直立，成熟后逐渐趋于平伸。

分布及生境｜原产我国南部。世界热带、亚热带地区有栽培。

功用｜甘，寒。清热，润肠，解毒。用于热病烦渴，咽喉痛，便秘，痔疮出血。

闭　鞘　姜

Hellenia speciosa (J. Koenig) S. R. Dutta

姜科 Zingiberaceae

药用部分 / **根状茎**

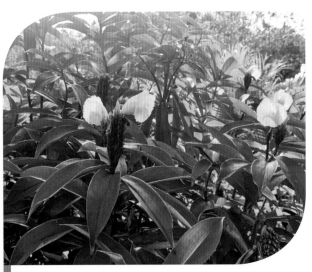

别名｜樟柳头、姜商陆、广东商陆、水蕉花、水弓蕉。

形态特征｜多年生草本。叶长圆形或披针形，长15～20厘米，宽6～10厘米，顶端渐尖或尾状渐尖，基部近圆形，叶背密被绢毛。穗状花序，顶生；苞片卵形，革质，红色；小苞片淡红色；花萼革质，红色；花冠管裂片白色或顶部红色，唇瓣宽喇叭形，纯白色，顶端具裂齿及皱波状。蒴果稍木质，红色。花期7—9月，果期9—11月。

分布及生境｜分布于台湾、广东、广西、云南等；亚洲热带地区广布。生于疏林下、山谷阴湿地、路边草丛、荒坡、水沟边等处。

功用｜辛，寒，有毒。消水肿，祛湿毒。用于水肿，小便不利。

天 门 冬

Asparagus cochinchinensis (Lour.) Merr.

百合科 Liliaceae

药用部分 / **块根**

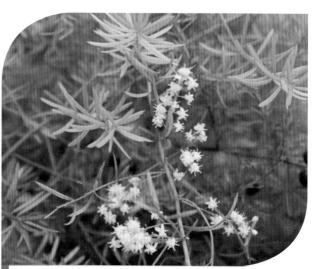

别名｜天冬、门冬、野鸡食、丝冬。

形态特征｜多年生攀缘植物。根在中部或近末端呈纺锤状膨大，膨大部分长3～5厘米，粗1～2厘米。茎平滑，常弯曲或扭曲，长1～2米，分枝具棱或狭翅。叶状枝通常每3枚成簇，扁平或由于中脉龙骨状而略呈锐三棱形，稍镰刀状；茎上的鳞片状叶基部延伸为长2.5～3.5毫米的硬刺。花通常每2朵腋生，淡绿色。浆果直径6～7毫米，熟时红色，有1颗种子。花期5—6月，果期8—10月。

分布及生境｜河北、山西、陕西、甘肃等地的南部至华东、中南、西南各地都有分布；朝鲜、日本、老挝和越南也有。生于山坡、路旁、疏林下、山谷或荒地上。

功用｜甘，寒。滋阴润燥，清肺止咳。用于肺结核咳嗽，慢性支气管炎，津枯便秘，热病口渴，糖尿病。

红 球 姜

Zingiber zerumbet (L.) Roscose ex Smith

姜科 Zingiberaceae

药用部分 / **根状茎**

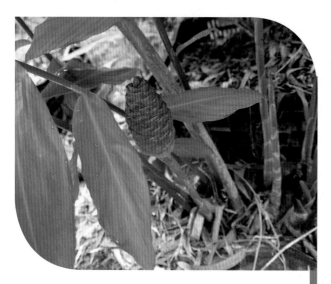

别名｜球姜、山南姜。

形态特征｜多年生草本。叶披针形至长圆状披针形，长15～40厘米，宽3～8厘米。总花梗长10～30厘米，被5～7枚鳞片状鞘；花序球果状，顶端钝，长6～15厘米，宽3.5～5厘米；苞片覆瓦状排列，紧密，近圆形，长2～3.5厘米，初时淡绿色，后变红色。蒴果椭圆形，长8～12毫米。种子黑色。花期7—9月，果期10月。

分布及生境｜分布于广东、广西、云南等；亚洲热带地区均有。生于林下阴湿处。

功用｜辛，温。祛瘀消肿，解毒止痛。用于脘腹胀痛，消化不良，泄泻，跌打肿痛及解毒。

山菅兰

Dianella ensifolia (L.) Redouté

百合科 Liliaceae

药用部分 / **全草**

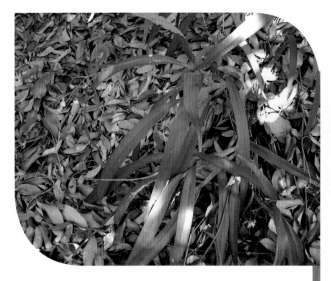

别名｜山猫儿、老鼠药、山菅、桔梗兰。

形态特征｜多年生草本。叶狭条状披针形，长30～80厘米，宽1～2.5厘米，基部稍收狭成鞘状，边缘和背面中脉具锯齿。顶端圆锥花序长10～40厘米；花常多朵生于侧枝上端，绿白色、淡黄色至青紫色。浆果近球形，深蓝色，直径约6毫米，具5～6颗种子。花果期3—8月。

分布及生境｜分布于云南、四川、贵州、广西、广东、江西、浙江、福建和台湾；亚洲热带地区也有。生于林下、山坡或草丛中。

功用｜甘、辛，凉，有大毒。拔毒消肿。用于癣，痈疮肿毒，瘰病等。

多 花 黄 精

Polygonatum cyrtonema Hua

百合科 Liliaceae

药用部分 / **根状茎**

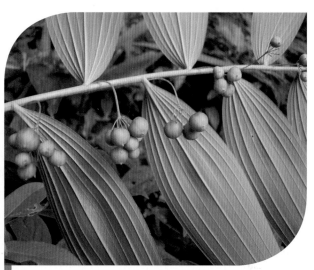

别名｜黄精、长叶黄精、囊丝黄精、白笈黄精、山捣臼。

形态特征｜多年生草本。根状茎肥厚，通常连珠状或结节成块，少有近圆柱形，直径1～2厘米；茎高50～100厘米，通常具10～15枚叶。叶互生，椭圆形、卵状披针形至矩圆状披针形，少有稍作镰状弯曲。花序具花1～7朵，伞形；花被黄绿色。浆果黑色，直径约1厘米。花期5—6月，果期8—10月。

分布及生境｜分布于四川、贵州、湖南、湖北、河南、江西、安徽、江苏、浙江、福建、广东、广西。生于林下、灌丛或山坡阴处。

功用｜甘，平。滋润心肺，补精髓，生津养胃。用于诸虚劳损，风湿病，筋骨痿软，须发斑白。

菝 葜

Smilax china L.

菝葜科 Smilacaceae

药用部分 / 根茎

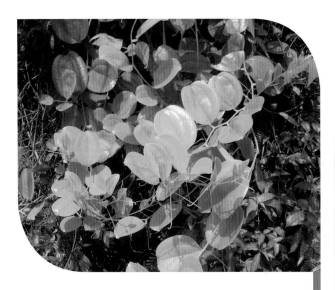

别名 | 金刚骨、金刚藤、麻甲头、马甲刺、金刚兜、大菝葜、金刚刺。

形态特征 | 攀缘灌木。根状茎粗厚，坚硬，为不规则的块状，粗2～3厘米。茎长1～3米，少数可达5米，疏生刺。叶互生，薄革质或坚纸质，圆形、卵形或其他形状。伞形花序，生于叶尚幼嫩的小枝上，具花十几朵或更多，常呈球形；花绿黄色。浆果直径6～15毫米，熟时红色，有粉霜。花期2—5月，果期9—11月。

分布及生境 | 分布于山东、江苏、浙江、福建、台湾、江西、安徽、河南、湖北、四川、云南、贵州、湖南、广西和广东；缅甸、越南、泰国、菲律宾也有。生于林下、灌丛中、路旁、河谷或山坡上。

功用 | 甘、苦，温。祛风除湿，利水通淋，解毒消肿。用于风湿骨痛，四肢疼痛，肠炎腹泻，糖尿病，乳糜尿，淋浊，带下，烫火伤，癌肿。

土 茯 苓

Smilax glabra Roxb.

菝葜科 Smilacaceae

药用部分 / 根茎

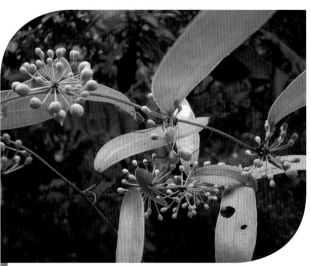

别名 | 光叶菝葜、仙遗粮、土萆薢、土茯、硬饭头、冷饭头。

形态特征 | 攀缘灌木。根状茎粗厚，块状，常由匍匐茎相连接，粗2～5厘米。茎长1～4米，枝条光滑，无刺。叶薄革质，狭椭圆状披针形至狭卵状披针形，下面通常绿色，有时带苍白色。伞形花序，通常具花10余朵；花绿白色。浆果直径7～10毫米，熟时紫黑色，具粉霜。花期7—11月，果期11月至翌年4月。

分布及生境 | 分布于甘肃和长江流域以南各地；越南、泰国和印度也有。生于林中、灌丛下、河岸或山谷中，也见于林缘与疏林中。

功用 | 淡，平。清热利湿，解毒。用于筋骨痛，淋浊，瘰疬。

金钱蒲

Acorus gramineus Soland.

天南星科 Araceae

药用部分 / 根茎

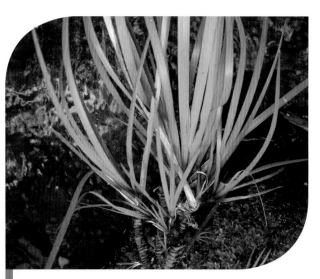

别名 | 石菖蒲、菖蒲、水剑草、九节菖蒲。

形态特征 | 多年生草本。根茎芳香，粗2～5毫米，节间长3～5毫米，肉质，具多数须根，根茎上部分枝甚密，植株因而成丛生状。叶无柄，基部两侧膜质叶鞘宽可达5毫米；叶片暗绿色，线形，长20～30厘米，基部对折，中部以上平展，无中肋，平行脉多数。花序柄腋生；叶状佛焰苞长13～25厘米；肉穗花序圆柱状，长4～8.5厘米，粗4～7毫米，直立或稍弯。成熟果序长7～8厘米，粗可达1厘米，成熟时黄绿色或黄白色。花果期2—6月。

分布及生境 | 分布于黄河以南各地；印度东北部至泰国北部也有。常见于密林下，生于湿地或溪旁石上。

功用 | 辛、苦，温。辟秽开窍，宣气逐痰，解毒杀虫。用于癫狂惊痫，痰厥昏迷，健忘，多梦，耳聋，风寒湿痹，噤口痢，痈疽疥癣。

牛尾菜

Smilax riparia A. DC.

菝葜科 Smilacaccac

药用部分 / 根茎

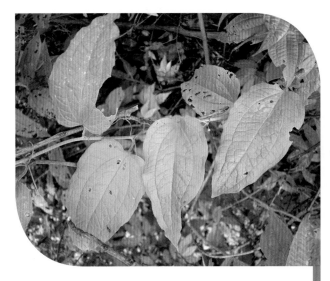

别名 | 草菝葜、软叶菝葜、白须公、金刚豆藤、马尾伸根。

形态特征 | 多年生草质藤本。茎长1～2米，中空，有少量髓，干后凹瘪并具槽。叶椭圆形、卵状椭圆形，长7～15厘米，宽2.5～11厘米，下面绿色；叶柄长7～20毫米，通常在中部以下有卷须。伞形花序，总花梗较纤细。浆果直径7～9毫米。花期6—7月，果期10月。

分布及生境 | 分布于我国南方各地；朝鲜、日本和菲律宾也有。生于林下、灌丛、山沟或山坡草丛中。

功用 | 甘、苦，平。祛风通络，祛痰止咳。用于咳嗽，风湿痹痛，肾虚腰痛，跌打损伤。

广东万年青

Aglaonema modestum Schott ex Engl.

天南星科 Araceae

药用部分 / **全草**

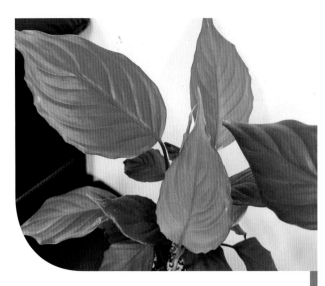

别名 | 粤万年青、万年青、大叶万年青、井干花、亮丝草。

形态特征 | 多年生常绿草本。茎粗1.5厘米，节间长1~2厘米。鳞叶草质，披针形，长渐尖，基部扩大抱茎；叶片深绿色，卵形或卵状披针形，不等侧，先端有长2厘米的渐尖。花序柄纤细，佛焰苞长5~7厘米，宽1.5厘米，长圆披针形；肉穗花序长为佛焰苞的2/3。浆果绿色至黄红色，长圆形，有宿存柱头。花期5月，果熟期10—11月。

分布及生境 | 分布于广东、广西至云南；越南、菲律宾也有。生于密林下。

功用 | 辛、微苦，寒，有小毒。清热凉血，消肿拔毒，止痛。用于蛇咬伤，狂犬咬伤，咽喉肿痛。

海 芋

Alocasia odora (Roxb.) K. Koch

天南星科 Araceae

药用部分 / **根状茎**

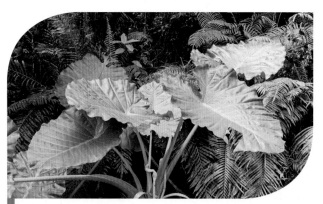

别名 | 狼毒、广东狼毒、埔芋、痕芋头、姑婆芋、尖尾野芋头、野山芋。

形态特征 | 多年生草本。叶亚革质，草绿色，箭状卵形，长50~90厘米，宽40~90厘米，有的长宽都在1米以上，边缘波状。花序柄2~3枚丛生，圆柱形；佛焰苞管部绿色；檐部蕾时绿色，花时黄绿色、绿白色，凋萎时变黄色、白色，舟状，长圆形，略下弯，先端喙状；肉穗花序芳香，雌花序白色，不育雄花序绿白色，能育雄花序淡黄色。浆果红色。花期四季，但在荫蔽的林下常不开花。

分布及生境 | 分布于江西、福建、台湾、湖南、广东、广西、四川、贵州、云南等地的热带和亚热带地区；自孟加拉国、印度东北部至马来半岛、中南半岛及菲律宾、印度尼西亚均有。常生于林缘或河谷野芭蕉林下。

功用 | 辛、涩，寒，有毒。清热解毒，消肿止痛，去腐生新。用于流感高烧，中暑，肺结核，风湿性关节炎，霍乱，疝气，痈疮肿毒，无名肿毒，虫蛇咬伤。本种有毒，内服需久煎，外用不能敷健康皮肤。

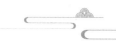

犁 头 尖

Typhonium blumei Nicolson et Sivadasan

天南星科 Araceae

药用部分 / **全草**

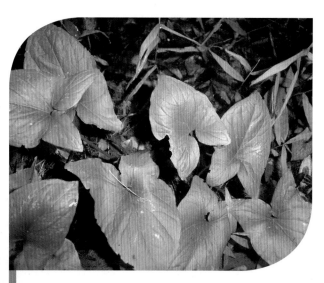

别名 | 土半夏、老鼠尾、鼠尾巴、耗子尾巴、芋叶半夏、田间半夏、犁头七。

形态特征 | 多年生草本。块茎近球形。叶基出，心状戟形至心状箭形，长 5～10 厘米，叶柄长约10 厘米。佛焰苞管部绿色，檐部绿紫色，卷成长角状，长 12～18 厘米，中部以上骤狭成带状下垂，先端旋曲，内面深紫色，外面绿紫色；雌花序圆锥形；雄花序橙黄色；附属器深紫色，具强烈的粪臭，长 10～13 厘米，向上渐狭成鼠尾状，近直立。花期 5—7 月。

分布及生境 | 分布于浙江、江西、福建、湖南、广东、广西、四川、云南；印度、缅甸、越南、泰国、日本等也有。生于地边、田头、草坡、石隙中。

功用 | 苦、辛，温，有毒。消肿止痛，止血，接骨。用于痈疮疖肿，瘰病，外伤出血，无名肿毒，毒蛇咬伤。本种有毒，多为外敷，除毒蛇咬伤外，一律不内服。

大 薸

Pistia stratiotes L.

天南星科 Araceae

药用部分 / **全草**

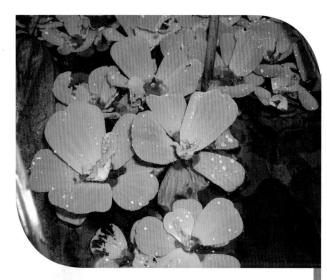

别名 | 水白菜、大浮萍、水葫芦、番萍、水浮莲、猪母莲。

形态特征 | 水生漂浮草本。有长而悬垂的根多数，须根羽状，密集。叶簇生成莲座状，倒三角形、倒卵形、扇形、倒卵状长楔形，长 1.3～10 厘米，宽 1.5～6 厘米，先端截头状或浑圆，基部厚；叶脉扇状伸展，背面明显隆起呈折皱状。佛焰苞白色。花期 5—11 月。

分布及生境 | 世界热带及亚热带地区广布。

功用 | 辛，凉。祛风发汗，利尿解毒。用于感冒，水肿，小便不利，风湿痛，皮肤瘙痒，荨麻疹，麻疹不透。外用于汗斑，湿疹。

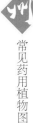
浮　萍

Lemna minor L.

浮萍科 Lemnaceae

药用部分 / **全草**

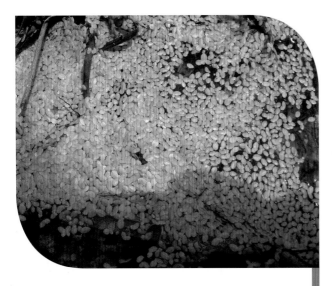

别名 | 青萍。

形态特征 | 漂浮植物。叶状体对称，表面绿色，背面浅黄色或绿白色或常为紫色，近圆形、倒卵形或倒卵状椭圆形，全缘，长1.5～5毫米，宽2～3毫米，上面稍凸起或沿中线隆起，脉3，不明显，背面垂生丝状根1条，根白色，长3～4厘米，根冠钝头，根鞘无翅。叶状体背面一侧具囊，新叶状体于囊内形成浮出，以极短的细柄与母体相连，随后脱落。雌花具弯生胚珠1枚。果实无翅，近陀螺状。种子具凸出的胚乳并具12～15条纵肋。

分布及生境 | 分布于我国各地；世界温暖地区广布，但不见于印度尼西亚爪哇。生于水田、池沼或其他静水水域。

功用 | 用于感冒发热无汗，麻疹不透，荨麻疹，水肿，小便不利，湿疹。

文　殊　兰

Crinum asiaticum var. *sinicum* (Roxb. Bak.

石蒜科 Amaryllidaceae

药用部分 / **叶**

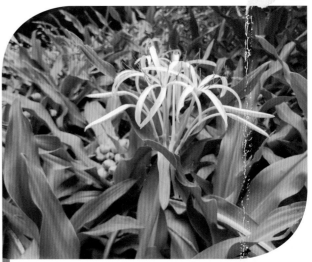

别名 | 罗裙带、文珠兰、十八学士、百寿兰。

形态特征 | 多年生草本。鳞茎□□□□叶20～30，带状披针形，长可达1米，□米或更宽，顶端渐尖，具1急尖的头□状，暗绿色。花茎直立，几与叶等长，□具花10～24朵，佛焰苞状总苞片披□脚碟状，花被裂片线形，长4.5～9厘□毫米，白色；雄蕊淡红色，花丝□蒴果近球形，直径3～5厘米。花期□

分布及生境 | 分布于福建、台湾□等。常生于海滨地区或河旁沙地。

功用 | 辛，凉，有毒。祛瘀活血，□热解毒。用于跌打损伤，骨折，□恶疮肿毒，痔疮，带状疱疹，牛□

鱼 尾 葵

Caryota maxima Bl. ex Mart.

棕榈科 Palmae

药用部分 / 根、叶鞘

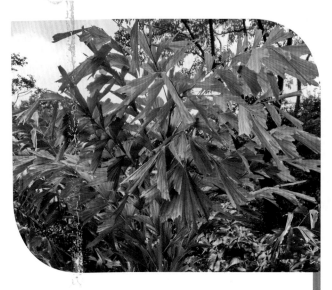

别名｜鱼⋯、假桄榔、青棕。

乔木状。茎具环状叶痕。幼叶近革质；羽片互生，罕见顶部的近对部的羽片大，楔形，先端2～3裂，侧⋯菱形，内缘上半部或1/4以上弧曲齿缺。花序长3～5米，具多数穗状花瓣椭圆形，黄色。果实球形，成⋯期5—7月，果期8—11月。

分布于福建、广东、海南、广西、⋯带地区也有。生于山坡或沟谷林中。

⋯涩，平。强筋骨。叶鞘纤维，收敛⋯血，咳血，便血，血崩，肝肾虚，⋯有毒。

棕 榈

Trachycarpus fortunei (Hook.) H. Wendl.

棕榈科 Palmae

药用部分 / 叶柄、皮

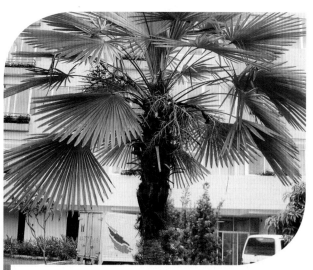

别名｜棕树、并桐、唐棕、唐棕榈、山棕。

形态特征｜乔木状。树干圆柱形，被不易脱落的老叶柄基部和密集的网状纤维，裸露树干直径10～15厘米，甚至更粗。叶片呈3/4圆形或者近圆形，深裂成30～50片具皱折的线状剑形，宽约2.5～4厘米，长60～70厘米的裂片，裂片先端具短2裂或2齿，硬挺甚至顶端下垂；叶柄长75～80厘米，甚至更长，两侧具细圆齿。花序从叶腋抽出，通常是雌雄异株。果实阔肾形，成熟时由黄色变为淡蓝色，有白粉。花期4月，果期12月。

分布及生境｜分布于长江以南各地；日本也有。生于疏林中。

功用｜收敛止血。用于吐血，衄血，便血，血淋，尿血，外伤出血，崩漏下血。

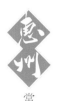
淡 竹 叶

Lophatherum gracile Brongn.

禾本科 Gramineae

药用部分 / **全草**

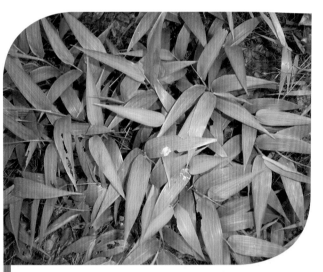

牛 筋 草

Eleusine indica (L.) Gaertn.

禾本科 Gramineae

药用部分 / **全草**

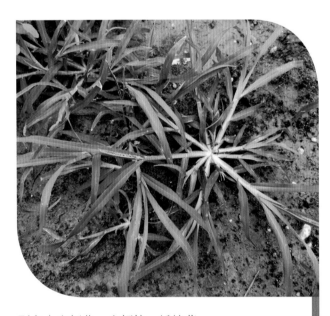

别名 | 牛顿草、牛顿棕、蟋蟀草。

形态特征 | 一年生草本。秆丛生，基部倾斜，高10～90厘米。叶鞘两侧压扁而具脊；叶线形，长10～15厘米，宽3～5毫米。穗状花序，2～7个指状着生于秆顶，少单生，长3～10厘米，宽3～5毫米。囊果卵形。花果期6—10月。

分布及生境 | 分布于我国各地；世界温带和热带地区也有。多生于荒芜之地及道路旁。

功用 | 甘，平。清热利湿。用于伤暑发热，小儿急惊，黄疸，痢疾，淋病，小便不利。

别名 | 淡竹、山鸡米、长竹叶、金鸡米、金竹叶、竹子叶。

形态特征 | 多年生草本。须根中部膨大呈纺锤形小块根。秆直立，疏丛生，高40～80厘米，具5～6节。叶鞘平滑或外侧边缘具纤毛；叶片披针形，长6～20厘米，宽1.5～2.5厘米。圆锥花序，长12～25厘米，分枝斜升或开展，长5～10厘米；小穗线状披针形。颖果长椭圆形。花果期6—10月。

分布及生境 | 分布于江苏、安徽、浙江、江西、福建、台湾、湖南、广东、广西、四川、云南；印度、斯里兰卡、缅甸、马来西亚、印度尼西亚、巴布亚新几内亚和日本也有。生于山坡、林地或林缘、道旁荫蔽处。

功用 | 甘、淡，寒。清热利水。用于湿热黄疸，热病心烦口渴，小便短赤。

五 节 芒

Miscanthus floridulus (Lab.) Warb. ex Schum.
et Laut.

禾本科 Gramineae

药用部分 / **根茎部叶鞘内的虫瘿（巴茅果）**

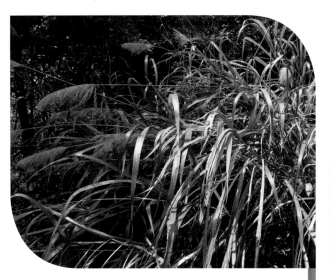

别名 ｜巴茅果、苦芦骨、葫芦骨。

形态特征 ｜多年生草本。秆高2～4米。叶片条状披针形，宽1.5～3厘米。圆锥花序，长椭圆形，长30～50厘米，主轴长达花序的2/3以上；总状花序，长10～20厘米，节间与小穗柄都无毛；小穗成对生于各节，均结实且同形。花果期5—10月。

分布及生境 ｜分布于江苏、浙江、福建、台湾、广东、海南、广西等；自亚洲东南部太平洋诸岛屿至波利尼西亚也有。生于摞荒地、丘陵潮湿谷地、山坡或草地。

功用 ｜甘，温。发表，理气，调经。用于小儿麻疹不透，小儿疝气，月经不调，胃寒作痛，筋骨扭伤，淋病。根可利尿。

类 芦

Neyraudia reynaudiana (Kunth) Keng

禾本科 Gramineae

药用部分 / **全草**

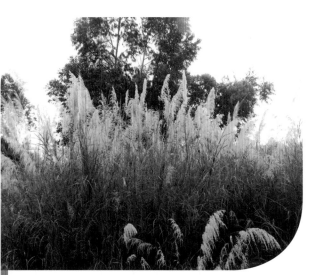

别名 ｜石珍茅、望冬草、假芦。

形态特征 ｜多年生草本。秆直立，高2～3米，径5～10毫米，通常节具分枝，节间被白粉。叶长30～60厘米，宽5～10毫米，扁平或卷折，顶端长渐尖。圆锥花序，长30～60厘米，分枝细长，开展或下垂；小穗含5～8小花，第一外稃不孕；颖片短小；外稃长约4毫米；内稃短于外稃。花果期8～12月。

分布及生境 ｜分布于海南、广东、广西、贵州、云南、四川、湖北、湖南、江西、福建、台湾、浙江、江苏；亚洲南部、东南部也有。生于河边、山坡或砾石草地。

功用 ｜甘、淡，平。清热利湿，消肿解毒。用于毒蛇咬伤，竹木刺入肉，肾炎水肿。

铺 地 黍

Panicum repens L.

禾本科 Gramineae

药用部分 / **全草**

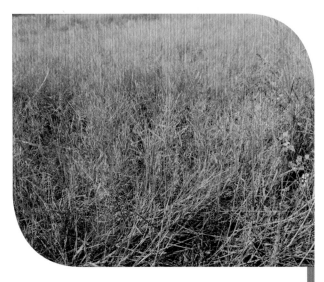

别名 | 硬骨草、枯骨草。

形态特征 | 多年生草本。秆直立，质地坚硬，高30～100厘米，具多节。叶鞘光滑，边缘具纤毛；叶片质硬，挺直，长5～20厘米，宽3～6毫米。圆锥花序开展，长10～30厘米，主轴直立，分枝斜向上升；小穗长圆形，长约3毫米；第一颖长约为小穗的1/4；第二颖与小穗等长；雄蕊3，花药黑褐色。谷粒长圆形，先端尖，长2.2～2.5毫米，平滑光亮。花果期夏、秋季。

分布及生境 | 分布于我国东南各地；世界热带和亚热带地区均有。生于海边、溪边及潮湿之处。

功用 | 微甘、苦，平。清热渗湿解毒。用于带下，淋浊，胁痛，肝炎，疮疖，鼻出血。

狗 尾 草

Setaria viridis (L.) Beauv.

禾本科 Gramineae

药用部分 / **全草**

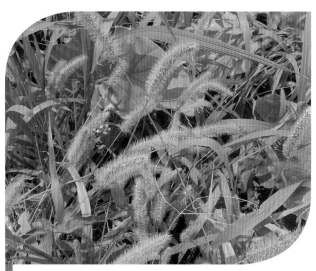

别名 | 莠、光明草、谷莠子。

形态特征 | 一年生草本。秆直立或基部膝曲。叶鞘松弛，边缘具较长的密绵毛状纤毛；叶扁平，长三角状狭披针形或线状披针形，先端长渐尖或渐尖，基部钝圆形，边缘粗糙。圆锥花序，紧密呈圆柱状或基部稍疏离，直立或稍弯垂，主轴被较长柔毛；小穗2～5个簇生于主轴上或更多的小穗着生在短小枝上。颖果灰白色。花果期5—10月。

分布及生境 | 原产欧亚大陆的温带和暖温带地区。现广布于世界温带和亚热带地区。生于荒野、道旁，为旱地作物中常见杂草。

功用 | 淡，平。祛风明目，清热利尿。用于风热感冒，沙眼，目赤疼痛，黄疸性肝炎，小便不利。外用于瘰疬。

鼠 尾 粟

Sporobolus fertilis (Steud.) W. D. Glayt.

禾本科 Gramineae

药用部分 / **全草**

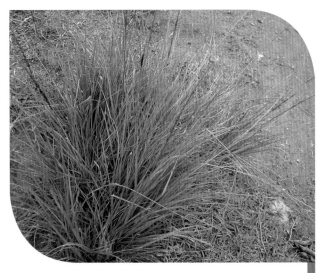

别名 | 牛夭草、鼠尾草、线香草、老鼠尾、鼠尾牛顿草。

形态特征 | 多年生草本。秆直立,丛生,高25~120厘米,质较坚硬。叶鞘疏松裹茎;叶片质较硬,长15~65厘米,宽2~5毫米。圆锥花序,较紧缩呈线形,常间断,或稠密近穗形,长7~44厘米,宽0.5~1.2厘米。囊果成熟后红褐色,长圆状倒卵形或倒卵状椭圆形。花果期3—12月。

分布及生境 | 分布于华东、华中、西南、华南等地区;印度、缅甸、斯里兰卡、泰国、越南、日本等也有。生于田野路边、山坡草地及山谷湿处和林下。

功用 | 清热解毒,利水。用于血尿,预防乙型脑炎。花序,用于头晕,腹泻,闭经。

玉 蜀 黍

Zea mays L.

禾本科 Gramineae

药用部分 / **新鲜的花柱和柱头（玉米须）**

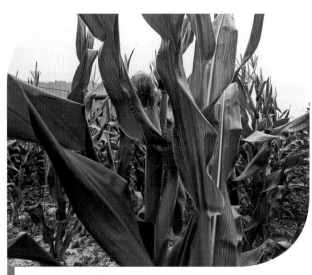

别名 | 玉米、包粟、珍珠米、包谷、苞米、苞芦、麻蜀棒子。

形态特征 | 一年生高大草本。秆直立,通常不分枝,高1~4米,基部各节具气生支柱根。叶扁平宽大,线状披针形,基部圆形呈耳状,边缘微粗糙。顶生雄性圆锥花序大型;雌花序被多数宽大的鞘状苞片所包藏;雌小穗孪生,呈16~30纵行排列于粗壮之序轴上。颖果球形或扁球形,成熟后露出颖片和稃片之外,其大小随生长条件不同产生差异。花果期秋季。

分布及生境 | 世界各地均有栽培。

功用 | 微甘,凉。利尿消肿,平肝利胆。用于肾脏疾患,急、慢性肝炎,高血压,糖尿病。

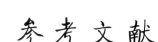

艾铁民，2015．中国药用植物志 [M]．北京：北京大学医学出版社．

蔡志达，罗宝平，翟明，等，2022．广东药用植物资源调查及开发利用 [J]．现代园艺，45（9）：42-46．

戴宝合，2011．野生植物资源学 [M]．2版．北京：中国农业出版社．

丁建，夏燕莉，2005．中国药用植物资源现状 [J]．资源开发与市场（5）：453-454．

傅立国，1999—2009．中国高等植物（1～12卷）[M]．青岛：青岛出版社．

高学敏，2002．中药学 [M]．北京：中国医药科技出版社．

《广东中药志》编辑委员会，1994．广东中药志：第1卷 [M]．广州：广东科技出版社．

《广东中药志》编辑委员会，1996．广东中药志：第2卷 [M]．广州：广东科技出版社．

国家药典委员会，2015．中华人民共和国药典 [S]．北京：中国医药科技出版社．

国家中医药管理局，2007．中华本草（2～8册）[M]．北京：中国医药科技出版社．

黄泰康，丁志遵，赵守训，等，2000．现代本草纲目（上、下册）[M]．北京：中国医药科技出版社．

李镇魁，詹潮安，2010．潮汕中草药 [M]．广州：广东科技出版社．

刘彩琴，张粤，钟象景，2008．广东象头山国家级自然保护区药用植物资源调查 [J]．广东林业科技（3）：
    33-37．

《全国中草药汇编》编写组，1977．全国中草药汇编彩色图谱 [M]．北京：人民卫生出版社．

《全国中草药汇编》编写组，1996．全国中草药汇编（上、下册）[M]．北京：人民卫生出版社．

谭树辉，2004．中草药野外识别手册（1～3册）[M]．广州：广东科技出版社．

王瑞江，2017．广东维管植物多样性编目 [M]．广州：广东科技出版社．

王英伟，2017．中国药用植物资源的开发与利用 [J]．林业勘查设计（1）：16-17．

徐国钧，1996．中国药材学 [M]．北京：中国医药科技出版社．

徐颂芬，徐颂军，1999．简明本草药用分类 [M]．广州：广东人民出版社．

叶华谷，彭少麟，2006．广东植物多样性编目 [M]．广州：世界图书出版社广东有限公司．

张婷，2014．《全国中药资源普查技术规范》（试行）的实施与建议 [D]．南宁：广西中医药大学．

中国科学院华南植物研究所，1987—2011．广东植物志（1～10卷）[M]．广州：广东科技出版社．

中国科学院中国植物志编辑委员会，1959—2004．中国植物志（1～80卷）[M]．北京：科学出版社．

中文名索引

惠州
常见药用植物图鉴

常见药用植物图鉴

常见药用植物图鉴

拉丁学名索引

常见药用植物图鉴